中老年人
专属营养与健康

Nutrition and Health for
Middle-aged and Elderly Adults

朱惠莲　张旭光　主编

中国轻工业出版社

图书在版编目（CIP）数据

中老年人专属营养与健康 / 朱惠莲, 张旭光主编 . --
北京：中国轻工业出版社, 2025.5. -- ISBN 978-7
-5184-5397-9

Ⅰ . R153.3

中国国家版本馆CIP数据核字第2025U9Y206号

责任编辑：江　娟
文字编辑：郑彩娟　　责任终审：腾炎福　　　　设计制作：锋尚设计
策划编辑：江　娟　　责任校对：朱　慧　朱燕春　责任监印：张　可

出版发行：中国轻工业出版社（北京鲁谷东街5号，邮编：100040）

印　　刷：鸿博昊天科技有限公司

经　　销：各地新华书店

版　　次：2025年5月第1版第1次印刷

开　　本：710×1000　1/16　印张：14

字　　数：250千字

书　　号：ISBN 978-7-5184-5397-9　定价：88.00元

邮购电话：010-85119873

发行电话：010-85119832　010-85119912

网　　址：http://www.chlip.com.cn

Email：club@chlip.com.cn

版权所有　侵权必究

如发现图书残缺请与我社邮购联系调换

241377K7X101ZBW

编委会

主　　编　朱惠莲　中山大学教授
　　　　　　张旭光　蒙牛集团副总裁/营养科学研究院负责人

主　　审　杨月欣　中国疾病预防控制中心营养与健康所研究员
　　　　　　凌文华　中山大学教授

副 主 编　夏　敏　中山大学教授
　　　　　　逄金柱　蒙牛集团临床与功能研究部总监
　　　　　　郭珊珊　蒙牛集团基础研究中级工程师
　　　　　　刘钊燕　中山大学副教授

编　　委　李华斌　中山大学教授
　　　　　　陈裕明　中山大学教授
　　　　　　杨丽丽　中山大学教授
　　　　　　王冬亮　中山大学教授
　　　　　　刘正冬　蒙牛集团雅士利国际研发管理中心负责人
　　　　　　叶兴旺　蒙牛集团婴幼儿营养研究部总监
　　　　　　祁明媛　蒙牛集团营养研究中级工程师

编写秘书　李孟楚　中山大学博士生
　　　　　　陈淏琪　中山大学硕士生
　　　　　　叶佳路　中山大学硕士生
　　　　　　谢梦星　中山大学硕士生

序言
Preface

随着社会的不断进步和医疗条件的日益改善，人类寿命不断延长，老龄化已成为全球性的趋势。我国作为世界上老年人口规模最大、老龄化进程最快的国家之一，正面临着前所未有的挑战与机遇。为积极应对人口老龄化，我国政府在多个层面采取行动促进健康老龄化，先后发布了《国家积极应对人口老龄化中长期规划》《中共中央 国务院关于加强新时代老龄工作的意见》《"十四五"健康老龄化规划》《全国老龄工作委员会办公室关于开展老年营养改善行动的通知》等一系列政策文件，不断完善养老服务体系和健康支撑体系，大力推动老龄事业高质量发展，彰显了积极应对人口老龄化的坚定决心。合理膳食营养是维护人体健康的重要基础，改善老年人营养健康状况是贯彻落实健康中国战略和积极应对人口老龄化国家战略的具体行动，也是促进实现健康老龄化的具体举措。在这样的背景下，本书《中老年人专属营养与健康》应运而生。

本书具有鲜明的中国特色，内容贴合我国老龄化社会的实际情况。在基于现有科学证据的基础上，阐述我国老龄化现状与趋势；从中老年人常面临的肌少症、骨质疏松、骨关节炎、认知功能下降、肠道微生态失衡、免疫功能下降等衰老与生理机能退变相关的健康问题出发，思考中老年人营养需求与现状；参考《中国居民膳食指南（2022）》，针对一般老年人和高龄老年人，分别提出具体的膳食建议，以满足不同老年人群的营养需求；基于现有营养干预的研究进展与证据，提出乳及乳制品对中老年人群的潜在益处，就当前中国中老年人的健康问题展开阐述对应的营养专属解决方案。

本书是由近20位从事中老年营养研究的专家学者历经两年而总结的珍贵资料，可为中老年健康领域的科研与教学工作者、学生提供翔实的科学依据，可作为医务工作者、营养与健康专业人士的学习和培训资料，也可为中老年食品生产企业研发健康的中老年人专属营养产品提供科学、全面、实用的指导。

杨月欣

2025年1月

前言
Foreword

人口老龄化已经成为我国面临的巨大挑战。截至2024年末，我国60岁以上的老年人口将超过3亿，占总人口的比例为21%~22%，65岁及以上老年人口2.2亿左右，占总人口的15%~16%。我国老年人口的增长速度还在持续加快，而与此同时我国老年人营养不良和营养风险普遍存在，老年人带病生存时间长，还会有多病共存的现象，因此，我国将积极应对人口老龄化确定为国家战略。老年人营养不良既有疾病的原因，也可能是疾病所致的结果，改善老年人营养健康状况是实现健康老龄化的重要举措。基于此，我们编写了这本《中老年人专属营养与健康》，本书凝练了我国中老年人的营养需求和健康状况，并总结出专属营养解决方案和实现路径。

本书基于已经发布的《中国中老年人健康状况及专属营养解决方案》白皮书，经过内容拓展和完善后编写而成。本书分为七部分，包括我国人口老龄化面临的巨大挑战、老年人的主要生理变化及健康问题、老年人的营养需要特点及营养摄入状况、我国老年人营养改善策略、营养干预改善中老年人健康状况的研究进展及证据、乳及乳制品对中老年人健康的潜在益处，最后一部分是改善中国老年人健康状况专属营养解决方案。本书既有基本理论知识呈现的强基础性，又有最新研究进展汇集的科学与创新性，同时还结合了产业研发经验总结的强实践性等特点，不仅可以作为中老年营养与健康相关领域的科研与教学工作者、医护工作者、学生等的学习和培训用书，也可为中老年食品生产企业研发健康的中老年人专属营养产品提供科学和实用的指导。

参与本书编写的作者主要来自中山大学-蒙牛中老年营养与健康联合研究中心的科研与教学团队，同时还得到中国老年保健医学研究会、中国营养学会和广东省营养学会等学术团体的指导与支持。本书从编写框架的起草与确定、编写内容的定位、编写过程的讨论与修改、完稿后的审阅与修订，经过了多次的完善才形成。在此，谨向所有参与本书编写的作者和协助书稿出版的人员表示衷心的感谢。由于时间仓促和资源限制，本书难免存在不足之处，恳请广大读者提出宝贵意见。

朱惠莲
2025年1月

目录
Contents

第一章　我国人口老龄化面临的巨大挑战　1
- 第一节　我国老年人口增长速度快并出现高龄化趋势 ·············· 1
- 第二节　我国将积极应对人口老龄化确定为国家战略 ·············· 2
- 第三节　我国老年人存在营养不足与营养过剩的双重营养不良负担 ·········· 4
- 第四节　改善老年人营养健康状况是应对老龄化的重要举措 ············ 6
- 参考文献 ·· 8

第二章　老年人的主要生理变化及健康问题　10
- 第一节　骨骼肌衰减 ·· 10
- 第二节　骨质疏松 ·· 18
- 第三节　骨关节退行性变 ·· 26
- 第四节　神经退行性变 ·· 32
- 第五节　免疫功能下降 ·· 40
- 第六节　氧化应激水平增加 ······································ 46
- 第七节　肠道微生态失衡 ·· 50
- 参考文献 ·· 54

第三章　老年人的营养需要特点及营养摄入状况　62
- 第一节　老年人营养需要特点 ···································· 62
- 第二节　我国老年人营养摄入现状 ································ 67
- 参考文献 ·· 69

第四章　我国老年人营养改善策略　70
- 第一节　老年人营养改善策略 ···································· 70
- 第二节　一般老年人和高龄老年人膳食指南 ························ 72
- 参考文献 ·· 82

第五章　营养干预改善中老年人健康状况的研究进展及证据　83

　　第一节　营养干预改善中老年人骨骼肌衰减 ························· 83
　　第二节　营养干预改善中老年人骨质疏松 ··························· 97
　　第三节　营养干预改善中老年人骨关节健康 ························· 109
　　第四节　营养干预改善中老年人认知功能 ··························· 116
　　第五节　营养干预改善中老年人免疫功能及氧化应激水平 ············· 131
　　第六节　营养干预改善中老年人肠道微生态 ························· 141
　　参考文献 ··· 148

第六章　乳及乳制品对中老年人健康的潜在益处　179

　　第一节　乳的营养价值 ··· 180
　　第二节　乳粉和调制乳粉 ··· 187
　　第三节　中老年专属营养调制乳粉 ····································· 188
　　第四节　调制乳粉对中老年人健康状况改善的证据 ······················· 195
　　参考文献 ··· 204

第七章　改善中国老年人健康状况专属营养解决方案　210

附录1　中英文对照表　211

附录2　单位对照表　216

第一章 我国人口老龄化面临的巨大挑战

第一节 我国老年人口增长速度快并出现高龄化趋势

人口老龄化的定义是老年人的比例相对增加。人口老龄化是社会发展的重要趋势，是人类文明进步的重要体现。世界人口正在迅速老龄化，目前，全球大多数人的预期寿命已达60岁以上。世界各国老年人数量和占比呈上升趋势。预计到2030年，全球六分之一的人口将达60岁以上；从2020年到2030年的10年间，60岁以上人口将从10亿增加到14亿；到2050年，全球60岁以上人口将增至21亿人，总人口的占比从12%增至22%。2020年至2050年期间，80岁以上人口将增加两倍，高达4.26亿人，人口老龄化的速度加剧，且高龄化的趋势也十分严峻。人口老龄化的现象起初始于一些高收入国家（例如日本，目前30%的日本人口超过60岁），但现在却是一些中低收入国家所经历的巨大时代变化，预计到2050年，全球80%的老年人口将来自中低收入国家。如果退休年龄不变，那么养老保险体系中（包括退休金和老年医疗）的受益人数相对于缴费人数将增加。严重的老龄化会导致社会养老体系不堪重负，社会保险体系的赤字可能外溢到财政体系，增大政府债务规模，最终导致经济危机。世界上很多老龄化严重的国家债务负担非常重，这两者是有因果关系的。

人口老龄化也是我国今后较长时期的基本国情。我国是世界上老年人口规模最大的国家，也是世界上老龄化速度最快的国家之一。2017年中国疾病负担研究结果显示：我国居民平均预期寿命有较大幅度提高，1990年到2017年男性平均预期寿命从66.2岁提高到74.7岁，女性平均预期寿命从70.2岁提高到77.6岁。第七次全国人口普查数据显示：截至2020年11月1日，全国总人口约为14.4亿，与2010年第六次全国人口普查的13.4亿人相比，增长5.38%，年平均增长率为0.53%。尤其值得关注的是，60岁及以上人口为2.6亿人，占总人口数的18.70%，其中65岁及以上人口为1.9亿人，占13.50%。与2010年第六次全国人口普查相比，0~14岁人口的比重上升1.35%，15~59岁人口的比重下降6.79%，60岁及以上人口的比重上升5.44%，65岁及以上人口的比重上升4.63%，60岁及65岁以上人口比重上升的速度远高于全国总人口的增长速度。预计"十四五"时期，我国60岁及以上老年人口总量将突破3

亿，占总人口的比重超过20%，进入中度老龄化阶段；在2023年中国慢性病防控大会上，国家卫生健康委副主任、党组副书记雷海潮表示，预计到2035年，我国60岁及以上老年人口将可能增加到4.2亿左右，占总人口的比重将超过30%，我国老龄化程度进一步加深，进入重度老龄化阶段；到2050年前后，我国老年人口的规模和比重将相继达到峰值。

第二节　我国将积极应对人口老龄化确定为国家战略

全球都已经意识到人口老龄化对国家和社会所带来的巨大挑战，但寿命延长也能给老年人及其家庭乃至整个社会带来机遇，健康老龄化是变挑战为机遇的重要前提。寿命增加使得人们有机会从事新的活动，如从事新职业或重拾长期以来被忽视的爱好。老年人还可以通过多种方式对其家庭和社区做出贡献，但这些机会和贡献很大程度上取决于一个因素：身体是否健康。如果老年人能够健康地度过老年岁月，他们从事自己认为有价值活动的能力将与年轻人几乎没有差别；相反，如果老年岁月基本是在身心能力衰退中度过，则会对老年人和社会产生诸多不利影响。据此，健康老龄化、积极老龄观的概念应运而生。世界卫生组织（World Health Organization，WHO）将健康老龄化定义为：发展和保持老年健康生活所需的功能能力的过程。功能能力对所有人而言意味着有能力按照自己的价值观去做人做事。倡导健康老龄化贯穿整个生命过程，这与每个人都息息相关，而不仅仅是目前没有疾病。全球各个国家和组织发布了一系列政策和措施，促进健康老龄化的实现，以确保能充分应对人口结构的这一转变。比如联合国和世界卫生组织提出《全球老龄化与健康战略》《2021—2030年健康老龄化行动十年计划》《联合国马德里老龄问题国际行动计划》等。这些战略和行动计划都强调，健康老龄化对所有人都可以成为现实。健康老龄化不是没有疾病，而是促进使老年人拥有能够实现和成就自己价值观的身体功能，这将需要国家和政府在多个层面采取行动促进健康老龄化，以便预防疾病，促进健康，保持老年人的内在能力并发挥其身体功能。

人口老龄化增长的速度是前所未有的，并且在今后几十年中将进一步加快，特别是在发展中国家，中国面临的挑战尤其大。与许多发达国家相比，中国必须更快地适应人口老龄化，但与现代化发展较早的国家相比，中国国民收入以及提供卫生保健和社会福利的基础设施与能力还很不足。法国用了150年时间来适应60岁以上人口比例从10%升至20%这一变化；然而，中国将只有20年多一点的时间来适应相同的变化，任务十分艰巨。中国政府高度重视人口老龄化的问题，发布了一系列的行动计划，促进健康老龄化的进展，把积极应对人口老龄化提高到了国家战略的高度，比如《国家积极应对人口老龄化中长期规划》《中共中央 国务院关于加强新时代老龄工作的意见》《"十四五"健康老龄化规划》《全国老龄工作委员会办公室关于开展老年营养改善行动的通知》等。这些行动计划一致强调，"十四五"时期是我国全面建设社会主义现代化国家新征程的第一个五年，也是积极应对人口老龄化的重要窗口期，促进健康老龄化将进入新的发展阶段。各方要协同推进健康中国战略和积极应对人口老龄化国家战略，不断满足老年人健康需求，稳步提升老年人健康水平。制定一些可行的措施，包括推进老年医疗卫生服务体系建设，推动医疗卫生服务延伸至社区、家庭；健全医疗卫生机构与养老机构合作机制，支持养老机构开展医疗服务；推进中医药与养老融合发展，推动医养结合，为老年人提供治疗期住院、康复期护理、稳定期生活照料、安宁疗护一体化的健康和养老服务，促进慢性病全程防治管理服务同居家、社区、机构养老紧密结合；鼓励社会力量兴办医养结合机构；加强老年人常见病、慢性病的健康指导和综合干预，强化老年人健康管理；推动开展老年人心理健康与关怀服务，加强阿尔茨海默病等疾病的有效干预；推动居家老年人长期照护服务发展，全面建立经济困难的高龄、失能老年人补贴制度，建立多层次长期护理保障制度等。

　　同时，也要认识到，人口老龄化带给我们的除了上述诸多挑战，也伴随着机遇。古今中外，年长都是智慧的象征。经过了长期知识和技能的积累，年长之后，人的智商、情商更高，社会交往能力、领导力更强，更有信心帮助他人。科学证明老年人的健康状况是可以改善的，通过改善环境、营养、行为等方面，老年人的健康水平可以持续提高。我们原来概念中的老年人，只要在躯体、心理、认知方面维持健康的状态，他们的身体年龄就可以跟过去的中年人一样，能够继续为家庭和社会做出贡献，而不成为社会的"负担"。尤其要抓住"十四五"时期这一人口老龄化的重要窗口期，因为此阶段低龄老年人比重增加，老年人受教育水平提高，健康需求日益旺盛，健康产品和服务消费能力不断增强；党的十九届五中全会作出实施积极应对人口老龄化国家战略的重大部署，为实现健康老龄化提供了根本遵循和行动指南；我国转向高质量发展阶段，经济实力显著增强，为实现健康老龄化提供了一定的物质基础；国家把保障人民健康放在优先发展的战略位置，深入实施健康中国行动，为实现健康老龄化提供了有利的发展环境；我国促进健康老龄化的制度规划不断完善，医药卫生体制改革持续深入推进，疾控体系改革不断深化，医疗卫生领域科技创新能力持续增强，人工智能应用日益深入，互联网等信息技术快速发展，持续推动健康老龄化具备多方面的优势和条件。总之，在意识到任务艰巨的同时，找到解决人口老龄化的症结所在，积极应对，就能更加从容地面对它所带来的挑战，人口老龄化可以变成机会，而不是"负担"。只要能够实现健康老龄化，我们就有充分的挪腾空间，把传统意义上的老年人，从净消费者变成生产者，从"负担"变成积极的贡献者。

第三节　我国老年人存在营养不足与营养过剩的双重营养不良负担

营养不良在老年人中十分常见。由于与年龄相关的生理机能衰退、获得营养食品的机会减少以及罹患各种慢病等原因，老年人很容易出现营养不良，给老年人的健康和养老护理系统带来沉重负担。目前营养不良的定义在世界范围内尚不统一。2014年第二届国际营养大会中，联合国组织的各国政府间会议，重新定义了营养不良的概念：营养不良包括营养不足、微量营养素缺乏症、超重和肥胖症的各种形式。WHO关于营养不良的定义为：摄入能量和/或营养物质的不足、过度或失衡；同时WHO也界定了营养不良具体可分为3大类：①营养不足：消瘦（相对身高别体重不足）、发育迟缓（相对年龄别身高不足）和体重不足（相对年龄别体重不足）；②与微量营养素相关的营养不良，包括微量营养素缺乏（缺乏重要的维生素和矿物质）或微量营养素过剩；③超重、肥胖和与饮食相关的非传染性疾病（如心脏病、中风、糖尿病和某些癌症）。根据最新发布的《老年人营养不良防控干预中国专家共识（2022）》（以下简称"中国专家共识"），我国将营养不良定义为由于摄入不足或利用障碍引起能量或营养素缺乏的状态，进而导致人体组成改变，生理和精神功能下降，有可能导致不良的临床结局。在我国的这个定义中，更强调营养不足的状态。2019年全球（营养）领导人发表的营养不良诊断标准共识（global leadership initiative on malnutrition，GLIM）中确定了与营养不良紧密相关的3个表现型标准：非自主体重下降、低身体质量指数（body mass index，BMI）和肌肉量减少；2个病因型标准：食物摄入或吸收减少、炎症或疾病负担。"中国专家共识"提出营养不良的诊断需要在营养筛查阳性基础上，满足至少一个表现型和一个病因型标准。

世界各国都受到一种或多种营养不良形式的影响，与所有形式的营养不良进行斗争是全球最大的健康挑战之一，营养不良会增加医疗费用，降低生产力，减缓经济增长。老年人发生营养不良的风险很大。随着年龄的增加，营养不良对老年人个体和家庭都会造成巨大的疾病负担，其主要原因是营养不良可导致老年人身体虚弱、功能受限、生活质量下降以及死亡。国外流行病学调查显示，欧洲约四分之一的65岁及以上的老年人存在营养不良高风险；不同生活环境中老年人群营养不良患病率不同，一般以社区最低（8.5%），而医院和养老院患病率相对较高，分别为28.0%和17.5%。我国流行病学研究结果显示出类似的趋势：老年人群总体营养不良及营养不良风险的患病率均相对较高，全国范围内近半数老年人营养状况欠佳。大型队列研究结果显示，社区老年人营养不良患病率相对较低，但也在10%以上；而在住院患者中，多中心临床研究结果显示，14.67%的老年患者存在营养不良，35.04%存在营养不良风险。中华医学会肠外肠内营养学分会老年营养支持学组发起的覆盖全国18个大城市34家三甲医院的中国住院患者营养状态动态调查研究显示，住院患者营养不良风险患病率超过40%，值得关注的是，58%的营养不良风险患者未得到任何形式的营养支持，其中老年患者占据很大部分。此外，老年人营养不良患病率在出院时较入院时并未发生明显的改善，甚至略微增加，提示仍需加强对老年人营养不良的防控管理，改善老年人营养不良的患病现状。

尽管在我国的营养不良定义中，更强调营养不足的状态。但是除了营养不足，另一种营养不良——营养过剩也正受到全球关注，我国老年人营养过剩也逐渐呈盛行趋势，需要引起重视。例如，膳食脂肪的供能比持续上升，添加糖的过量摄入，由此导致的超重肥胖及相关的一系列慢性代谢性疾病在老年人中不断凸显，老年人的高血压、糖尿病、血脂异常以及由此继发的心脏病、中风等的患病/发病率呈上升趋势，造成巨大的疾病负担。来自全球疾病负担（Global Burden of Disease, GBD）1990—2019年中国代谢风险因素所致疾病负担的数据显示：①人口老龄化不断加速中国由代谢风险因素导致的疾病负担，增加最显著的是由超重和肥胖导致的伤残调整寿命年数，提示通过合理膳食等措施控制老年人的代谢风险因素，可有助于减轻日益加重的代谢相关疾病负担，实现健康老龄化。②2019年，中国因超重和肥胖导致的2型糖尿病死亡人数和伤残调整寿命年数是1990年的5倍，2019年的年龄标化死亡率和年龄标化的伤残调整寿命年数比1990年分别增加了91%和126%；如果不加以控制，预计在2020—2030年期间，中国20～79岁成年人的糖尿病患病率将从8.2%上升至9.7%，中国糖尿病总费用占GDP的比例将从1.58%增至1.69%，糖尿病所造成的经济负担增长速度高于中国的经济增长速度。③与1990年相比，2019年中国男性因超重和肥胖导致的中风的年龄标准化死亡率上升了31.1%。据估计，未来由超重和肥胖导致的中风患病率在男性中将持续上升，并且其中老年人的比例将增加。

第四节　改善老年人营养健康状况是应对老龄化的重要举措

及时、恰当的营养支持对于维持老年人的营养状况、功能状态及生活质量具有重要意义，改善老年人的营养健康状况也是应对老龄化的重要举措。2016年国家发布的《"健康中国2030"规划纲要》里强调需要从国家战略层面统筹解决关系老年人等重点人群的健康问题。要加强老年常见病、慢性病的健康指导和综合干预，强化老年人健康管理，促进健康老龄化，到2030年实现"人民健康水平持续提升。人民身体素质明显增强，2030年人均预期寿命达到79.0岁，人均健康预期寿命显著提高"的大目标。要强化老年人个人的健康责任，提高健康素养，引导老年人形成自主自律、符合自身特点的健康生活方式。在"塑造自主自律的健康行为"方面，首先提出的是要"引导合理膳食"，具体的要求包括：制定实施国民营养计划，深入开展食物（农产品、食品）营养功能评价研究，全面普及膳食营养知识，发布适合不同人群特点的膳食指南，引导居民形成科学的膳食习惯，推进健康饮食文化建设；建立健全的居民营养监测制度，对老年人等重点人群实施营养干预，重点解决微量营养素缺乏、部分人群油脂等高热能食物摄入过多等问题，逐步解决居民营养不足与过剩并存问题；实施临床营养干预；加强对养老机构等营养健康工作的指导；开展示范健康食堂和健康餐厅建设。目标是到2030年，居民营养知识素养明显提高，营养不足疾病发生率显著下降，全国人均每日食盐摄入量降低20%，超重、肥胖人口增长速度明显放缓。

为贯彻落实《"健康中国2030"规划纲要》里关于"引导合理膳食"的要求，2017年国务院办公厅印发《国民营养计划（2017—2030年）》。其中特别提出将"老年人群营养改善行动"作为计划开展的重大行动之一，并制定了一系列具体可行的措施：①开展老年人群营养状况监测和评价。依托国家老年医学研究机构和基层医疗卫生机构，建立健全中国老年人群营养筛查与评价制度，编制营养健康状况评价指南，研制适宜的营养筛查工具。试点开展老年人群的营养状况监测、筛查与评价工作并形成区域示范，逐步覆盖全国80%以上老年人群，基本掌握我国老年人群营养健康状况。②建立满足不同老年人群需求的营养改善措施，促进"健康老龄化"。依托基层医疗卫生机构，为居家养老人群提供膳食指导和咨询。出台老年人群的营养膳食供餐规范,指导医院、社区食堂、医养结合机构、养老机构营养配餐。开发适合老年人群营养健康需求的食品产品。对低体重高龄老人进行专项营养干预,逐步提高老年人群的整体健康水平。③建立老年人群营养健康管理与照护制度。逐步将老年人群营养健康状况纳入居民健康档案,实现无缝对接与有效管理。依托现有工作基础,在家庭保健服务中纳入营养工作内容。推进多部门协作机制,实现营养工作与医养结合服务内容的有效衔接。

2019年发布的《健康中国行动(2019—2030年)》中,在"大卫生、大健康"理念以及预防为主、防治结合的原则引领下,国家制定了十五条重大行动。其中,有专门针对老年人群的"老年健康促进行动",再次强调我国老年人整体健康状况不容乐观,开展老年健康促进行动,对于提高老年人的健康水平、改善老年人生活质量、实现健康老龄化具有重要意义。本行动提出要从个人和家庭层面改善老年人的营养状况。提倡主动学习老年人膳食知识,精心设计膳食,选择营养食品,保证食物摄入量充足,吃足量的鱼、虾、瘦肉、鸡蛋、牛乳、大豆及豆制品,多晒太阳,适量运动,有意识地预防营养缺乏,延缓肌肉衰减和骨质疏松。老年人的BMI在全人群正常值偏高的一侧为宜,消瘦的老年人可采用多种方法增加食欲和进食量,吃好三餐,合理加餐。消化能力明显降低的老年人宜制作细软食物,少量多餐。同年发布的《国家积极应对人口老龄化中长期规划》中也特别强调,通过普及健康生活等措施,建立健全健康服务体系,促进老年人身心健康。要坚持以人民健康为中心,落实预防为主,推行健康生活方式,减少疾病发生,强化早诊断、早治疗、早康复,大幅提高健康水平。推进全民健康生活方式行动,强化家庭和老年人健康生活方式指导及干预;广泛开展全民健身;实施国民营养计划。

在2022年发布的《"十四五"健康老龄化规划》中,提出了针对健康老龄化的9大条28项具体任务,其中第一点强调的任务是:强化健康教育,提高老年人主动健康能力,而这其中首先强调的就是通过普及营养膳食和运动健身等健康生活方式,拓展老年健康教育内容,在全社会开展人口老龄化国情教育,树立积极老龄观。引导老年人将"维护机体功能,保持自主生活能力"作为健康目标,树立"自己是健康第一责任人"的意识。为进一步改善老年人营养健康状况,全国老龄工作委员会办公室于2022年发布《全国老龄工作委员会办公室关于开展老年营养改善行动的通知》,决定2022—2025年在全国组织开展老年营养改善行动。行动主要包括宣传老年营养健康知识、加强老年人群营养干预、提升老年营养健康服务能力和开展老年营养健康公益活动4项内容。其中,在加强老年人群营养干预方面,提出落实国家基本公共卫生服务老年人健康管理项目，了解老年人饮食、吸烟、饮酒等生活习惯，结合体格检查和辅助检查，有针对性地开展健康饮食指导，指导老年人维护口腔健康、保持合理体重、预防骨质疏松，降低疾病相关的营养风险。积极推进老年健康与医养结合服务项目实施，为65岁及以上居家老年人提供营养改善指导等医养结合服务。落实老年人家庭医生签约服务，鼓励有条件的基层医疗卫生机构将老年人营养干预纳入家庭医生团队签约服务项目。提升老年营养健康服务能力方面，鼓励家庭医生团队配备营养专业人才，为居家老年人提供营养膳食指导和咨询服务。鼓励公共营养和临床营养专业技术人员、营养师以及相关营养人才队伍向老年营养健康领域发展，深入老年人家庭、涉老机构，宣传老年营养评价及干预知识，指导医养结合机构、养老机构、社区食堂、老年饭桌等提供适合老年人的营养配餐。《全国老龄工作委员会办公室关于开展老年营养改善行动的通知》中再次强调，开展老年营养改善行动是贯彻落实健康中国战略和积极应对人口老龄化国家战略的具体行动，是促进实现健康老龄化的具体举措。

参考文献

［1］国家统计局. 第七次全国人口普查［EB/OL］.［2025-04-22］. http://www.stats.gov.cn/zt_18555/zdtjgz/zgrkpc/dqcrkpc/.

［2］宣传司. 国家卫生健康委员会2022年9月20日新闻发布会文字实录［EB/OL］.（2022-09-20）［2025-04-22］. http://www.nhc.gov.cn/xcs/s3574/202209/ee4dc20368b440a49d270a228f5b0ac1.shtml.

［3］毛拥军，吴剑卿，刘龚翔，等. 老年人营养不良防控干预中国专家共识（2022）［J］. 中华老年医学杂志，2022，41（7）.

［4］中国疾病预防控制中心，中国疾病预防控制中心慢性非传染性疾病预防控制中心. 中国慢性病及危险因素监测报告2018［M］. 北京：人民卫生出版社，2021.

［5］Li M, Li X, Zhao Y, et al. The burden of ischemic heart disease and type 2 diabetes mellitus attributable to diet high in sugar-sweetened beverages in China: An analysis for the Global Burden of Disease Study 2017 [J]. J Diabetes, 2021, 13(6): 482-493.

［6］Du Z, Zhu W, Zhao Y, et al. The epidemic of stroke mortality attributed to high body mass index in mainland China: Current trends and future prediction [J]. Front

Public Health, 2022, 10: 1021646.

[7] Chen X, Giles J, Yao Y, et al. The path to healthy ageing in China: a Peking University-Lancet Commission [J]. Lancet, 2022, 400(10367): 1967-2006.

[8] Leij-Halfwerk S, Verwijs MH, van Houdt S, et al. Prevalence of protein-energy malnutrition risk in European older adults in community, residential and hospital settings, according to 22 malnutrition screening tools validated for use in adults ⩾65 years: a systematic review and meta-analysis [J]. Maturitas, 2019, 126: 80-89.

[9] Liu J, Liu M, Chai Z, et al. Projected rapid growth in diabetes disease burden and economic burden in China: a spatio-temporal study from 2020 to 2030 [J]. Lancet Reg Health West Pac, 2023, 33: 100700.

[10] Jin Y, So H, Cerin E, et al. The temporal trend of disease burden attributable to metabolic risk factors in China, 1990-2019: an analysis of the Global Burden of Disease study [J]. Front Nutr, 2022, 9: 1035439.

[11] Wang J, Zhou L, Yin W, et al. Trends of the burden of type 2 diabetes mellitus attributable to high body mass index from 1990 to 2019 in China [J]. Front Endocrinol (Lausanne), 2023, 14: 1193884.

第二章 老年人的主要生理变化及健康问题

从生物学上讲，衰老是生物随着时间的推移，自发的必然过程，是许多病理、生理和心理过程综合作用的必然结果，是普遍存在、不可逆和不可抗拒的渐进过程。衰老以循序渐进、终生积累的分子和细胞损伤为特点，会引起机体渐进性、全身性的结构和生理功能改变，表现为结构的退行性变、机能的衰退、适应性和抵抗力的减退。随着年龄的增加，人体多种器官和系统的结构和功能会发生一系列的变化。一方面，衰老使得老年人味觉、嗅觉降低，因而影响老年人的食欲；此外，老年人牙齿脱落或义齿不适，影响摄食量和对食物的咀嚼能力；老年人消化液和消化酶减少，对食物的消化吸收能力下降，加上老年人基础代谢下降，物质的合成代谢降低，分解代谢增高，因此，老年人营养不良的风险增加。另一方面，老年人的免疫系统功能随年龄的增长而减退，而系统性的炎症却增加，使老年人各种慢性非传染性疾病的发病率增加，60岁及以上老年人慢性病的患病率超过78%，其中不少老年人同时患有两种以上的"共病"，而且带病时间长，对各种感染性疾病的易感性也增高。尤其值得关注的是随着年龄的增加，老年人身体成分也发生改变，骨矿物质含量降低，出现骨质疏松、体脂率增加、骨骼肌肉减少的现象，容易发生肌少症；关节出现退行性变，运动能力和身体的柔韧性降低等。以上这些与衰老相关的组织结构改变和器官功能减退会导致一系列健康问题。本章就与增龄相关的常见健康问题及相关组织结构和功能的变化进行概述。

第一节 骨骼肌衰减

一、骨骼肌的生理结构、组成与功能

1. 骨骼肌基本结构和生理组成

骨骼肌是运动系统的动力部分，大多附着于骨骼，主要存在于躯干和四肢，约占体重的40%，受人的意识控制，因此也被称为随意肌。骨骼肌由肌腹和肌腱两部分组成。肌腹为肌性部分，呈红色且柔软，主要由肌纤维即肌细胞组成，有收缩能

力；肌腱主要由平行致密的胶原纤维束构成，呈白色，强韧但无收缩能力；肌腹多借肌腱附着于骨骼上。

肌腹由众多肌束组成，由肌外膜环绕，个别肌束由肌束膜环绕。肌束是由多个肌纤维组成的结构。肌纤维是肌肉的基本单位，由肌内膜环绕，每条肌纤维都是具有多个核的独立细胞。肌纤维内含有肌原纤维，其基本功能单位是串联排列的肌节。肌节主要由肌丝构成，分别为粗肌丝（肌球蛋白）和细肌丝（肌动蛋白）。肌球蛋白和肌动蛋白通过滑动机制缩短肌节长度，实现肌肉收缩（图2-1）。

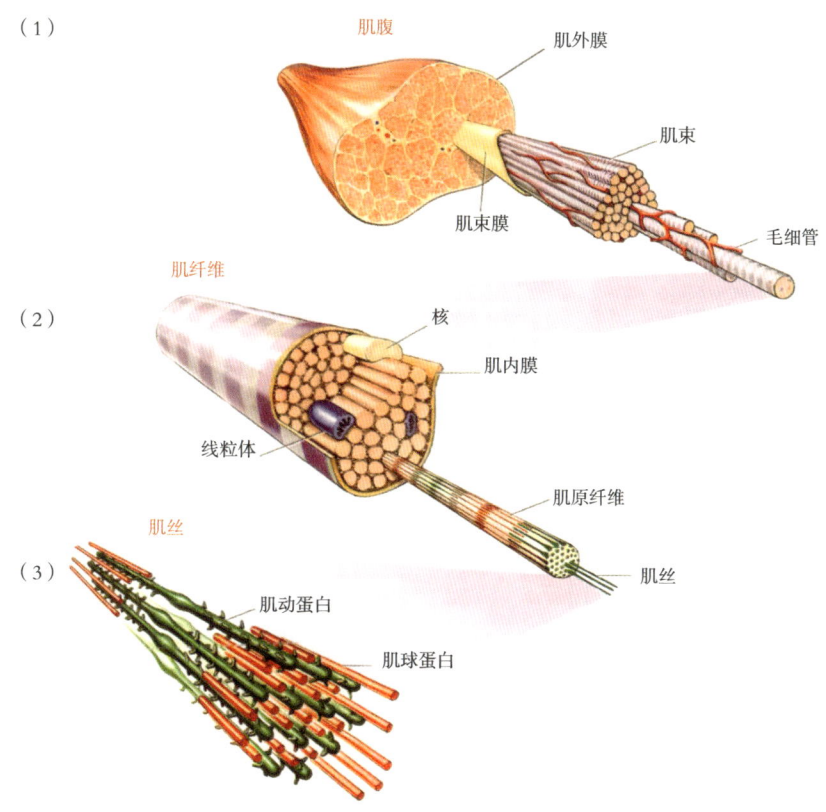

图2-1 肌肉的基本组成

（1）肌腹由肌外膜环绕，个别肌束由肌束膜环绕；（2）每条肌纤维由肌内膜环绕，肌肉内的每条肌原纤维含有很多肌丝；（3）肌丝分为粗肌丝（肌球蛋白）和细肌丝（肌动蛋白）

2. 骨骼肌的运动功能

骨骼肌在神经系统的支配下，彼此配合，共同完成各种运动。肌收缩时，肌腹缩短变粗，牵引骨骼，从而产生运动。在此过程中，骨作为运动的杠杆，关节作为运动的枢纽，而肌则为运动的动力。肌的运动范围与肌纤维的长度密切相关。长期的固定姿势的训练可使相关部位的肌纤维变长。相反，长期的不充分运动，肌纤维可变短。因此，在身体某一部分受伤后，应尽可能早地让该部分肌肉进行全幅度的运动，以免引发运动障碍。

健康的神经肌肉系统展现出适应不同需求或环境刺激的巨大能力。这种可塑性在高强度训练后神经肌肉系统的结构与功能强大且迅速的改变中有非常明显的展现。对强度训练最具动态的适应性改变之一是肌肉的增粗。增粗的原因是肌纤维内的蛋白质合成增强，进而导致整块肌肉的生理横截面积增大。同样，当肌肉使用减少，如卧床时，也会导致肌肉萎缩，长期固定的肢体内所有肌纤维类型的蛋白质合成均被削弱。

二、不同年龄阶段的骨骼肌健康

1. 骨骼肌健康评价指标

骨骼肌健康的评价方法主要包括骨骼肌质量、骨骼肌力量和躯体功能三部分。

（1）骨骼肌质量评估　目前，磁共振成像（magnetic resonance imaging，MRI）、计算机断层扫描技术（computed tomography，CT）、双能X射线吸收测量法（dual-energy X-ray absorptiometry，DXA）和生物电阻测量法（bioelectrical impedance analysis，BIA）都可以用于估算骨骼肌质量。MRI和CT影像学评估的设备庞大，不能移动，费用高昂，缺乏低肌量的测量界值，在实际应用中有一定的局限性。DXA和BIA是亚洲肌肉质量评估最常用的方法。DXA放射暴露量低，可清晰区分不同组织成分，能够在短时间内提供重复测定的四肢骨骼肌量数据。BIA技术无创、廉价、操作简单、便携、功能信息丰富，近年来常用于大规模人群筛查，主要通过生物电传感器采集和测量组织细胞的电阻抗变化，推算出个体的脂肪体积与全身肌肉质量。

常用的肌肉质量评价指标主要包括骨骼肌质量（skeletal muscle mass，SMM）、骨骼肌质量指数（skeletal muscle mass index，SMI）、四肢骨骼肌质量（appendicular skeletal muscle mass, ASM）和四肢骨骼肌质量指数（appendicular skeletal muscle mass index, ASMI）。其中，SMI的计算方法为SMM（kg）除以身高的平方（m^2）；ASMI的计算方法为ASM（kg）除以身高的平方（m^2）。

（2）骨骼肌力量评估　精确有效的肌力测定方法较少，目前多用握力计测定的上肢握力来评估肌肉力量。最常用的设备为弹簧式握力器和液压式握力器。

（3）躯体功能评估　躯体功能的评估方法主要包括步速测试、6min行走试验、简易体能状况量表（short physical performance battery, SPPB）、起立行走测试（timed up and go test, TUG）、椅子测试（chair stand test, CST）等。

步速测试是指个体从移动开始以正常步速行走4m或6m所需时间，反映了个体的体力水平，速度越快者体能水平越高。6min行走试验评估了个体在6min内尽可能多行走的能力。SPPB是一种综合评估躯体功能的测量工具，包括平衡能力测试、步行速度测试和起立坐下测试三个子测试。TUG评估了个体从椅子上起立，行走一段距离后返回并再次坐下的时间。CST评估了个体在一定时间内从椅子上重复站立坐下的次数或进行一定次数的站立坐下所需要的时间。不同躯体功能评估方法的侧重点不同。在进行评估时，应根据具体的目的和需求选择适合的评估方法，并在专业人士的指导下进行。目前我国最常用的评估方法为6m步速测试。

2. 不同年龄阶段的骨骼肌质量和力量

一般而言，肌肉质量和肌肉力量在青少年期和成年期的早期会随着生长发育而增加，在青壮年时期达到最大峰值，男性高于女性。有研究发现，30岁以后人体大腿肌肉横截面积开始减少，肌肉密度降低，肌内脂肪增加，且这些变化在女性中更为明显。在20~90岁，人体的总肌肉质量下降了近50%。此外，肌肉力量在中年时期（30~40岁）开始逐渐下降，且在70岁之后下降最为显著，到80岁时肌肉力量每年可下降30%。此外，英国一项纳入了49964名参与者的研究同样认为肌肉力量在成年早期达到高峰，在中年时期保持稳定且随后开始逐渐下降（图2-2）。

因此要维持骨骼肌健康，预防或减缓肌肉衰减，要在青年时期最大限度地增加肌肉，中年时期保持肌肉，并在老年时期尽量减少肌肉流失。生命历程中肌肉力量变化如图2-3所示。

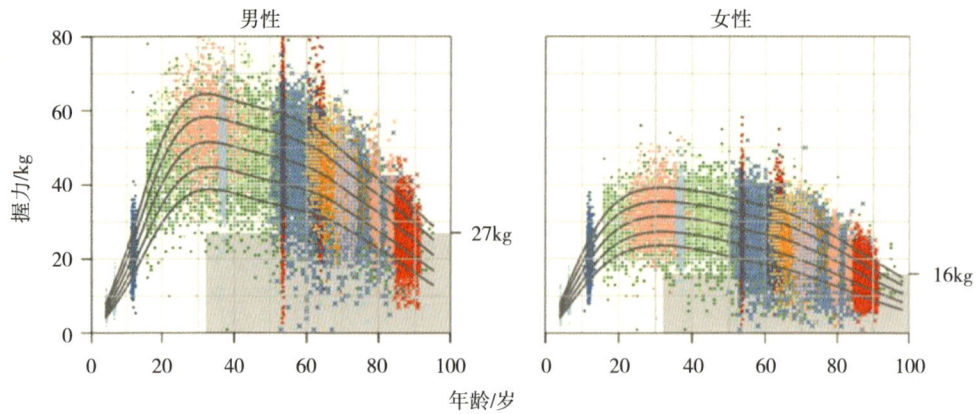

图2-2 英国男性和女性不同年龄段握力的标准数据

注：曲线从下至上依次为不同年龄段握力范围的第10、25、50、75和90百分位数的拟合曲线。不同颜色和形状的数据点表示纳入分析的各项独立研究中的个体测量值。

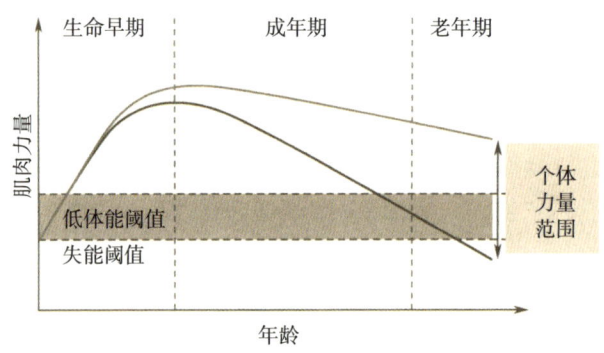

图2-3 生命历程中的肌肉力量变化

三、老年人骨骼肌衰减的影响因素

引起老年人骨骼肌衰减的因素分为原发性因素和继发性因素。原发性因素即为衰老，继发性因素包括疾病（如器官衰竭、恶性肿瘤、骨关节炎、神经系统疾病）、缺乏体力活动（如行动不便、卧床、体育锻炼的减少）、营养不良（如吸收不良、厌食症、营养过剩及肥胖）。

1. 衰老

随着年龄的增加，机体内激素水平的改变、神经-肌肉功能的衰退及慢性低度炎症等因素均会促进肌肉衰减的发生。

（1）神经肌肉系统退行性变　神经系统对肌肉的收缩控制至关重要，而运动神经元的健康直接影响肌纤维的活力。运动神经元功能的退化以及肌纤维活性的减弱是导致骨骼肌功能衰退的主要原因。老年人中α运动神经元的减少以及神经肌肉接头或其他因素的变化均可能导致肌纤维的萎缩，进而引起肌肉衰减。

（2）增龄相关激素变化　老年人肌肉衰减的发生和多种激素密切相关。如生长激素水平的下降导致了老年人的肌肉合成能力受到抑制，同时蛋白质降解过程加速，导致肌肉质量减少。睾酮的降低会影响卫星细胞的激活和肌细胞的增殖，进而影响老年男性的骨骼肌质量和力量。

（3）慢性低度炎症　与衰老相关的慢性低度炎症也是老年人肌肉衰减的一个重要因素。随着年龄的增加，体内慢性炎症状态加剧，促炎因子水平上升，抗炎因子水平下降，这些因素通过多种信号通路促进蛋白质分解并抑制蛋白质合成，导致肌肉组织合成代谢失衡。例如，高水平的白细胞介素-6（interleukin-6，IL-6）可以抑制胰岛素样生长因子-1（insulin-like growth factor-1，IGF-1）对肌肉组织合成代谢的促进作用；肿瘤坏死因子-α（tumor necrosis factor-α，TNF-α）通过激活NF-κB信号通路等方式增加骨骼肌内蛋白质的分解并减少蛋白质的合成。

（4）线粒体异常　线粒体功能异常也是老年人肌肉功能下降的一个重要因素。随着年龄的增加，骨骼肌线粒体的氧化磷酸化能力减弱，三磷酸腺苷（adenosine triphosphate，ATP）产生减少。此外，线粒体是活性氧的主要来源，老年人体内活性氧的过量产生增加了肌肉蛋白的分解。

（5）自噬异常　过度或异常的自噬也与骨骼肌肌量的丢失有关。例如，随着年龄的增长，与细胞自噬相关的蛋白激酶的活性增加，从而导致肌细胞的自噬活性增强，加速了骨骼肌的丢失。

2. 营养不良

老年人经常会出现食欲不振的问题，因而导致对蛋白质、氨基酸、维生素D、钙等多种营养物质的摄入不足。此外，生理代谢功能的下降和肠道对营养物质的不完全吸收也进一步加剧了老年人的营养不良问题。营养不良会使肌肉的合成和修复受到影响，引起肌肉衰减并影响肌肉的健康和功能。

3. 体力活动

适当的体力活动有利于维持骨骼肌的力量和功能。老年人由于关节退行性变、骨质疏松、心理因素或其他慢性病及健康问题，往往会出现体力活动减少的情况，进而导致肌肉内蛋白质的流失和肌肉的萎缩。

4. 疾病

心力衰竭、慢性阻塞性肺疾病、心理障碍和认知功能的减退等疾病或健康问题会导致老年人食欲减退、摄食量下降和消化不良，容易引发营养不良。严重肥胖、骨折、慢性关节炎等疾病使老年人活动能力受限，增加肌肉衰减的发生风险。糖尿病、代谢综合征、甲状腺功能紊乱等疾病也会导致肌肉合成和代谢的失衡，最终引起肌肉的衰减。

四、肌少症

1. 定义及诊断

肌少症是一种与增龄相关的骨骼肌质量和肌肉力量或躯体功能下降，多见于老年人，又称肌肉衰减综合征、肌肉衰减症、少肌症。全球不同的工作组对该概念提出了不同的定义及诊断标准，大多数联合使用了肌肉质量、肌肉力量和步速的测试方法。目前使用较多的定义包括欧洲老年肌少症工作组（European Working Group on Sarcopenia in Older People，EWGSOP）及其修订版EWGSOP2（2019）、亚洲肌少症工作组（Asian Working Group for Sarcopenia，AWGS）、国际肌少症工作组（International Working Group on Sarcopenia，IWGS）、美国国家卫生研究院基金会（Foundation for the National Institutes of Health，FNIH）制定的定义以及仅将肌肉质量作为单一标准的定义（如Newman和Baumgartner的定义）。

其中，AWGS 2019年将肌少症定义为与年龄相关的骨骼肌质量损失加上肌肉力量损失和/或身体机能下降，而不涉及合并症（例如由于恶病质或瘫痪导致的肌肉萎缩）；并将年龄下限保留在60岁或65岁，具体取决于每个国家如何定义"老年人"。

目前我国肌少症诊断标准为当60岁及以上的老年人小腿围过小（男性＜34cm、女性＜33cm）或肌少症五项评分问卷［肌肉力量（strength），辅助行走（assistance with walking），座椅起立（rising from a chair），攀爬楼梯（climbing stairs）和跌倒次数（falls），SARC-F］≥4分或肌少症五项评分联合小腿围问卷（SARC-F combined with calf circumference，SARC-CalF）量表≥11分时，进行肌肉质量DXA/BIA测试、握力测试和6m步速测试。当存在肌肉质量减少（医疗机构：DXA，男性＜7.0kg/m²、女性＜5.4kg/m²；社区：BIA，男性＜7.0kg/m²、女性＜5.7kg/m²）

和肌肉力量下降（握力：男＜28kg、女＜18kg）或躯体功能下降（6m步速＜1.0m/s）时，可以诊断为肌少症。当存在肌肉质量减少和肌肉力量下降且躯体功能下降时，可以诊断为严重肌少症。

2．流行情况

全球60岁及以上老年人肌少症的患病率为10%~27%。亚洲国家使用AWGS 2014年标准诊断的流行病学研究显示，肌少症的患病率为5.5%~25.7%，男性高于女性（男性5.1%~21.0%，女性4.1%~16.3%）。一项纳入来自28项研究的22226名社区、医院或养老院老年人的荟萃分析显示，我国60岁及以上老年人肌少症的合并患病率为17.0%，且男性和女性患病率没有差异。其中，社区、医院及养老院的肌少症患病率分别为11.0%、30.0%和31.0%。中国健康与养老追踪调查（China Health and Retirement Longitudinal Study，CHARLS）对6172名参与者的研究结果显示，依据AWGS 2019年标准，我国60岁及以上老年人中可能肌少症（老年人出现肌肉力量下降和/或躯体功能下降）、肌少症和严重肌少症的患病率分别为38.5%、18.6%和8.0%；此外，肌少症的患病率随着年龄的增加而增加，农村地区显著高于城市地区（图2-4）。

3．肌少症的危害

（1）日常生活能力下降　肌肉衰减导致的肌肉质量、力量的下降和躯体功能的减退使老年人的日常生活能力明显受损，自理能力下降，生活质量受到影响。日常活动如行走、上下楼梯等变得困难，降低了生活的便利性和舒适度，增加了长期护理的需求。

（2）增加营养不良风险　肌肉衰减导致的老年人开颌运动功能的下降引起老年人吞咽能力减弱，进而直接导致了老年人的吞咽困难。吞咽困难直接导致营养摄入不足，并且使误吸、肺部感染风险明显增加。研究发现肌肉质量的下降与社区老年人厌食行为相关。肌肉衰减导致的营养摄入不足又进一步加速了老年人肌肉衰减的进程。

（3）增加其他疾病发病风险　肌肉衰减会导致老年人的身体稳定性下降，显著增加了跌倒和骨折的风险。研究也发现肌少症与心血管疾病、呼吸系统疾病、认知障碍显著相关，且长期患病会导致老年人丧失独立生活的能力。此外，肌肉衰减可能会使老年人有意识地限制自身活动的范围，增加心理负担，降低参与社会活动的积极性，影响老年人正常的群体生活。研究发现，肌少症和老年人抑郁症存在显著关联。

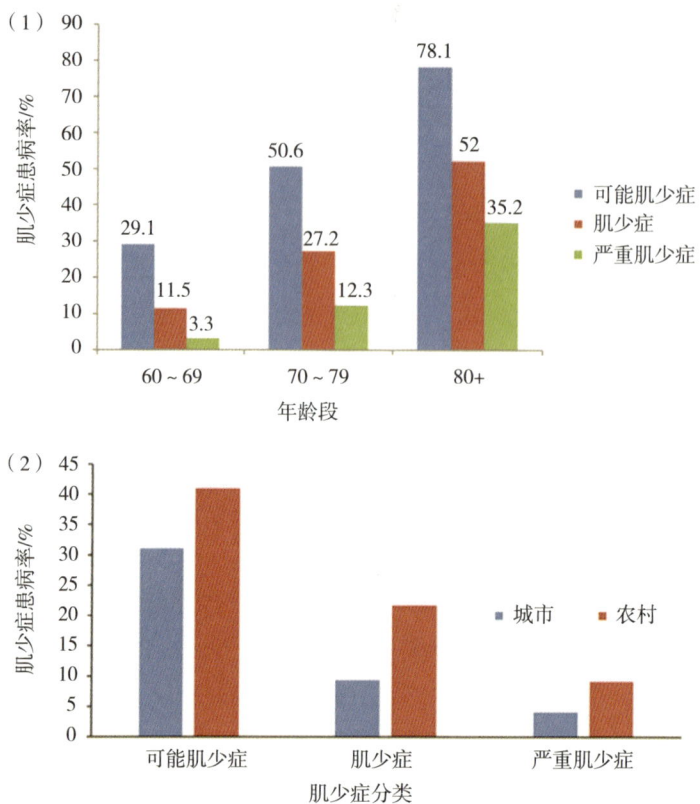

图2-4 我国老年人不同年龄段和不同地区的肌少症患病率
注：信息来源于CHARLS数据库2015年数据。

（4）增加全因死亡风险 肌少症导致老年人的自理能力和生活质量下降，增加了多种意外事件和疾病的发生风险。此外，肌少症还使疾病治疗的难度增加，导致预后不良，降低了康复的效果。研究表明，肌少症能够显著增加老年人的全因死亡风险。

第二节 骨质疏松

一、骨的生理结构、组成与功能

骨的基本结构从外到内的顺序包括骨膜、骨质和骨髓（图2-5）。骨膜是覆盖在骨表面的结缔组织膜，里面有丰富的血管和神经，起营养骨质的作用。骨质是骨的主要组成部分,分为骨密质和骨松质。前者,又称为皮质骨,质地坚硬致密,耐压性较大,布于骨的表层,提供骨的硬度;后者呈海绵状,又称为海绵骨,由许多片状的骨小梁交织而成,布于骨的内部,使骨骼具有抗压张力及弹性。骨髓填充在骨髓腔和骨松质的空隙内,分为红骨髓和黄骨髓,红骨髓有造血功能,黄骨髓含有大量脂肪组织。

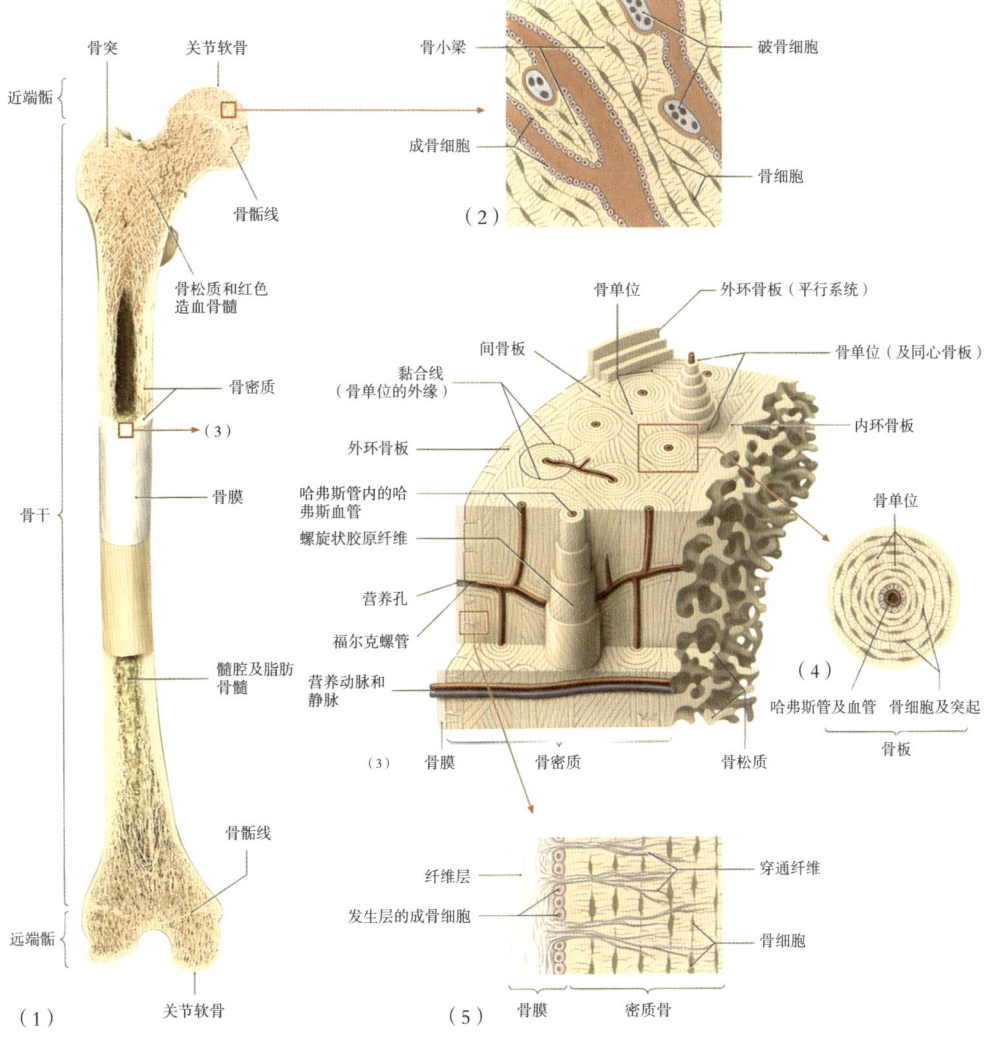

图2-5　骨的结构(以股骨为例说明)

(1)成年股骨的近端和远端被冠状锯开(中段区没有锯开);(2)图(1)的细节放大:断面显示骨松质的骨板结构(板状骨);(3)图(1)的细节放大:骨密质的三维展示;(4)图(3)的细节放大:骨单位的显微结构;(5)图(3)的细节放大:骨膜结构

骨由有机物和无机物组成。其中，有机物主要包括骨胶原纤维束和黏多糖蛋白。这些有机物赋予了骨骼韧性和弹性。无机物主要是分布在骨质中的钙磷无机盐，使骨具有一定的硬度。有机物和无机物按一定的比例结合在一起，使得骨组织具有坚硬且抗冲击的特征，并展现出优异的机械性能。在不同年龄阶段，骨的有机物与无机物的比例有所不同。儿童和青少年的骨含有更多的有机物，因此其骨骼具有较高的柔韧度和可塑性。而老年人的骨则相对含有更多的无机物，使得其骨骼硬度较高。因此，老年人在遭受外伤时更容易出现骨折的情况。

骨重建是一个动态的、不断重复的骨吸收和骨形成过程，用以维持骨骼的完整性和正常生理功能。骨重建主要由骨细胞、成骨细胞和破骨细胞三种细胞实施。骨细胞由成骨细胞转化而来，是成熟的骨组织中主要的细胞类型。骨细胞有许多细长的突起，其突起所在的空隙称为骨小管。相邻的骨细胞突起以缝隙连接，形成了骨小管系统。成骨细胞是骨形成的主要功能细胞，它们负责合成、分泌和矿化骨基质。成骨细胞通过活跃地参与骨组织的新陈代谢过程，保持骨骼的健康状态。破骨细胞是一种巨大的多核细胞，数目较少（占骨骼细胞的1%~2%），具有强大的骨基质降解能力，在骨吸收过程中发挥着主要作用。破骨细胞的活动与成骨细胞的活动相互调节，维持着骨组织的平衡。骨组织中的细胞不仅在骨组织的形成和矿化过程中起重要作用，还参与钙和磷的平衡调节，维持着体内的钙稳态。

二、不同年龄阶段的骨骼特征与健康

1. 不同时期的骨骼特征

根据骨代谢的特点，可以将人一生中的骨骼变化分为三个时期。在成年前，骨骼持续构建、塑形和重建，骨形成和骨吸收的正平衡促使骨量增加并达到峰值骨量；在成年期，骨重建处于动态平衡，骨量稳定在一定水平；此后随着年龄增加，骨形成与骨吸收呈负平衡，导致骨重建失衡和骨量流失。各年龄段骨密度变化如图2-6所示。

（1）骨骼生长阶段　在这个阶段，人体可以积累大部分的骨量。此时钙的吸收量超过排出量，称为"正钙平衡"。此时，骨骼形成的速度大于吸收的速度，导致骨量持续增加。这个过程使得骨骼膨胀（皮质骨的骨膜贴合）并延长（软骨内层骨化），最终形成成体骨骼。这个过程从胎儿期开始，直到骨骺完全停止融合。在儿童时期，骨量的增加相对较慢；随着青春期的到来和青少年身高的急剧增长，骨矿

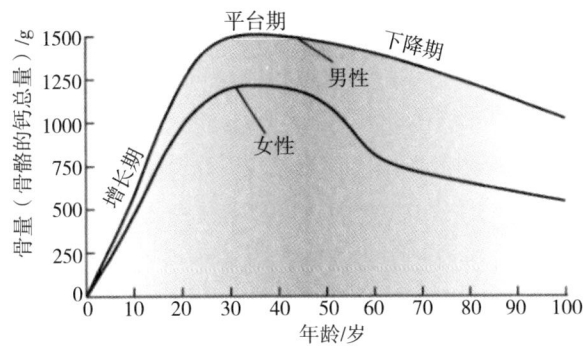

图2-6 人体不同年龄段的骨密度变化

物质的积累也迅速增加。

（2）骨量相对稳定期　在这一时期，身体的钙摄入与排出相当，钙代谢达到零平衡状态，骨骼的建造和分解也维持在一个动态的平衡中。通常情况下，女性在30岁时和男性在35岁时，骨密度达到了整个生命周期的最高水平，此时的骨密度称为峰值骨量（peak bone mass，PBM）。达到峰值骨量的骨骼处于骨质合成与分解的相对平衡状态，这个阶段通常持续5~10年（30~40岁）。峰值之后的4年内，人体的骨量可以达到生命历程中95%的骨量。对于个人而言，通过在成长过程中适量增加负重运动，并优化钙和蛋白质的摄入，可以获得最佳的个人峰值骨量和骨骼强度，从而有效预防将来可能发生的骨折问题。

（3）骨量流失期　随着年龄增长，钙的摄入和吸收减少，钙的排出增加，形成持续性的负钙平衡，骨吸收的速度超过骨形成的速度，从而开始出现骨量丢失。从40岁起，骨骼开始衰退，骨量逐渐减少。女性腰椎的骨密度在40~49岁开始缓慢下降，而股骨近端各部位骨量的减少比腰椎提早10年。女性在绝经后，由于雌激素水平下降，会经历一个快速的骨量丢失期，该期会维持5~10年（发生于50~59岁）。男性各部位的骨量一般在30~39岁后逐渐降低，无明显的加速丢失期。一旦骨量丢失到一定程度，骨折风险会显著增加。随着年龄的增长，骨骼中的核心蛋白——胶原蛋白，开始经历结构的退化和含量的下降，这削弱了骨骼的弹性和承载力，使得其更易发生断裂。在老年时期，骨小梁厚度的下降和皮质骨中骨细胞的腔隙密度的降低进一步影响骨骼的整体健康和功能。

2. 成年人骨健康的评价方法

骨矿物质含量（bone mineral content，BMC）是指存在于骨骼中的矿物质的含量。单位体积（体积密度，g/cm³）或单位面积（面积密度，g/cm²）所含的骨量称为骨密度（bone mineral density，BMD）。成年人的骨健康以骨密度为主要评价指标。

骨密度测量技术是对被测人体骨矿物质含量、骨密度和体质成分进行无创性定量分析的方法。常用的测量方法有DXA法和定量计算机断层照相术（quantitative computed tomography，QCT）等。其中DXA是目前公认的骨质疏松症诊断依据。此外，还可以通过骨组织形态计量学方法定性分析骨组织形态结构的变化情况，并定量分析骨皮质厚度、孔隙率、骨小梁的厚度及面积等骨组织微结构的特征来评估骨生物学特性。骨转换过程中产生的中间代谢产物或酶类也常用于骨质疏松情况的评估。这些骨转换生化标志物总体上分为骨形成标志物和骨吸收标志物。前者主要包括血清碱性磷酸酶、血清骨钙素、血清骨源性碱性磷酸酶、血清Ⅰ型原胶原C-端前肽、血清Ⅰ型原胶原N-端前肽，反映了成骨细胞活性及骨形成状态；后者主要包括空腹2h尿钙/肌酐比值、血清抗酒石酸酸性磷酸酶、血清Ⅰ型胶原交联C-末端肽、尿吡啶啉、尿脱氧吡啶啉、尿Ⅰ型胶原交联N-末端肽、尿Ⅰ型胶原交联C-末端肽，反映了破骨细胞活性及骨吸收水平。

三、老年人骨质疏松的影响因素

老年人的骨质疏松是遗传和环境因素交互作用的结果。人类个体间骨量差异的50%~80%由遗传因素决定。除遗传因素外，其他多种因素也发挥着重要的作用。

1. 衰老

增龄导致骨重建失衡，骨吸收/骨形成比值升高，导致进行性骨丢失。衰老的成骨细胞合成分泌功能降低，致使骨重建速率减慢。骨细胞在机体衰老的过程中也会出现细胞凋亡的增加和细胞数量的减少，致使骨量减少。此外，衰老过程中成骨血管减少也在衰老导致的骨量丢失中发挥重要作用。

雌激素对骨骼具有保护作用，雌激素缺乏是导致骨质疏松的主要原因之一。雌激素水平的降低会减弱对破骨细胞的抑制作用，导致破骨细胞的数量增加；同时还会使成骨细胞和骨细胞的凋亡增加。年龄增加导致的血睾酮及其他雄性类固醇激素水平的下降也被认为是导致骨质疏松的一个关键因素。雄激素能够通过与成骨细胞上的雄激素受体结合来调节成骨细胞的分化过程，或者通过转化为雌激素来发挥对骨骼的保护作用。随着年龄的增长，这些保护机制的效能减弱，增加了骨质疏松的风险。此外，增龄使老年人往往处于慢性低度炎症状态。雌激素、雄激素的缺乏会使成骨细胞、骨细胞的抗氧化应激能力减弱，更易受到氧化应激的损伤。

2. 生活方式

不健康的生活方式会增加老年人骨质疏松的风险，如体力活动少、阳光照射不足、吸烟、过量饮酒、过量饮用含咖啡因的饮料等。老年人常对多种营养物质的摄入不足，尤其是钙和维生素D。维生素D的缺乏及慢性负钙平衡会导致继发性甲状旁腺功能亢进症。甲状旁腺激素分泌的增加可以增强破骨细胞的活性，使骨吸收增强，骨质减少。

3. 峰值骨量

峰值骨量较低的个体在未来患骨质疏松症的风险较高，并且可能出现提前发病的情况。特别是在青春期，各种导致骨骼发育和成熟障碍的原因，如生活方式、营养状况等都可能导致峰值骨量的降低。

4. 骨代谢相关疾病

影响骨代谢的多种疾病会增加老年人骨质疏松的风险，如性腺功能减退症、糖尿病、甲状腺功能亢进症等多种内分泌系统疾病、风湿免疫性疾病、胃肠道疾病、血液系统疾病、神经肌肉疾病、慢性肝肾及心肺疾病等。骨骼肌衰减也与骨量的减少相关。骨骼肌可通过机械力的作用来刺激骨重建。老年人骨骼肌质量和力量的减弱使得肌肉对骨骼的机械应力减弱，成骨作用降低。

5. 影响骨代谢的药物

使用糖皮质激素、质子泵抑制剂、抗癫痫药物、芳香化酶抑制剂、促性腺激素释放激素类似物、抗病毒药物和过量甲状腺激素等影响骨骼代谢的药物均会增加老年人骨质疏松的风险。

四、骨质疏松症

1. 定义及诊断

骨质疏松症是一种以骨量低下、骨组织微结构损坏导致骨脆性增加、易发生骨折为特征的全身性骨病。依据病因，骨质疏松症可以分为原发性和继发性两大类。原发性骨质疏松症包括绝经后骨质疏松症、老年骨质疏松症和特发性骨质疏松症（青少年型）。继发性骨质疏松症是指由影响骨代谢的疾病，药物或其他明确病因导致的骨质疏松。本书中提及的骨质疏松症均指在老年人中发生的原发性骨质疏松症。

目前，我国骨质疏松症的诊断标准是基于DXA的骨密度和/或脆性骨折。DXA骨密度是目前通用的骨质疏松症诊断依据。对于绝经后女性和50岁及以上男性，DXA测量的骨密度通常需要转换为T值。$T=$（骨密度的实测值－同种族同性别正常青年人峰值骨密度）/同种族同性别正常青年人峰值骨密度的标准差。符合以下三条中之一者可以诊断为骨质疏松症：①髋部或椎体脆性骨折；②DXA测定中轴骨（腰椎1~4、股骨颈或全髋部）骨密度或桡骨远端1/3处骨密度的T≤−2.5；③骨密度测量符合低骨量标准（T≤−2.5），并且肱骨近端、骨盆或前臂远端脆性骨折。

2. 流行情况

来自204个国家和地区的数据显示，低骨密度相关的骨折导致的死亡人数最多的国家依次为印度、中国、美国、法国和德国。值得注意的是，低骨量状态和骨质疏松症不仅是老年人的"专属"疾病，我国中年人中也存在着庞大的低骨量人群。我国40~49岁人群中，低骨量率达到32.9%，其中男性为34.4%，女性为31.4%；50岁以上人群中，低骨量率达到46.4%，其中男性为46.9%、女性为45.9%。

骨质疏松症已经成为我国中老年人群的重要健康问题，并且女性的骨质疏松问题更为严重。我国40~49岁人群骨质疏松症患病率为3.2%，其中男性为2.2%，女性为4.3%；50岁以上人群骨质疏松症患病率为19.2%，其中女性为32.1%，男性为6.9%；65岁以上人群骨质疏松症患病率为32.0%，其中女性为51.6%，男性为10.7%。根据以上流行病学数据估算，目前我国骨质疏松症患病人数约为9000万，其中女性约7000万。

3. 危害

（1）行动能力下降　骨质疏松症导致患者的行动能力下降，影响了患者的日常生活，增加了长期护理的需求。骨质疏松还可能引起慢性疼痛，并导致身高缩短或驼背等问题。

（2）致残和致死　骨质疏松症的严重后果在于其所导致的骨折，而骨折是老年患者致残和致死的主要原因之一。2015年发表的一项研究认为，2025年预计我国50岁及以上人群的骨折总例数将上升至599万例，相关费用将达到254.3亿美元（图2-7）。其中，髋部骨折是最严重的骨质疏松性骨折，其伴随的死亡风险非常高。约有35%的髋部骨折幸存者无法恢复独立行走，25%的患者需长期家庭护理；骨折后6个月死亡率为10%～20%，1年死亡率高达20%～30%。

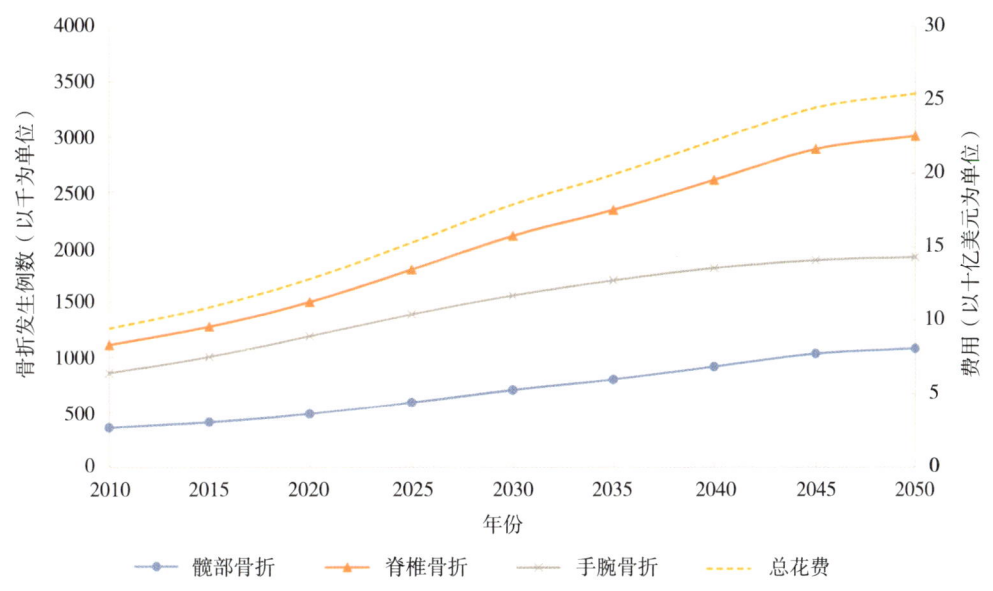

图2-7　2010—2050年中国50岁及以上人群骨质疏松相关骨折发生例数和费用预测
注：成本预测以2013年美元的汇率计算。

第三节 骨关节退行性变

一、骨关节的生理结构、组成与功能

骨关节是两个或两个以上骨骼的连接点或支点。骨关节的主要生理功能是支撑人体活动，是维持人体运动的重要组成部分。按照是否运动骨关节分为不动关节和动关节（又称滑膜关节）。颅骨骨缝等由纤维与软骨结缔组织共同加固，允许轻微运动或不运动的关节是不动关节。动关节则有滑液填充关节腔，允许中等或较大幅度的运动。由于骨骼肌肉系统中绝大多数的关节为动关节，因此，本书后文中所说的"关节"均指动关节。

关节由基本结构和辅助结构组成，基本结构包括关节面（包括关节头和关节窝）、关节囊和关节腔；辅助结构主要包括韧带、关节软骨（图2-8）。关节面是两个相邻骨端之间凹凸不平的接触面，略呈三角形，上下表面被关节软骨所覆盖。关节囊可分为内、外两层，将构成关节的各骨连接起来，限制其活动范围，并密闭关节腔。关节囊外层由致密结缔组织构成，为骨骼提供支持；关节囊内层由滑膜组成，组成这种特殊结缔组织的细胞能够产生滑液。关节腔是由关节囊和关节面共同围成的密闭腔隙，内含滑液。滑液是一种透明或浅黄色的黏稠润滑液体，呈弱碱性，含约96%的水分以及蛋白质、透明质酸聚合物、葡萄糖等。

滑液保证了关节软骨的新陈代谢，并防止骨骼末端之间的直接摩擦和磨损，降低软骨的蚀损，促进关节的运动效能。关节囊内外有许多坚韧的韧带加固，从而加

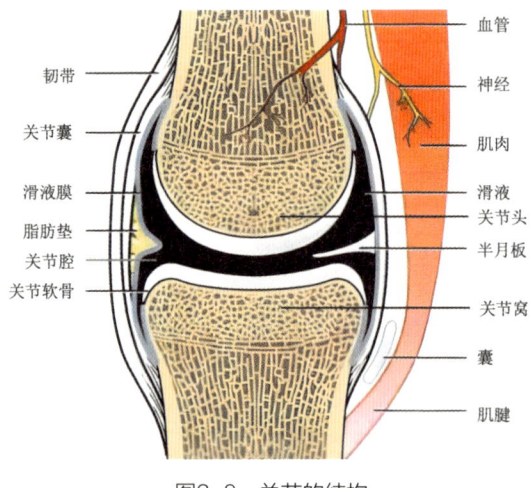

图2-8 关节的结构

强关节的稳固性。韧带和关节囊分布有丰富的感觉神经，故关节疾患时患者会感到极为疼痛。关节内软骨为存在于关节腔内的纤维软骨，分为关节盘和关节唇两种。随着年龄的增加或长时间的压力，关节软骨会消磨受损，进而导致骨骼间直接摩擦，磨损骨骼，引发关节炎。健康的关节需要具有良好润滑功能的滑液、完好的软骨层和未缩小的关节间隙。

从组织学角度看，关节的基本结构由结缔组织构成。人体内构成所有结缔组织的基本要素包括纤维蛋白、基质和细胞。纤维蛋白包括胶原蛋白（主要类型为Ⅰ型和Ⅱ型）和弹性蛋白。Ⅰ型胶原蛋白由粗纤维构成，相对具有韧性，是韧带和纤维关节囊中发现的主要蛋白质，用于固定和支撑关节。Ⅱ型胶原蛋白的纤维较细，抗张强度相对较小，主要用于提供框架以便于维持复杂结构的总体形状，如透明软骨。基质指的是结缔组织中的胶原蛋白和弹性蛋白纤维嵌入富含水分的基质或凝胶中。基质主要由黏多糖、水和溶质构成。黏多糖由多糖聚合物（例如透明质酸）构成，赋予了基质物理弹性。关节结缔组织的细胞主要为成纤维细胞和软骨细胞。由于关节结缔组织的细胞稀少，加之有限的血液供应，导致损伤的关节组织常常难以治愈或痊愈。

二、增龄与骨关节特征和健康的关系

1. 增龄对骨关节的影响

随着年龄的增长，关节的软骨基质发生显著改变。关节软骨表层抗张强度随年龄增长而增加，30～40岁时达到最高水平，此后可能会有所下降，而深层关节软骨抗张强度随年龄增长持续下降。结缔组织中的老化细胞产生的黏多糖减少，导致细胞外基质的水结合力下降，进而减弱了软骨对压力的分散能力。此外，随着年龄增长，晚期糖基化终末产物（advanced glycation end products，AGEs）的蓄积使得软骨内胶原分子的相互交联增多，导致胶原弹性下降，最终引起软骨结构与功能的改变；决定软骨组织抗压性及弹性的可聚蛋白聚糖也会发生明显改变，包括连接蛋白合成的下降和水解的增加；同时，含钙晶体在关节软骨中的沉积逐渐增多，这可能进一步影响软骨的抗压性和弹性。

2. 骨关节健康的评估方法

关节退行性变的主要症状是局部疼痛、肿胀、僵硬、活动受限、功能障碍，剧烈活动后症状加重。骨关节发生退行性变，首先是出现关节软骨的损伤，然后继发滑膜以及周围软组织损伤，最终导致以关节疼痛为主要表现的疾病。

骨关节炎的诊断相关量表有：西安大略和麦克马斯特大学骨关节炎指数（Western Ontario and McMaster University Osteoarthritis Index，WOMAC），是专门针对髋关节炎与膝关节炎的评分系统；奎森功能演算指数（Lequesne评分）是国际骨关节炎常用的评分标准。此外还有评估疼痛类型、强度及其影响的视觉模拟量表（visual analogue scale，VAS）。

X射线检查为疑似骨关节炎患者和骨关节炎患者首选的影像学检查，必要时可进行CT、MRI及超声等检查。受累关节在X射线片上的三大典型表现为非对称性关节间隙变窄、关节边缘骨赘形成以及软骨下骨硬化和/或囊性变。部分患者X射线片可显示不同程度的关节肿胀、关节内游离体甚至关节变形。

三、老年人骨关节退行性变的影响因素

1. 衰老和性别

衰老是公认的导致骨关节退行性变的最主要因素之一，骨关节炎的发病率随着年龄的升高而增加。如前文所述，随着年龄的增长，关节的软骨基质和软骨细胞均会发生变化，结缔组织中黏多糖浓度降低，晚期糖基化终末产物蓄积，软骨内胶原弹性下降，最终引起关节的退行性变。

雌激素对关节软骨代谢有调节作用，绝经后女性骨关节炎的患病率远高于同龄男性及绝经前女性（图2-9）。雌激素的不足会加剧关节软骨和软骨下骨的破坏，从而促进骨关节退行性变，增加骨关节炎的发病风险。

2. 生活方式

适量运动对维持关节组织形态结构及生理功能十分重要。然而，过度运动容易引发关节软骨退行性变。因此，运动时要注意运动姿势和运动技巧。良好的姿势和正确的运动技巧可以减少关节受力，减缓骨关节退行性变的进程。

炎症因子和活性氧自由基在关节退行性变过程中发挥着重要作用。关节内过量的自由基会导致软骨细胞和基质严重受损，从而加快关节退行性进展。IL-6、IL-1β和TNF-α等炎性细胞因子可以通过促使关节软骨降解、抑制基质大分子的合成等途径，加速关节退行性变。因此，目前认为n-3多不饱和脂肪酸、植物化学物

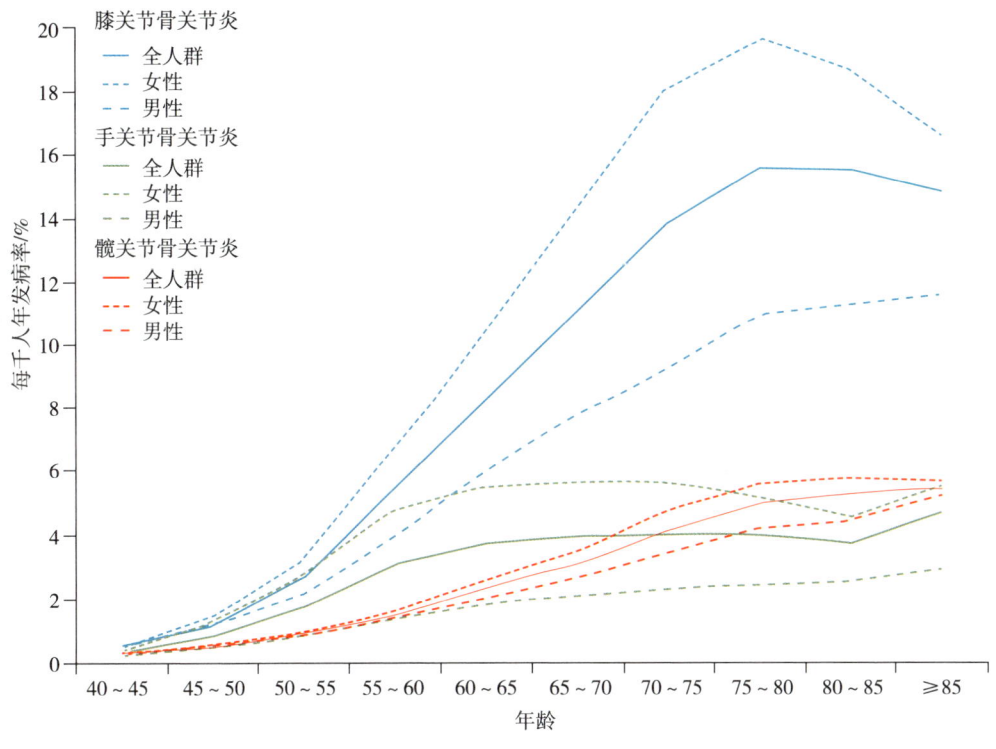

图2-9　西班牙和英国人群的骨关节炎发病率

等抗氧化营养物质可以在一定程度上缓解骨关节退行性变和骨关节炎的发生。

此外，通过运动和健康饮食来维持健康体重可减轻膝关节或髋关节的负担，减少骨关节的过度磨损，减缓骨关节退行性变。

3．其他因素

体重、职业、外伤史、居住环境等因素也是老年人的骨关节退行性变的影响因素。过重或肥胖会在一定程度上增加关节（尤其是膝关节和髋关节）所承受的负荷，加快退行性变。增加关节负荷及磨损的生活方式或工作能够显著促进关节退行性变，如从事专职体育运动、长期爬楼或爬坡、长期蹲位工作等。创伤或磨损力量超过关节的承受范围会引起软骨的损伤，进而破坏关节结构及内部环境，加快骨关节退行性变的发生。有关节外伤史的人群更容易发生骨关节的退行性变。此外，居住环境潮湿阴冷也是关节肿胀疼痛、活动受限等退行性症状的诱因。

四、骨关节炎

1. 定义及诊断

骨关节炎（osteoarthritis，OA）亦称为骨关节病、退行性关节炎、老年性关节炎，是一种以关节软骨退行性变和继发性骨质增生为特征的慢性关节疾病。疾病累及关节软骨或整个关节，好发于负重较大的膝关节、髋关节、脊柱及远侧指间关节等部位。该病多见于中老年人，女性多于男性。表现为关节软骨变性破坏、软骨下骨硬化或囊性变、关节边缘骨质增生、滑膜病变、关节囊挛缩、韧带松弛或挛缩、肌肉萎缩无力等。关节疼痛和关节活动受限是骨关节炎最常见的临床症状。

2. 流行情况

截止到2020年，全球约有5.95亿骨关节炎患者，占全球总人口的7.6%，自1990年以来总病例数增加了132%。骨关节炎影响着全球30岁以上人群中15%的人口。不同年龄段的患病率分别为2.98%（25～49岁）、23.2%（50～69岁）和38.4%（70岁及以上）。在所有类型的关节炎中，膝关节炎约占全球骨关节炎负担的85%。预计到2050年，膝、手、髋和其他类型骨关节炎的病例数与2020年相比将分别增加74.9%、48.6%、78.6%和95.1%。

对我国六个城市分层、多阶段、整群随机抽样的调查显示，40岁以上人群原发性骨关节炎的总体患病率高达46.3%，男性为41.6%，女性为50.4%。不同年龄段原发性骨关节炎的患病率分别为30.1%（40～49岁）、48.7%（50～59岁）、62.2%（60～69岁）和62.1%（70岁及以上）。据全球疾病负担研究（Global Burden of Disease Study，GBD）科学项目2019年统计，我国2019年骨关节炎患病人数约1.33亿，占全球骨关节炎患病人数的18.32%，女性患病率高于男性（图2-10）。随着年龄增长，不同部位的骨关节炎风险上升速率存在差异，由高到低依次为膝关节、手部关节和髋关节。膝关节是骨关节炎的易发部位。在我国，膝关节症状性骨关节炎的患病率为8.1%，女性高于男性，且存在显著的地域差异。其中，西南地区和西北地区膝关节症状性骨关节炎的患病率最高，华北地区和西北地区较低；农村地区膝关节症状性骨关节炎患病率高于城市地区。

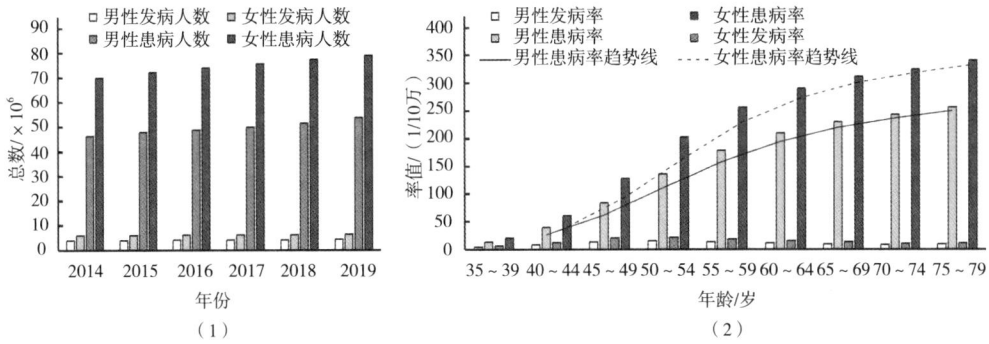

图2-10 中国骨关节炎流行病学调查结果

(1) 2014—2019年中国男性与女性骨关节炎发病人数和患病人数;(2) 2019年中国男性与女性不同年龄段骨关节炎发病率和患病率

注:数据来源于2019年全球疾病负担研究数据库。

3. 危害

(1) 增加各方负担　骨关节炎严重影响患者的生活质量,给患者、家庭和社会造成了沉重的负担。关节炎患者往往面临着关节疼痛和压痛、关节僵硬等困扰,尤其在运动或负重时,患者的疼痛感更为明显。随着病情的恶化,关节活动更为受限,甚至出现行走时软腿或关节交锁,不能完全伸直或活动障碍的情况。关节疼痛和活动能力下降也会导致受累关节周围的肌肉萎缩和衰减。随着疾病进展,关节活动的限制加重,最终导致残疾。全球范围内,70岁以上的老年人中,骨关节炎在影响伤残调整寿命年(years lived with disability,YLDs)的原因中排名第7位;并在所有年龄段的标准化YLDs原因中排名第14位。

(2) 增加其他疾病发生风险　除了活动障碍和残疾之外,骨关节炎还显著增加了多种疾病的发生风险。多数老年骨关节炎患者有一种或多种合并症,超过一半的老年骨关节炎患者患有高血压,其次是心血管疾病(20%)、血脂异常(19%)、糖尿病(14%)和包括抑郁症在内的精神健康障碍(12%)。此外,骨关节炎还显著增加了下肢深静脉血栓栓塞以及髋部骨折等疾病的发生风险。

(3) 增加全因死亡风险　骨关节炎,尤其是症状性膝关节炎,能够增加全因死亡的发生风险。有研究认为症状性膝关节炎可导致全因死亡风险增加近1倍。

第四节　神经退行性变

一、神经系统的生理结构、组成与功能

神经系统是人体内结构和功能最为复杂，并起主导作用的调节系统。在神经系统的协调控制下，人体内各器官完成统一的生理功能。神经系统分为中枢部和周围部，二者在结构和功能上是一个整体。中枢部，又称中枢神经系统，包括位于颅脑内的脑和位于椎管内的脊髓；周围部，又称周围神经系统，是指遍布全身各部与脑相连的脑神经和与脊髓相连的脊神经。

神经系统主要由神经组织构成，神经组织有两种主要的细胞成分，神经元（又称神经细胞）和神经胶质细胞（又称神经胶质）。

1. 神经元

神经元是神经系统结构和功能的基本单位，能够感受刺激和传导神经冲动。尽管形态各异，但每个神经元都可以分为胞体和突起两部分。哺乳动物的神经元结构如图2-11所示。胞体是神经元的代谢中心，内含有神经细胞特有的尼氏体、神经原纤维以及发达的高尔基器和线粒体。突起是指神经元的胞体向外突起的部分。根据不同的形态构造，突起可以分为树突和轴突。树突是接受信息的装置，通常较短，为胞体发出的多个树枝状突起；轴突为由胞体向外伸出的一条细长突起。轴突的功能主要是传导由胞体发出的冲动，将其传递给其他的神经元或细胞。

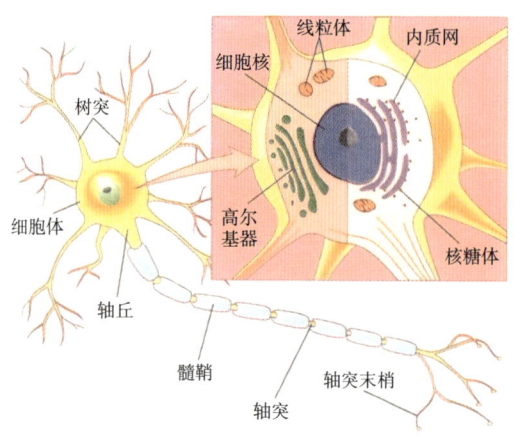

图2-11　哺乳动物的神经元

2. 神经胶质细胞

神经胶质细胞在中枢神经系统以及周围神经系统内均有分布。中枢神经系统内的神经胶质细胞主要为星形胶质细胞、少突胶质细胞及小胶质细胞；周围神经系统则主要包括许旺氏细胞和卫星细胞。神经胶质细胞作为神经系统的辅助细胞，主要对神经元发挥支持、营养、保护和修复的作用。

3. 神经信号

作为神经系统的完整功能单位，神经元通过突触来实现与其他神经元的信息交流。神经元在加工信息的过程中，通过接受信息和评估信息，然后通过轴突末梢的突触将信号传递给其他神经元，从而构成了神经环路。

神经元处理信号的过程涵盖了几个关键步骤。起初，神经元接收包括神经递质在内的化学信号、环境中的引起感觉的化学成分（例如气味）以及物理信号（例如通过皮肤感受器感知的触觉和眼睛感受器捕捉的光线）。随后，这些信号引发突触后神经元细胞膜的电位变化，这种变化促使电流进入或离开神经元。最终，这些电信号在神经元内部传递，通过轴突末梢的突触将信号传递给其他神经元。

二、增龄与认知功能的关系

1. 认知的定义

认知是人和动物认识、获取和运用知识的功能，包括感知、注意、学习、记忆、思维、语言和执行等不同层次的智能活动。这些认知功能是生物体适应环境的基础。认知过程是指个体对来自环境的信息通过感觉器官加以选择、接受，在神经通路和脑中进行编码、储存，确定其意义，并运用知识和经验解决问题的过程。认知过程由感受和评价信息、应对和处理问题、预测和估计结果三部分组成。人的认知过程如图2-12所示。

各种认知活动依赖于大脑中不同的神经回路，这需要脑区内部的特定神经环路与不同脑区之间的长程神经环路的有效配合。学习和记忆功能，作为众多认知能力的核心基础，由神经元间突触连接的强度和结构的可变性来实现。此外，神经递质（如多巴胺）能够在多个层面上调节神经网络的活性及其可塑性，进而影响认知行为的表现。

2. 认知老化

成年后认知功能随着年龄的增长而下降的现象被称为认知老化。研究发现,语言功能和知识经验会随年龄增长而增加,到70岁后会出现衰退。记忆力、推理能力、处理速度、视空间能力等在20岁左右开始呈现下降趋势;进入老年阶段后,衰退进程加快。五项认知功能的评分随年龄变化的情况如图2-13所示。

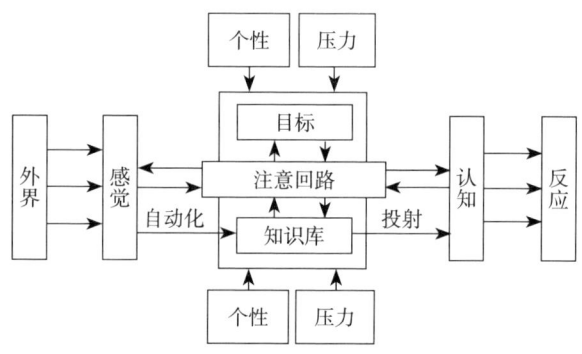

图2-12 人的认知过程

注:知识库泛指存储知识与经验的神经网络。从感知外界信息到做出反应,有自动投射和有意识行为两条途径。

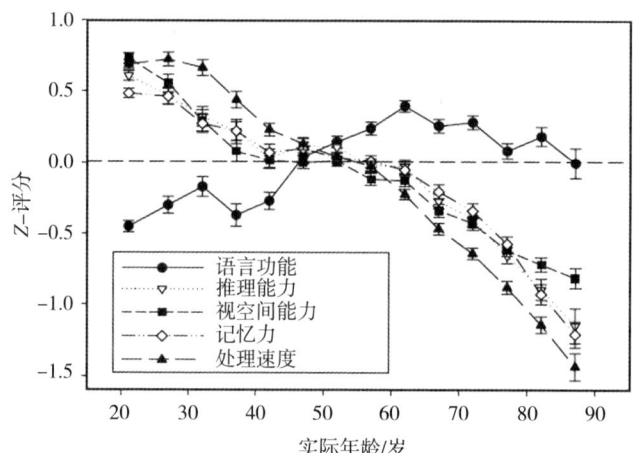

图2-13 五项认知功能的评分随年龄变化的情况

注:Z-评分是指用标准差衡量的某认知功能评分与其平均值的偏离程度。

3. 成年人认知功能的评估方法

认知功能的评估主要包括对多个认知域的总体评估，以及对具体某项认知域的评估，如记忆力、注意力、执行功能、语言能力和视空间结构能力等。认知功能的总体评估能够较全面地了解受检者的认知状态和认知特征。

（1）总体认知功能

①简易精神状态检查：简易精神状态检查（mini-mental state examination，MMSE）是使用最广泛的认知功能评估量表。评估内容覆盖定向力、记忆力、注意力、计算力、语言能力和视空间能力，分别通过时间和地点定向、即时记忆和延迟记忆、算术任务、绘制图形、阅读和书写能力等方面来评估，总分为30分，分数越高表示认知功能越好。

②蒙特利尔认知评估量表：蒙特利尔认知评估量表（Montreal cognitive assessment，MoCA）是一种广泛使用的认知筛查工具，对早期识别轻度认知障碍具有重要作用。该量表覆盖了多种认知领域，包括注意力与集中力、执行功能、记忆力、语言、抽象思维、视空间结构能力以及定向力。总分为30分，分数越高表示认知功能越好。

③阿尔茨海默病评定量表——认知分量表：阿尔茨海默病评定量表——认知分量表（Alzheimer's disease assessment scale – cognitive subscale，ADAS-Cog）由12个条目组成，偏重于记忆和语言功能，可评定阿尔茨海默病（Alzheimer's disease，AD）认知症状的严重程度及治疗变化。

④临床痴呆评定量表：临床痴呆评定量表（clinical dementia rating，CDR），包括记忆、判断和解决问题、定向、家庭生活和爱好、工作及社交能力、独立生活能力6个认知领域，常用于评估阿尔茨海默病的严重程度。

此外，简明认知评估、画钟测验和条目痴呆筛查问卷也是临床常用的认知障碍快速筛查量表。

（2）重要认知域功能

①记忆力：记忆可分为内隐记忆（无需意识即可获得的技术和操作程序等）和外显记忆，外显记忆进一步细分为工作记忆、情景记忆和语义记忆。临床评估中主要关注情景记忆，运用的评估工具包括听觉词语学习测试、韦氏记忆量表逻辑记忆分测验等，检查内容包括瞬时回忆、短时延迟回忆、长时延迟回忆、长时延迟再认等。

②注意力/执行功能：注意力是指把感知和思维等心理活动指向和集中于某一事物的能力。评估注意力常用的工具包括韦氏记忆测验的注意分测验、简易注意测验等。执行功能是指有效地启动并完成有目的活动的能力，是一项涉及计划、启动、排序、运行、反馈、决策和判断等环节的复杂认知过程。其核心组成部分包括抽象思维、工作记忆、定势转移和反应抑制等。

③语言功能：语言是利用符号进行交流的能力，包括对符号的理解和运用。由于脑部病变导致的语言能力受损或丧失称为"失语"。常用的评估工具包括波士顿命名测验、词语流畅性测验等。

④视空间和结构能力：视空间和结构能力包括视感知觉和空间结构能力两方面。视感知觉障碍可能导致空间结构能力出现异常。评估视空间结构能力的测验通常分为图形的临摹或自由绘制和三维图案的拼接两大类。

（3）其他　由于认知功能损害往往会干扰日常生活能力和社会活动能力，且在病程某一阶段常常会伴有精神、行为和人格异常。因此，临床工作中，对认知功能障碍患者的评估往往还包括日常功能的评估和神经心理状态的评估。

三、认知老化的危险因素

1. 增龄

（1）神经退行性变　随着年龄的增长，大脑会发生神经元数量减少、突触连接减弱以及脑血管老化等改变。这些变化可能会导致认知功能下降，影响记忆力、注意力和解决问题的能力。脑结构也会发生改变。例如，海马体的萎缩与老年人的记忆力减退直接相关，这不仅影响新记忆的形成，还可能导致长期记忆的衰退。前额叶皮层灰质体积的减少会影响老年人的执行功能、决策过程和情绪调节。白质髓鞘化程度的下降则导致神经传导速度减慢，影响信息传递效率和大脑网络的整体功能。

（2）氧化应激与炎症水平增加　随着年龄的增长，老年人体内的自由基水平往往升高，导致氧化应激加剧，从而损害神经元并促进炎症反应。慢性炎症状态会进一步加速神经退化过程，影响认知功能。这些机制共同作用于大脑，增加了患老年认知障碍的风险。

（3）免疫功能下降　随着年龄的增长，老年人免疫功能下降，且通常处于慢性低度炎症状态。这种炎症状态促进了老年人神经退行性变的进展，增加了患老年认知障碍的风险。

2. 遗传

遗传因素在老年认知障碍的发生和发展中扮演着重要角色。例如，晚发性阿尔茨海默病与多种遗传因素有关，其中 *APOE ε4* 等位基因是最显著的风险因子之一。

3. 生活方式

积极的生活方式，如定期锻炼、健康饮食和保持社会互动，有助于降低老年认知障碍的发生风险。例如，地中海饮食模式强调蔬菜、水果、全谷物、坚果、橄榄油和鱼类的摄入，已被多项研究证实与较低的认知衰退风险相关。B族维生素、$n-3$多不饱和脂肪酸及多种抗氧化营养素能够减少氧化应激，对于改善大脑健康和维护认知功能至关重要。相反，长期缺乏身体活动、不良饮食习惯、社交隔离等不健康的生活方式都可能加速认知老化。

四、认知功能障碍

1. 定义及诊断

认知障碍是指因各种原因导致的不同程度的认知功能损害，涉及定向力、记忆力、计算力、注意力、语言功能、执行功能、推理功能和视空间能力等一个或多个认知域，可以不同程度影响患者的社会功能和生活质量。认知障碍按其严重程度分为轻度认知障碍和痴呆。

（1）轻度认知障碍　轻度认知障碍（mild cognitive impairment，MCI）是一种介于正常衰老和更严重的认知障碍（如痴呆）之间的状态。其特点是存在轻微的认知功能下降，并且下降的程度不足以影响个人日常生活的基本功能。与年龄相关的认知变化相比，轻度认知障碍的认知损害更为显著，但尚未达到痴呆的程度。

（2）痴呆　痴呆是一种以获得性认知功能损害为核心，并导致患者日常生活能力、学习能力、工作能力和社会交往能力明显减退的综合征。患者的认知功能损害涉及记忆、学习、定向、理解、判断、计算、语言、视空间结构能力、分析及解决问题等能力，在病程某一阶段常伴有精神、行为和人格异常。

认知功能或精神行为损害可通过病史采集或神经心理评估客观证实，且至少具备以下5项中的2项：①记忆及学习能力受损；②推理、判断及处理复杂任务等执行功能受损；③视空间结构能力受损；④语言功能受损（听、说、读、写）；⑤人格、行为或举止改变。

痴呆分为变性病痴呆和非变性病痴呆。前者主要包括阿尔茨海默病（AD）、路易体痴呆（dementia with Lewy bodies，DLB）和帕金森病痴呆（Parkinson disease with dementia，PDD）等；后者包括血管性痴呆（vascular dementia，VaD）、正常压力性脑积水以及其他疾病如颅脑损伤、感染、肿瘤和代谢性疾病等引起的痴呆。阿尔茨海默病占所有类型痴呆的50%~70%，血管性痴呆是最常见的非变性病痴呆，占痴呆患者的15%~20%。本节主要关注变性病痴呆导致的认知功能障碍。

2. 流行情况

（1）全球流行情况　2019年，全球40岁及以上成年人中痴呆症患者人数估计为5740万，2030年预计增加至8320万，2040年预计增加至1亿1600万，2050年预计增加至1亿5280万。此外，2016年GBD的数据显示，痴呆症是全球第五大死因。痴呆症导致的死亡占总死亡人数的4.4%，占70岁以上人群死亡人数的8.6%，使痴呆症成为该年龄组的第二大死因。全球范围内，痴呆症造成的残疾调整寿命年数为2800万年，从1990年的第41位上升至2016年的第23位。痴呆症占所有年龄段残疾调整寿命年数的1.2%；在70岁以上人群中，这一比例上升至6.3%。全球受痴呆影响的女性多于男性。2016年女性痴呆年龄标准化患病率是男性年龄标准化患病率的1.17倍；死于痴呆症的女性多于男性，女性的年龄标准化死亡率也高于男性。

（2）我国流行情况　我国在2015—2018年进行了一项全国性的横断面研究，共招募了46011名60岁及以上的成年人。经年龄和性别调整后，痴呆的患病率估计为6.0%，阿尔茨海默病为3.9%，血管性痴呆为1.6%，其他类型痴呆为0.5%。全国范围内，各年龄段痴呆患者的数量估计如下：60~69岁年龄段1.4972亿人中有434万痴呆患者；70~79岁年龄段7019万人中有590万痴呆患者；80~89岁年龄段2651万人中有387万痴呆患者；90岁及以上年龄段307万人中有98万痴呆患者。总体轻度认知障碍患病率估计为15.5%，意味着我国约有4000万人患有轻度认知障碍（图2-14）。

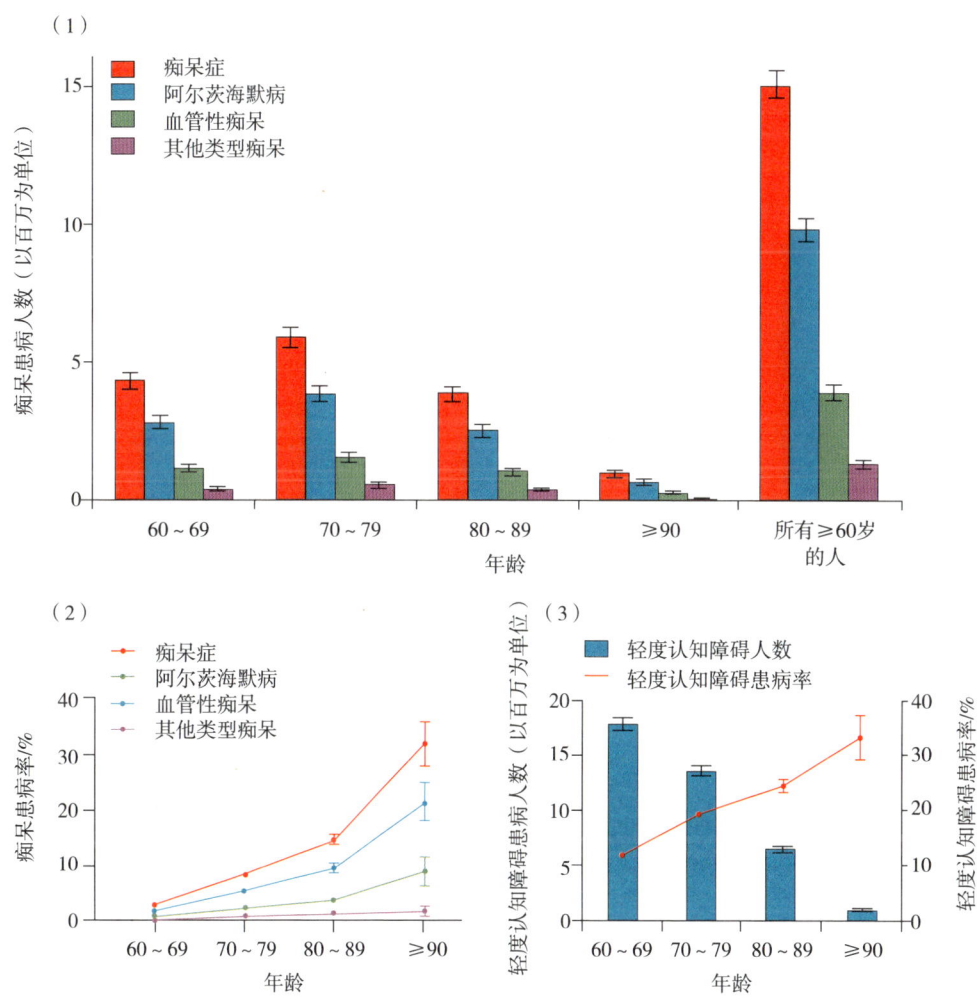

图2-14 我国不同年龄段的痴呆症、阿尔茨海默病、血管性痴呆和其他类型痴呆的患病人数和患病率
（1）按年龄划分的痴呆症、阿尔茨海默病、血管性痴呆和其他类型痴呆的患病人数；（2）按年龄划分的痴呆症、阿尔茨海默病、血管性痴呆和其他类型痴呆的患病率；（3）按年龄划分的轻度认知障碍的患病人数和患病率

3. 危害

（1）认知和运动功能下降　神经退行性疾病导致的认知和运动功能下降严重影响患者的生活质量。认知功能的衰退表现为记忆力下降、注意力不集中和语言处理困难等，这限制了患者的日常活动和社交能力；运动功能障碍如震颤、肌肉僵直和运动缓慢，则影响患者的独立性和安全性。

（2）情绪和行为问题　神经退行性疾病患者常伴有情绪和行为问题，如抑郁、焦虑、易怒、幻觉和妄想等，这些症状极大地影响了患者的心理健康和社交能力。此外，这些问题不仅使得护理工作变得更加困难，还可能对患者与家庭成员之间的关系产生负面影响，并且使患者难以保持日常生活的正常节奏。

（3）并发症风险增加　神经退行性疾病常伴随自主神经系统功能障碍，帕金森病患者会出现心血管、胃肠道、泌尿系统等功能异常，如直立性低血压、排尿频繁或排尿困难等。此外，运动功能的下降还增加了深静脉血栓、肺栓塞等疾病的发病风险。

（4）增加全因死亡风险　认知和运动功能的减退增加了患者跌倒和其他意外伤害的风险。此外，认知功能下降还可能导致营养不良和社交隔离。上述因素共同作用，增加了患者的全因死亡风险。

第五节　免疫功能下降

一、免疫系统及免疫功能

1. 免疫系统

免疫系统包括免疫器官、免疫细胞和免疫分子。免疫器官包括中枢免疫器官和外周免疫器官。中枢免疫器官包括胸腺及骨髓，外周免疫器官包括脾脏、淋巴结、黏膜相关淋巴组织和皮肤相关淋巴组织。免疫细胞包括T淋巴细胞（简称T细胞）、B淋巴细胞（简称B细胞）、吞噬细胞、树突状细胞、自然杀伤细胞（natural killer cell，NK）等。免疫分子包括T细胞受体（T-cell receptor，TCR）、B细胞受体（B-cell receptor，BCR）、分化簇（cluster of differentiation，CD）、黏附分子、主要组织相容性复合体（major histocompatibility complex，MHC）、细胞因子受体等膜型分子，也包括免疫球蛋白、补体、细胞因子等分泌型因子。

2. 免疫功能

免疫力即免疫功能，是由机体的免疫系统来执行的，是机体识别和清除外来入侵抗原及体内突变或衰老细胞并维持机体内环境稳定的功能的总称。免疫应答是指免疫系统识别和清除入侵的病原微生物及机体内突变的细胞和衰老、死亡细胞的过程，可分为固有免疫和适应性免疫两大类。固有免疫又称为先天性免疫或非特异性免疫，适应性免疫又称为获得性免疫或特异性免疫。

固有免疫是生物在长期进化中逐渐形成的，是机体抵御病原体入侵的第一道防线。参与固有免疫的细胞如单核/巨噬细胞、树突状细胞、粒细胞和NK细胞等，可以通过一类模式识别受体去识别病原生物表达的病原体相关模式分子（pathogen associated molecular pattern，PAMP）结构。

适应性免疫是指体内T、B淋巴细胞接受抗原等"非己"物质的刺激后，自身活化、增殖、分化为效应细胞，产生一系列生物学效应（包括清除抗原等）的全过程。与固有免疫相比，适应性免疫有三个主要特点，即特异性、耐受性、记忆性。适应性免疫包括体液免疫和细胞免疫两类。体液免疫由B细胞产生的抗体介导，主要针对胞外病原体和毒素；细胞免疫由T细胞介导，主要针对胞内病原体（如胞内寄生菌和病毒等）。

固有免疫和适应性免疫关系密切。固有免疫是适应性免疫的先决条件和启动因素，适应性免疫的效应分子也可大幅度促进固有免疫应答。外源病原体入侵时，先是非特异性的固有免疫发挥作用；当固有免疫无法清除时，随后更具有针对性的、功能更加强大的适应性免疫发挥作用，以彻底清除入侵的病原体，并产生免疫记忆。

二、免疫衰老和炎症衰老

1. 免疫衰老

衰老对免疫系统的影响是广泛的，从骨髓和胸腺中的造血干细胞、淋巴细胞到初级淋巴器官中的成熟淋巴细胞，所产生的变化统称为"免疫衰老"。在"免疫衰老"过程中，免疫系统失去对病原体和癌细胞做出有效反应的能力，导致老年人免疫功能下降、感染性疾病发生率和死亡率升高。免疫衰老的关键特征包括胸腺退化，造血干细胞功能障碍，T淋巴细胞和B淋巴细胞的初始细胞与记忆细胞的比例失调，初始T细胞的减少，钙介导的信号传导受损以及慢性炎症状态等。

（1）衰老对固有免疫的影响　衰老过程中，固有免疫系统发生一系列改变，包括皮肤、胃肠道、呼吸系统黏膜的屏障作用降低，以及局部免疫球蛋白量的降低。随着年龄增加，这些作为固有免疫第一道防线的"屏障"功能受损，皮脂腺减少，分泌功能减弱。此外，衰老还会导致中性粒细胞的吞噬功能降低，巨噬细胞处理PAMP的能力和抗原提呈能力降低，NK细胞数量和活性下降，树突状细胞对抗原和微生物的摄取减少，以及各种呈递抗原所需的共刺激分子和关键细胞因子表达下降等现象。

（2）衰老对适应性免疫的影响　适应性免疫应答主要由T淋巴细胞和B淋巴细胞发挥作用。大量研究证明，衰老可以导致T细胞和B细胞发生改变；且部分改变发生在造血干细胞发育早期，常见于两个谱系的祖细胞。

胸腺是T淋巴细胞的发源地，能够产生多种胸腺因子并促进和引导T细胞的成熟和分化。增龄导致的胸腺萎缩使其向外输出的初始T细胞数量逐渐减少。研究发现，随着年龄的增加，T细胞衰老的速度和多样性减少的速度都会加快。在中国健康成年人中，T淋巴细胞的绝对值随年龄增长而下降（图2-15）。此外，T细胞比例最高出现在30~44岁，而T细胞比例在65岁及以上时最低。同时，老年人群$CD4^+T$和$CD8^+T$细胞中的初始T细胞减少，记忆性细胞和效应性细胞数量增高。此外，衰老还导致T细胞受体多样性、活性和免疫应答能力下降，使机体无法应对多变的外来抗原。

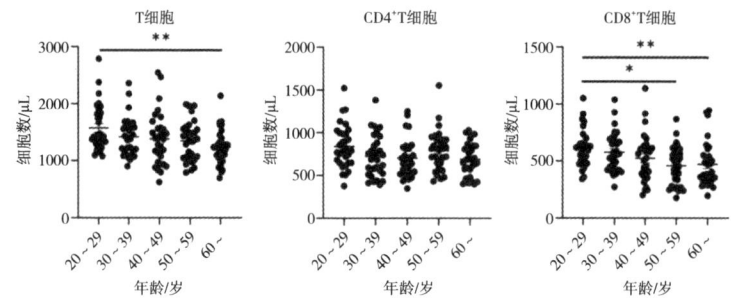

图2-15　中国健康成年人中不同年龄组的T细胞的绝对值

注：*代表两个年龄段的T细胞数量差异有统计学意义；数量越多，两组间的差异显著性越大。

作为体液免疫系统中的重要组成部分，B细胞不仅能生成特异性抗体，还可以协助其他免疫细胞发挥免疫功能。增龄可引起原始B细胞生成减少、B细胞功能反应性减弱，且其产生的抗体质量也有所下降。同时，随着衰老进程的加速，对环境和/或自身抗原具有特异性记忆的B细胞增多，也限制了其识别外来抗原的能力。

保持淋巴池的平衡对于生成原始淋巴细胞至关重要。衰老会使淋巴细胞池的平衡失调，进而导致老年人原始T和B细胞绝对数的减少。此外，衰老还会导致淋巴结的老化，老化淋巴结过滤恶性细胞或微生物的能力显著降低，这进一步促使了病原体和恶性肿瘤细胞的扩散。

2. 炎症衰老及其与免疫衰老的关系

炎症衰老，是一种由于增龄导致的慢性低水平的无菌性炎症状态，往往由于组织免疫细胞以及免疫微环境的衰老相关变化导致的。这种炎症状态加剧了免疫衰老，与多种慢性病和老年相关疾病的发生发展密切相关。

免疫衰老能够促进炎症性衰老的发生。细胞衰老是一种稳定的细胞周期停滞状态，常伴有表型和功能的改变。机体内的细胞进入衰老状态时会产生一系列的分泌因子和细胞外囊泡，这种表型简称为衰老相关分泌表型（senescence-associated secretory phenotype，SASP）。NK细胞、巨噬细胞和T细胞等免疫细胞可以识别该表型并进行细胞清除。然而，与年龄相关的免疫功能下降、免疫监视失败，加上衰老细胞的免疫逃逸，导致衰老细胞的数量随着年龄的增长而增加。衰老细胞的进一步积累导致了炎症的发生，因为SASP包括促炎细胞因子［如IL-1、IL-6、高迁移率族蛋白B1（high mobility group box-1 protein，HMGB1）］、趋化因子［如IL-8、单核细胞趋化蛋白-1（monocyte chemoattractant protein-1，MCP-1）］等。在大多数人群中，慢性低度无菌性炎症随着年龄的增长而增加。

炎症性衰老又能够加重免疫衰老的程度。促炎微环境，特别是骨髓中衰老细胞积累产生的促炎微环境，能够促进造血干细胞向髓系细胞（如红细胞、白细胞和血小板）分化，而牺牲淋巴样祖细胞（如T细胞、B细胞和NK细胞）。炎症性衰老对造血干细胞分化的影响进一步加剧了免疫衰老和炎症反应。同时，某些炎症因子也会抑制某些免疫细胞并促进免疫衰老。如转化生长因子β（transforming growth factor-β，TGF-β）可降低CD8$^+$T细胞和NK细胞的杀伤作用，并削弱B细胞的免疫应答。

三、免疫衰老和炎症衰老的影响因素

1. 遗传

遗传在人类免疫系统衰老过程中起着不可忽视的作用，不同基因型以及表观遗传过程等因素均会影响免疫衰老。促炎和抗炎的细胞因子基因、人类白细胞抗原基因以及其他先天性免疫基因的多态性都与免疫功能和炎症反应调节有着密切关系。同时，机体也可以通过表观遗传调控，如组蛋白修饰或DNA甲基化，调节免疫相关因子和不同类型免疫细胞的比例来影响免疫衰老。

2. 体力活动

适度运动可以通过调节全身代谢，增强免疫细胞和免疫系统的机能。同时，体育锻炼可以有效降低炎症因子水平，减轻老年人的炎症反应。长期运动可以使NK细胞和中性粒细胞的功能得到改善，使促炎细胞亚群水平降低。此外，炎症和身体活动之间的关系是双向的。炎症会促进肌肉衰减和老年肌少症的发生；而身体活动既能够有效预防老年肌少症，又能够缓解炎症导致的衰老。

3. 饮食

良好的饮食可以减轻炎症反应，如富含植物性食物和橄榄油的地中海膳食已经被证明具有短期和长期的抗炎作用。维生素C、维生素E、镁、硒等营养素具有抗炎作用。适当的上述营养素水平能够有效调节炎症反应和维持免疫功能。此外，黄酮类、类胡萝卜素等植物化学物也具有良好的抗炎作用。多项研究发现植物化学物对老年人免疫衰老和炎症衰老有缓解作用。此外，热量限制饮食、间歇性禁食等膳食干预模式具有抗炎作用，并有助于缓解免疫衰老。这些饮食方式可以激活年轻有功能的免疫细胞，取代衰老和死亡细胞，从而在一定程度上恢复免疫功能，但需在医生或营养师指导下个性化实施，避免营养不良的风险。

4. 移除衰老细胞

借助药物靶向的生物学方法来移除衰老细胞，为改善免疫衰老和炎症衰老提供了一条重要的新途径。如目前广受关注的"衰老细胞清除剂"或"衰老细胞抑制剂"，可以靶向选择性地杀死或抑制衰老细胞，从而改善全身的炎症水平，维持免疫功能。

5. 其他

免疫功能的下降导致老年人对许多感染性疾病的抵抗力存在不同程度的下降。预防接种疫苗是老年人预防感染性疾病的有效措施。此外，心理因素也对人体免疫功能具有重要的调节作用。老年人保持乐观积极的心态，维护社交关系有助于维持良好的免疫功能。

四、老年人免疫功能下降的危害

1. 导致实体器官的衰老

近年来有研究表明，衰老的免疫细胞是衰老细胞中最危险的一种细胞类型，会加速实体器官衰老，从而促进全身衰老。因此，衰老的免疫细胞也成为延缓衰老的关键靶标。

2. 增加感染性疾病发生风险

免疫功能下降导致老年人更容易受到细菌、病毒和其他病原体的感染，容易罹患各种传染性疾病并增加"共病"风险，尤其是急性呼吸道感染（如流感和肺炎）、消化道感染、带状疱疹等，严重影响老年人的生活质量。此外，不同疾病之间可能相互影响，复杂的病理过程会增加治疗难度；且"共病"会增加药物治疗的复杂性和产生副作用的风险，使得疾病的治疗变得更加困难。

3. 增加多种慢性病发生风险

免疫衰老还会促进多种慢性病的发生，如肿瘤、心血管疾病等。衰老细胞会出现衰老相关的分泌表型，分泌的多种细胞因子和生长因子容易促使细胞进入无限增殖状态，成为肿瘤细胞；白细胞介素、趋化因子以及成纤维细胞生长因子等可加速血管结构与功能的改变，导致心血管疾病的发生。此外，由于免疫功能的下降，可能使原有疾病的发展速度更加迅速、病情变得更加严重。

4. 疫苗反应性下降

免疫衰老导致传染病的发病率和严重程度增加的同时，还引起了疫苗接种后保护不足。老年人免疫系统中的B细胞功能减弱，即对病原体或实验抗原产生高亲和力保护性抗体的能力下降，减弱疫苗的免疫效果。研究表明B细胞的数目及百分比，尤其是转换记忆细胞的能力随着年龄增长而衰退。疫苗应答效果的不足进一步增加了老年人罹患多种疾病的风险，影响其生活质量。

5. 康复能力下降

在组织受到损伤后，需要免疫系统参与清除坏死组织并促进新组织的生成。中性粒细胞、辅助型T细胞2（T helper 2 cell，Th2）、2型固有淋巴细胞（group 2 innate lymphoid cells，ILC2s）等关键免疫细胞，在损伤组织再生微环境的构建、组织修复再生以及局部炎症消退中均发挥重要作用。此外，免疫细胞分泌的各种细胞因子参与了机体组织细胞的生长、分化和功能调节。如白细胞介素家族中的IL-6可以通过调节卫星细胞的增殖来促进骨骼肌的损伤修复，IL-5可以促进皮肤缺损的愈合。由于老年人的免疫功能下降，上述功能都会受到抑制，使疾病的康复过程更加延长，甚至出现一些并发症，进一步影响健康状况。

第六节　氧化应激水平增加

一、氧化系统和抗氧化系统

1. 氧化系统

自由基是一种具有高活性的原子或分子，其特征在于其外层轨道存在一个或多个未成对电子。当氧分子与其他物质相互作用时，可能会生成自由基。在细胞环境中，自由基能够通过获得或失去单个电子而形成。这些自由基具有高度的化学反应性，能够与生物体内的脂质、蛋白质和核酸等生物大分子发生反应，从而引发这些大分子结构和功能的改变。

活性氧（reactive oxygen species，ROS）和活性氮（reactive nitrogen species，RNS）分别指的是氧和氮的活性自由基和非自由基衍生物。所有有氧细胞都会产生活性氧和活性氮（reactive oxygen and nitrogen species，RONS），它们在衰老和与衰老相关的疾病中发挥着重要作用。常见的ROS主要包括超氧自由基（$O_2^-\cdot$），羟基自由基（·OH），过氧化氢（H_2O_2）和单线态氧（$^1O_2$）；常见的RNS主要包括一氧化氮（NO）、过氧亚硝酸根（$ONOO^-$）。

内源性RONS来源包括烟酰胺腺嘌呤二核苷酸磷酸（nicotinamide adenine dinudeotide phosphate，NADPH）氧化酶、髓过氧化物酶（myeloperoxidase，MPO）、脂氧合酶和血管紧张素Ⅱ。NADPH氧化酶是$O_2^-\cdot$的主要来源，它在细胞呼吸过程中通过分子氧的一电子还原，由NADPH供应电子而形成。大部分$O_2^-\cdot$被超氧化物歧化酶（superoxide dismutase，SOD）歧化成H_2O_2。H_2O_2不是自由基，因为它没有未配对的电子，但它能通过芬顿或哈伯-韦斯反应形成高活性·OH。·OH的反应性极强，尤其会与细胞膜中的磷脂和蛋白质发生反应。NO由一氧化氮合酶（nitric oxide synthase，NOS）的三种主要异构体从精氨酸中产生，主要包括上皮型

NOS、神经元型NOS和诱导型NOS。O_2可以进一步与NO反应形成另一个相对活泼的分子，即$ONOO^-$。

RONS的外源性来源包括空气和水污染、烟草、酒精、重金属或过渡金属、药物（如环孢素、他克莫司、庆大霉素和博来霉素）、工业溶剂、烹饪（如熏肉）和辐射。这些物质在体内代谢过程中可以生成自由基，进而影响细胞的氧化还原状态。

2. 抗氧化系统

抵御自由基损伤的抗氧化体系由多级防御网络构成，主要包括内生型抗氧化机制和外源补充型保护因子。内源性抗氧化剂包括酶促和非酶促两类。主要的抗氧化酶包括SOD、过氧化氢酶（catalase，CAT）以及谷胱甘肽过氧化物酶（glutathione peroxidase，GSH-Px）等。如前所述，SOD将$O_2^- \cdot$转化为H_2O_2，而CAT则将H_2O_2分解为水和氧，从而防止羟基自由基的产生。GSH-Px通过将还原型谷胱甘肽（reduced glutathione，GSH）氧化为谷胱甘肽二硫化物（glutathione disulfide，GSSG），并借助谷胱甘肽还原酶将其还原回GSH，将H_2O_2和$\cdot OH$转化为无毒形式。外源性抗氧化剂包括维生素C、维生素E以及白藜芦醇、酚酸和类黄酮等酚类抗氧化剂，硒、锌等矿物质。这些抗氧化剂通过多种机制中和自由基，减轻氧化应激对细胞的损伤。

3. 氧化应激

低浓度的RONS能够通过激发细胞防御体系增强机体适应性反应，如触发氧化还原调控系统及关联代谢通路，从而系统性提升内源性抗氧化效能。在正常情况下，健康机体内存在完善的自由基代谢网络，通过精密调控机制调控机体和细胞内活性氧和过氧化物的生成与清除，即过氧化物与抗过氧化物，处于一种动态平衡。然而，当机体暴露于病原体感染、慢性病等内源性压力下，或遭遇重金属污染、电离辐射、化学毒物等外源性刺激时，体内产生过量的自由基并引起抗氧化防御系统损伤，导致氧化应激。氧化应激是指细胞或组织内ROS和/或RNS产生过量或清除能力不足，导致氧化-抗氧化平衡失调的状态。氧化应激会造成生物大分子氧化损伤，例如导致脂质过氧化以及蛋白质、核酸等生物大分子变性，从而对机体造成氧化损伤，产生各种不良效应。老年人中普遍存在氧化应激水平的升高，RONS可以通过作用于SASP的各个组分来诱导细胞衰老。

二、氧化应激的影响因素

1. 饮食

近年来的研究表明，饮食直接影响机体的氧化平衡状态。合理的营养有利于减轻氧化应激对机体的损害，从而减少疾病的发生；而营养不良会加重氧化应激对机体造成的损伤。日常饮食中应重视抗氧化成分的补充，如维生素A及其前体、维生素C、维生素E、硒等均具有显著的抗氧化特性；此外，多种具有抗氧化活性的植物化学物也受到广泛关注。

2. 身体活动

静态生活方式会显著提升RONS的水平。适度的体力活动能够有效提高老年人的氧化-抗氧化稳态，减轻氧化应激。需要注意的是，高强度的急性运动虽然会一定程度上增加抗氧化能力，但同时也会诱导老年人自由基的产生增加。鉴于老年人本身增龄导致的抗氧化能力下降，高强度运动后可能出现抗氧化防御能力代偿不足，无法中和运动产生的所有自由基，最终导致氧化应激状态。

三、老年人氧化应激水平增加的危害

1. 生物分子损伤

细胞受到氧化应激时，ROS/RNS可以与细胞内的大分子结构发生反应，包括DNA、蛋白质和脂质等，进而导致细胞损伤。遗传物质层面，RONS可以引起DNA链的断裂、碱基损伤以及表观遗传修饰异常等，影响基因组的稳定性和完整性。如果无法及时修复或清除受损的DNA，可能导致基因突变和染色体异常。蛋白质层面，RONS可以氧化蛋白质中的氨基酸残基，导致蛋白质的结构和功能受损，最终干扰细胞的正常代谢和功能。脂质层面，RONS通过脂质过氧化反应破坏生物膜系统，破坏生物膜的完整性和流动性，最终导致细胞的信号传递、离子平衡和营养摄取等功能障碍。

2. 炎症反应

氧化应激导致生物分子的氧化损伤，引起机体内源性损伤相关分子模式（damage-associated molecular pattern，DAMP）的产生和细胞因子释放，触发核因子

κB（nuclear factor kappa-B，NF-κB）等关键炎症通路。这进一步导致促炎因子持续释放，招募和激活更多的炎性细胞，引起机体系统性慢性炎症反应。这种慢性炎症会导致细胞内抗氧化能力的降低，放大氧化应激效应，又进一步加重炎症程度，形成氧化应激和炎症反应之间的恶性循环。

3. 衰老进程加速

除了可以导致细胞内蛋白质、脂质和核酸等生物大分子的氧化损伤，进而触发细胞的衰老过程外，RONS还可以通过作用于SASP的各个组分来诱导细胞衰老。例如，过氧化状态会抑制胰岛素/类胰岛素生长因子-1介导的对氧化应激的保护作用。此外，氧化应激能够增加NF-κB的活性，诱导上皮-间质转化和肿瘤转移。

4. 增加多种疾病发生风险

氧化应激在多种疾病发生中起重要作用。例如，活性氧能够通过信号通路介导心肌细胞肥大和凋亡、灭活NO等机制导致内皮功能紊乱，进而导致心血管疾病的发生发展。此外，ROS会导致DNA损伤，这可能会抑制肿瘤细胞凋亡，促进其增殖、侵袭和转移。此外，已有大量研究证实自由基与帕金森病、阿尔茨海默病、多发性硬化等神经退行性疾病有关联。

四、抗氧化与抗衰老

机体衰老进程受多重机制的调控，氧化应激在其中发挥着至关重要的作用。目前学术界提出的衰老假说主要包括，自由基衰老学说、炎症衰老理论、端粒损耗学说、表观遗传失调学说、干细胞耗竭假说、营养感知失调理论等。自由基衰老学说是目前比较公认的衰老学说之一。1956年，英国学者Dr. Harman首次提出衰老的自由基理论（free-radical theory of aging）。该观点指出细胞代谢过程中不断产生的自由基造成的细胞损伤是引起机体衰老的根本原因之一；造成细胞损伤的自由基主要是氧自由基，而大部分的ROS基团主要由线粒体产生，线粒体作为细胞呼吸和氧化的中心与衰老密切相关；在体内维持适当的抗氧化水平可以延长寿命和延缓衰老。如前所述，氧化应激水平的增加会显著诱导机体细胞损伤、细胞衰老和炎症反应。

因此，抵抗或预防氧化应激的能力在一定程度上影响着衰老的进程，旨在减少氧化应激负担的策略可能会产生显著的抗衰老效果。例如，通过摄入富含抗氧化剂的食物或补充抗氧化剂来增强机体抗氧化能力是一个合理且实用的方法。目前已经有大量的证据表明抗氧化营养物质（如维生素C、维生素E、β-胡萝卜素等）的摄入在抗衰老进程中的有效性。此外，一些植物提取物也具有较强的抗氧化活性，如葡萄籽提取物、绿茶提取物等。抗氧化剂通过中和自由基、调节细胞内环境和影响细胞信号传导等多种途径发挥抗衰老的作用。

第七节 肠道微生态失衡

一、肠道微生态及肠道健康

1. 肠道菌群

肠道菌群是指定植于人体消化道内的微生物群落。它由数千种不同类型的微生物组成，主要存在于结肠中。微生物总体上可以分为4大类，即细菌、真菌、病毒和其他微生物。微生物可以在不同的分类水平上被命名，命名层次由宽泛到具体依次是界、门、纲、目、科、属、种。在肠道环境中，微生物与机体系统，如神经系统、免疫系统和内分泌系统等之间互相作用。

目前，人类对肠道真核生物和病毒的研究相对较少，而对细菌在肠道活动和健康状态中的作用了解较多。人肠道微生物中约含有100万亿个细菌。兼性厌氧菌和耐氧厌氧菌构成了人体胃肠道微生物的主体。成年人中超过90%的细菌是拟杆菌门和厚壁菌门，也存在变形杆菌、放线菌、梭杆菌等。许多因素会影响肠道菌群的定植，例如，摄入的营养物质、药物，不同肠道部位的氧浓度，肠道局部的pH以及胃肠道的蠕动等。

2. 定义"健康"与"不健康"的肠道菌群

人类肠道是极其复杂的生态系统，在所有健康的个体中都不存在核心微生物类群。虽然肠道菌群组成和/或功能的改变与多种健康结局相关，但导致人体患病的准确菌群无法确定。"健康"的肠道菌群的特征也难以掌握。研究认为，健康人的肠道菌群并不等同于健康菌群。目前，可以从以下几个概念对肠道菌群的"健康与否"进行判断。

（1）"好"细菌与"坏"细菌之间的平衡　在过去，能够从肠道菌中分离并培养的细菌有限，当时的科学家认为可以通过增加或减少某些菌的数量来对人体产生有益效应。然而，现代观念认为，人类肠道的生态系统极其复杂，数百种菌种在不断变化的条件下生存，使得将细菌简单地划分为"好"与"坏"不再合理。例如，尽管病原体常常会产生负面结果，而肠道中的机会致病菌（拟杆菌中的脆弱拟杆菌、某些大肠杆菌和肠球菌等）对人体健康的影响取决于具体情况。目前认为，不可能将健康的肠道菌描述为一组特定的微生物。因此"好"细菌与"坏"细菌之间的平衡较难被确定，未来还需要更多的研究进行探索。

（2）菌群丰富性或多样性　许多研究结果发现，较为健康人群的肠道菌群可能呈现更高的多样性和（或）丰度。然而，需要注意的是，肠道菌群的高度多样性与结肠传输时间延长、有害的蛋白质降解产物增加有关。总体而言，肠道菌群的多样性降低往往预示着机体肠道微生态较不健康，健康状况较差；但较高的多样性也并不意味着机体健康。仅有多样性信息不足以评估菌群或宿主的健康状况。

（3）功能多样性　功能多样性是生态系统能够正常运行的关键因素，因此肠道菌群的基因数量被认为与人体的健康呈正相关。无论何种微生物，代谢的高度多样性及其他可执行的分子功能，是表征肠道菌群较为健康的标志。

（4）稳定性或恢复性　一定程度的稳定性是维持任何生态系统存在的必要条件。对于肠道这个复杂的生态系统，对内外环境的适应性，即能够迅速恢复至基本功能特征的能力，是健康肠道菌群的关键特征。

二、不同年龄阶段的肠道微生态

人类肠道菌群的形成是一个复杂的过程，其组成在一生中经历了巨大变化，在整个生命周期中受到遗传和环境因素的影响。近年来逐渐增多的证据不再认同"出生时的胃肠道是无菌的"这一概念。有研究认为，顺产出生的婴儿大部分肠道细菌来自母亲肠道，而剖宫产出生的婴儿肠道中存在更多与医院环境有关的细菌。在生命的最初几周，肠道菌群是动态的，具有较低的多样性和较高的变异性。母乳喂养，母亲和婴儿抗生素的使用，母亲的饮食习惯，家庭生活环境和成员数量等都可能会对婴幼儿的肠道菌群演替产生影响。随着年龄的增加，儿童和青少年肠道微生物的多样性也会增加。

随着发育的进行，人体肠道菌群转向较高的多样性和较低的变异性。尽管抗生素等药物的使用、生活方式的变化、感染等情况会对肠道菌群产生影响，但整个成年时期的肠道菌群处于一个相对稳定的状态。成年人的肠道菌群以厚壁菌门（拟杆菌科和瘤胃球菌科）、拟杆菌门（拟杆菌科、普雷沃菌科、理研菌科）为优势菌群，两者占总肠道菌群的90%。当肠道菌群达到其群落的稳定高峰时，其组成会持续相当长的一段时间。

与其他年龄组相比，老年人的肠道微生物组成有明显的差异。在老年人群中，随着年龄的增加，肠道菌群的多样性逐渐降低。增龄与核心微生物组成的急剧变化有关。一般来说，随着年龄的增长，老年人肠道中亚优势菌种的丰度会增加，拟杆菌门和变形菌门的相对丰度增加，而包括厚壁菌门和双歧杆菌菌株在内的放线菌门减少。特别是，老年人肠道中促炎症的微生物增多，而发挥抗炎作用的微生物减少。例如，能够产生短链脂肪酸（short chain fatty acids，SCFA）和具有抗炎作用的梭菌簇XIVa和粪杆菌在老年人中显著降低。同时，随着肠道菌群的变化，老年人肠道功能下降，短链脂肪酸产生量减少，与疾病相关的代谢物增多。

三、老年人肠道微生态健康的影响因素

1. 遗传

遗传因素是影响个体间肠道菌群差异的重要因素。一些针对双胞胎进行的研究证实了遗传在肠道菌群中发挥的重要作用，并揭示了一些可遗传的菌群名称。此外，基因序列分析发现一些基因，如乳糖酶基因（lactase gene，LCT）和岩藻糖基转移酶基因（fucosyltransferase 2 gene，FUT2）在塑造肠道生态系统中具有重要影响。

2. 药物

药物的使用是影响老年人肠道菌群的主要因素之一。抗生素的使用会直接抑制特定的肠道菌群，从而改变肠道菌群的组成。此外，研究发现一些常用的非抗生素类药物，如质子泵抑制剂、二甲双胍、抗抑郁药和泻药等，也会影响肠道微生物的组成和功能。抗生素的使用会破坏正常菌群的肠道定植力，影响菌群类别，并对整个肠道的微生物代谢环境产生影响。质子泵抑制剂和二甲双胍是最常见的两种影响肠道微生物的非抗生素类药物。质子泵抑制剂是与肠道微生物多样性变化最相关的药物。质子泵抑制剂服用人群粪便样本显示肠道共生菌丰度减少，口腔共生菌丰度增加；二甲双胍可以对人体肠道中超过80种的微生物产生影响。人群研究发现，二甲双胍可以通过影

响肠道菌群使其产生短链脂肪酸（如丁酸和丙酸）的能力显著提升。

3. 饮食

饮食是公认的肠道菌群影响因素。在饮食发生变化的24h内，肠道菌群的组成也会发生明显改变。不同的饮食模式、食物成分和营养成分都可能改变微生物的生长和/或群落动态，从而显著调节肠道微生物种群。例如，长期坚持地中海膳食模式对肠道菌群显著有益，能够增加拟杆菌门和厚壁菌门细菌的丰度，增加肠道内细菌产生短链脂肪酸的能力。膳食纤维的摄入被认为是影响肠道菌群的重要饮食因素。例如，研究发现，在补充可溶性菊粉型果糖后，双歧杆菌丰度会增加，而粪球菌、多雷亚菌和瘤胃球菌会相应减少。

4. 其他因素

研究发现地理因素、感染、体力活动和睡眠质量等因素都有可能对肠道菌群产生影响。有研究认为肠道菌群具有种族及地域聚集性，甚至种族相关特征对菌群α和β多样性的影响要大于代谢因素的影响。体力活动被发现能够影响肠道菌群的多样性，进而对人体健康产生影响。运动形式和强度的不同对肠道菌群的影响也存在差异。睡眠状态不良也会对肠道菌群产生显著影响。

四、老年人肠道微生态失衡的危害

1. 增加神经退行性疾病发生风险

越来越多的研究表明，肠道菌群与中枢神经系统通过肠-脑轴双向交流，影响大脑功能及其衰老过程。肠-脑轴的失衡参与中枢神经系统疾病的发生发展，特别是在帕金森病和阿尔茨海默病中。

帕金森病患者和阿尔茨海默病患者与健康人群的肠道菌群之间存在显著差异。帕金森病患者肠道菌群的改变可导致α-突触核蛋白的积累和脑中小胶质细胞的过度激活。阿尔茨海默病患者特异性促炎细菌的丰度增加，导致血浆和中枢神经系统的炎症水平升高。

2. 增加心血管疾病发生风险

研究表明，肠道菌群及其代谢产物以许多不同的方式与宿主相互作用，从而影响心血管疾病的发生发展。例如，肠道菌群的变化在血压的调节和动脉粥样硬化的发生发展中起着重要作用。高血压患者的微生物丰富度、多样性和均匀度显著降低，并且一些肠道微生物代谢物如氧化三甲胺、胆汁酸、短链脂肪酸的变化可能是其影响血压的关键机制。动脉粥样硬化患者的肠道菌群与正常人相比存在显著差异，肠杆菌科和产气肠杆菌的丰度更高，抑制了有益菌群的生长。

3. 增加2型糖尿病发生风险

肠道菌群的改变是2型糖尿病发生的影响因素。研究发现，2型糖尿病患者的肠道微生物多样性显著降低。与健康个体相比，2型糖尿病患者肠道中双歧杆菌和阿克曼氏菌的丰度降低。

4. 增加结直肠癌发生风险

结直肠癌是消化系统中最常见的恶性肿瘤之一。有研究表明，肠道微生态失衡与结直肠癌有关。结直肠癌患者肠道微生物生态失调的特点是肠道益生菌的种类减少（如双歧杆菌、乳酸杆菌和拟杆菌）和致病菌（如大肠杆菌、脆弱拟杆菌和具核梭杆菌）数量的增加。致病菌分泌有毒化学物质，损伤肠上皮细胞，引起慢性炎症反应，促进结直肠癌的发展。

参考文献

［1］葛少华, 丁田, 刘红蕊. 2型免疫在组织修复中的作用及调控机制［J］. 山东大学学报（医学版），2021，59（09）：51-56.

［2］中国痴呆与认知障碍诊治指南写作组，中国医师协会神经内科医师分会认知障碍疾病专业委员会. 2018中国痴呆与认知障碍诊治指南（三）：痴呆的认知和功能评估［J］. 中华医学杂志，2018，98（15）：1125-1129.

［3］中国痴呆与认知障碍指南写作组，中国医师协会神经内科医师分会认知障碍疾病专业委员会. 2018中国痴呆与认知障碍诊治指南（一）：痴呆及其分类诊断标准［J］. 中华医学杂志，2018，98（13）：965-970.

［4］爱德华·伊西古罗，娜塔莎·哈斯基，克里斯蒂娜·坎贝尔. 肠道菌群：对营养和健康的交互影响［M］. 付祥胜，汤小伟，译. 天津：天津科技翻译出版公司，2021.

[5] 陈威，苏耀辉，周明旺，等. 雌激素及其受体在骨关节炎中的研究进展[J]. 中国矫形外科杂志，2022，30（03）：235-239.

[6] 唐纳德·A. 诺伊曼. 骨骼肌肉功能解剖学[M]. 师玉涛，闫琪，刘颖，译. 北京：人民军医出版社，2014.

[7] 中华医学会骨科学分会关节外科学组. 骨关节炎诊疗指南（2018年版）[J]. 中华骨科杂志，2018，38（12）：705-715.

[8] 罗湘杭，周若玙. 骨质疏松的病因及发病机制研究进展[J]. 山东大学学报（医学版），2021，59（06）：10-15.

[9] 彭洪俊，曾羿. 肌肉减少症和骨关节炎相关性研究进展[J]. 中国修复重建外科杂志，2022，36（12）：1549-1557.

[10] 王焕如，于翰，邵晋康. 肌肉减少症研究进展[J]. 中国骨质疏松杂志，2022，28（02）：304-307.

[11] 方向，胡世莲. 科学认识和面对老年肌少症[J]. 中国临床保健杂志，2019，22（06）：729-733.

[12] 刘涵慧，李会杰. 老化认知神经科学：研究现状与未来展望[J]. 中国科学：生命科学，2021，51（06）：743-763.

[13] 刘刚，杨明辉，张京，等. 《老年髋部骨折诊疗与管理指南（2022年版）》解读[J]. 骨科临床与研究杂志，2023，8（02）：77-83.

[14] 崔华，王朝晖，吴剑卿，等. 老年人肌少症防控干预中国专家共识（2023）[J]. 中华老年医学杂志，2023，42（2）：144-153.

[15] 倪秀石，吴方，宋娟，等. 老年人认知障碍评估中国专家共识（2022）[J]. 中华老年医学杂志，2022，41（12）：1430-1440.

[16] 刘晓红，陈彪. 老年医学[M]. 3版. 北京：人民卫生出版社，2020.

[17] 阮清伟，俞卓伟，保志军，等. 免疫基因多态性与衰老和增龄相关疾病关系[J]. 遗传，2013，35（07）：813-822.

[18] 李忠，白宗科，张丽伟，等. 免疫衰老及其相关疾病的防治[J]. 中国肿瘤生物治疗杂志，2020，27（04）：341-350.

[19] 郭盛淇. 免疫衰老与老年人免疫[J]. 微生物学免疫学进展，2013，41（03）：1-9.

[20] 李澄宇，杨天明，顾勇，等. 脑认知的神经基础[J]. 中国科学院院刊，2016，31（07）：755-764.

[21] 高秀来. 人体解剖学[M]. 2版. 北京：北京大学医学出版社，2009.

[22] Michael S. Gazzaniga，Richard B. Ivry，George R. Mangun，et al. 认知神经科学：关于心智的生物学[M]. 周晓林，高定国，译. 北京：中国轻工业出版社，2021.

[23] 王秋懿，靳建亮. 衰老对免疫系统的影响及其干预机制的研究进展[J]. 医学研究与战创伤救治，2023，36（03）：311-316.

[24] 万丽，赵晴，陈军，等. 疼痛评估量表应用的中国专家共识（2020版）[J]. 中华疼痛学杂志，2020，16（3）：177-187.

[25] 陆艳红，石晓兵. 膝骨关节炎国内外流行病学研究现状及进展[J]. 中国中医骨伤科杂志，2012，20（06）：81-84.

[26] 丁文龙，刘学政. 系统解剖学[M]. 9版. 北京：人民卫生出版社，2018.

[27] 范凯健，赵福涛. 炎性衰老、免疫衰老与肿瘤发生的关系及干预对策[J]. 老年医学与保健，2023，29（06）：1120-1123.

[28] 贺娟娟，颜春鲁，安方玉，等. 炎症因子与炎症因子相关信号通路在膝骨关节炎中的调控机制研究进展[J]. 中国临床药理学杂志，2019，35（12）：1308-1311.

[29] 陈力. 医学心理学[J]. 北京：北京大学医学出版社，2009.

[30] 张博彤，李明煜，薛源，等. 益生菌改善老年人肠道菌群失衡相关疾病的研究进展[J]. 食品与发酵工业，2014，50（15）：350-358.

[31] 周冠舟，彭丽华，杨云生. 婴幼儿肠道菌群的定植与演替[J]. 生命科学，2019，31（08）：749-755.

[32] 中华医学会骨质疏松和骨矿盐疾病分会，章振林. 原发性骨质疏松症诊疗指南（2022）[J]. 中国全科医学，2023，26（14）：1671-1691.

[33] 宋刚，廖帅雄. 运动与肠道菌群研究综述[J]. 中国体育科技，2019，55（10）：56-61.

[34] 王坤正，雷光华，胡永成，等. 中国骨关节炎疼痛管理临床实践指南（2020年版）[J]. 中华骨科杂志，2020，40（8）：469-476.

[35] 中华医学会骨科学分会关节外科学组，中国医师协会骨科医师分会骨关节炎学组，国家老年疾病临床医学研究中心，等. 中国骨关节炎诊疗指南（2021年版）[J]. 中华骨科杂志，2021，41（18）：1291-1314.

[36] 中华医学会骨质疏松和骨矿盐疾病分会. 中国骨质疏松症流行病学调查及"健康骨骼"专项行动结果发布[J]. 中华骨质疏松和骨矿盐疾病杂志，2019，12（04）：317-318.

［37］江涛，王新航，张露艺，等．中国老年人肌少症患病率的Meta分析［J］．海南医学，2022，33（01）：116-123．

［38］刘娟，丁清清，周白瑜，等．中国老年人肌少症诊疗专家共识（2021）［J］．中华老年医学杂志，2021，40（8）：943-952．

［39］杨月欣，葛可佑．中国营养科学全书［M］．2版．北京：人民卫生出版社，2019．

［40］吕苏梅，张瑞丽．中老年膝骨关节炎的流行病学研究进展［J］．中国老年学杂志，2016，36（16）：4133-4135．

［41］蔡卜磊，杨璐颖，王乐，等．中性粒细胞——组织修复的启动者［J］．实用口腔医学杂志，2023，39（05）：553-561．

［42］Yousefzadeh MJ, Flores RR, Zhu Y, et al. An aged immune system drives senescence and ageing of solid organs [J]. Nature, 2021, 594(7861): 100-105.

［43］Liu RM. Aging, cellular senescence, and Alzheimer's disease [J]. Int J Mol Sci, 2022, 23(4): 1989.

［44］Chen LK, Woo J, Assantachai P, et al. Asian working group for Sarcopenia: 2019 consensus update on Sarcopenia diagnosis and treatment [J]. J Am Med Dir Assoc, 2020, 21(3): 300-307. e302.

［45］Chang KV, Hsu TH, Wu WT, et al. Association between sarcopenia and cognitive impairment: a systematic review and meta-analysis [J]. J Am Med Dir Assoc, 2016, 17(12): 1164. e1167-1164. e1115.

［46］Schuenke M, Schulte E, Schumacher U, et al. Atlas of Anatomy, [M]. 2nd ed. New York: Thieme Publishers, 2014.

［47］Pfeiffer RF. Autonomic dysfunction in Parkinson's disease [J]. Neurotherapeuti-cs, 2020, 17(4): 1464 1479.

［48］Bischoff-Ferrari HA, Orav JE, Kanis JA, et al. Comparative performance of current definitions of sarcopenia against the prospective incidence of falls among community-dwelling seniors age 65 and older [J]. Osteoporos Int, 2015, 26(12): 2793-2802.

［49］Deschasaux M, Bouter KE, Prodan A, et al. Depicting the composition of gut microbiota in a population with varied ethnic origins but shared geography [J]. Nat Med, 2018, 24(10): 1526-1531.

［50］Cronin P, Joyce SA, O'Toole PW, et al. Dietary fibre modulates the gut microbiota [J]. Nutrients, 2021, 13(5): 1655.

[51] Baumgartner RN, Koehler KM, Gallagher D, et al. Epidemiology of sarcopenia among the elderly in New Mexico [J]. Am J Epidemiol, 1998, 147(8): 755-763.

[52] Nieman DC, Pence BD. Exercise immunology: future directions [J]. J Sport Health Sci, 2020, 9(5): 432-445.

[53] Studenski SA, Peters KW, Alley DE, et al. The FNIH sarcopenia project: rationale, study description, conference recommendations, and final estimates [J]. J Gerontol A Biol Sci Med Sci, 2014, 69(5): 547-558.

[54] AR F, LL B, M C, et al. Frailty and risk of venous thromboembolism in older adults [J]. The journals of gerontologySeries A Biological sciences and medical sciences, 2007, 62(1): 79-82.

[55] Evans W. Functional and metabolic consequences of sarcopenia [J]. J Nutr, 1997, 127(5 Suppl): 998S-1003S.

[56] Shen Y, Huang X, Wu J, et al. The global burden of osteoporosis, low bone mass, and its related fracture in 204 countries and territories, 1990-2019 [J]. Front Endocrinol (Lausanne), 2022, 13: 882241.

[57] Petermann-Rocha F, Balntzi V, Gray SR, et al. Global prevalence of sarcopenia and severe sarcopenia: a systematic review and meta-analysis [J]. J Cachexia Sarcopenia Muscle, 2022, 13(1): 86-99.

[58] Safiri S, Kolahi AA, Smith E, et al. Global, regional and national burden of osteoarthritis 1990-2017: a systematic analysis of the Global Burden of Disease Study 2017 [J]. Ann Rheum Dis, 2020, 79(6): 819-828.

[59] Collaborators GBDD. Global, regional, and national burden of Alzheimer's disease and other dementias, 1990-2016: a systematic analysis for the Global Burden of Disease Study 2016 [J]. Lancet Neurol, 2019, 18(1): 88-106.

[60] Global, regional, and national burden of osteoarthritis, 1990-2020 and projections to 2050: a systematic analysis for the Global Burden of Disease Study 2021 [J]. Lancet Rheumatol, 2023, 5(9): e508-e522.

[61] Dodds RM, Syddall HE, Cooper R, et al. Grip strength across the life course: normative data from twelve British studies [J]. PLoS One, 2014, 9(12): e113637.

[62] IARC working Group on the Evaluation of Carcinogenic Risks to Humans. Household use of solid fuels and high-temperature frying [J]. IARC Monogr Eval

Carcinog Risks Hum, 2010, 95: 1-430.

［63］李男, 左群, 于新凯, 等. IL-6在骨骼肌损伤和修复中的作用［J］. 中国运动医学杂志, 2012, 31（06）: 548-551+540.

［64］Jia Z, Ren Z, Ye D, et al. Immune-ageing Evaluation of peripheral T and NK lymphocyte subsets in Chinese healthy adults [J]. Phenomics, 2023, 3(4): 360-374.

［65］Lequesne MG, Samson M. Indices of severity in osteoarthritis for weight bearing joints [J]. J Rheumatol Suppl, 1991, 27: 16-18.

［66］Weersma RK, Zhernakova A, Fu J. Interaction between drugs and the gut microbiome [J]. Gut, 2020, 69(8): 1510-1519.

［67］Teissier T, Boulanger E, Cox LS. Interconnections between inflammageing and immunosenescence during ageing [J]. Cells, 2022, 11(3): 359.

［68］Kurilshikov A, Medina-Gomez C, Bacigalupe R, et al. Large-scale association analyses identify host factors influencing human gut microbiome composition [J]. Nat Genet, 2021, 53(2): 156-165.

［69］Cortés-Albornoz MC, García-Guáqueta DP, Velez-van-Meerbeke A, et al. Maternal nutrition and neurodevelopment: a scoping review [J]. Nutrients, 2021, 13(10): 3530.

［70］Radhakrishnan H, Stark SM, Stark CEL. Microstructural alterations in hippocampal subfields mediate age-related memory decline in humans [J]. Front Aging Neurosci, 2020, 12: 94.

［71］Weaver CM, Gordon CM, Janz KF, et al. The National Osteoporosis Foundation's position statement on peak bone mass development and lifestyle factors: a systematic review and implementation recommendations [J]. Osteoporos Int, 2016, 27(4): 1281-1386.

［72］Choi IY, Lee C, Longo VD. Nutrition and fasting mimicking diets in the prevention and treatment of autoimmune diseases and immunosenescence [J]. Mol Cell Endocrinol, 2017, 455: 4-12.

［73］Malhan D, Muelke M, Rosch S, et al. An optimized approach to perform bone histomorphometry [J]. Front Endocrinol (Lausanne), 2018, 9: 666.

［74］Hunter DJ, Bierma-Zeinstra S. Osteoarthritis [J]. Lancet, 2019, 393(10182): 1745-1759.

［75］Tang X, Wang S, Zhan S, et al. The prevalence of symptomatic knee osteoarthritis in China: results from the China Health and Retirement Longitudinal Study [J].

Arthritis Rheumatol, 2016, 68(3): 648-653.

[76] Jia L, Du Y, Chu L, et al. Prevalence, risk factors, and management of dementia and mild cognitive impairment in adults aged 60 years or older in China: a cross-sectional study [J]. Lancet Public Health, 2020, 5(12): e661-e671.

[77] Si L, Winzenberg TM, Jiang Q, et al. Projection of osteoporosis-related fractures and costs in China: 2010-2050 [J]. Osteoporos Int, 2015, 26(7): 1929-1937.

[78] Chao YP, Liu PB, Wang PN, et al. Reduced inter-voxel white matter integrity in subjective cognitive decline: diffusion tensor imaging with tract-based spatial statistics analysis [J]. Front Aging Neurosci, 2022, 14: 810998.

[79] Chen Y, Zhou J, Wang L. Role and mechanism of gut microbiota in human disease [J]. Front Cell Infect Microbiol, 2021, 11: 625913.

[80] Perler BK, Friedman ES, Wu GD. The role of the gut microbiota in the relationship between diet and human health [J]. Annu Rev Physiol, 2023, 85: 449-468.

[81] Bone AE, Hepgul N, Kon S, et al. Sarcopenia and frailty in chronic respiratory disease [J]. Chron Respir Dis, 2017, 14(1): 85-99.

[82] Dos Santos L, Cyrino ES, Antunes M, et al. Sarcopenia and physical independence in older adults: the independent and synergic role of muscle mass and muscle function [J]. J Cachexia Sarcopenia Muscle, 2017, 8(2): 245-250.

[83] Bahat G, Ilhan B. Sarcopenia and the cardiometabolic syndrome: a narrative review [J]. Eur Geriatr Med, 2016, 7(3): 220-223.

[84] Wu X, Li X, Xu M, et al. Sarcopenia prevalence and associated factors among older Chinese population: Findings from the China Health and Retirement Longitudinal Study [J]. PLoS One, 2021, 16(3): e0247617.

[85] Newman AB, Kupelian V, Visser M, et al. Sarcopenia: alternative definitions and associations with lower extremity function [J]. J Am Geriatr Soc, 2003, 51(11): 1602-1609.

[86] Fielding RA, Vellas B, Evans WJ, et al. Sarcopenia: an undiagnosed condition in older adults. Current consensus definition: prevalence, etiology, and consequences. International working group on sarcopenia [J]. J Am Med Dir Assoc, 2011, 12(4): 249-256.

[87] Cruz-Jentoft AJ, Baeyens JP, Bauer JM, et al. Sarcopenia: European consensus on definition and diagnosis: Report of the European Working Group on Sarcopenia in Older People [J]. Age Ageing, 2010, 39(4): 412-423.

［88］Cruz-Jentoft AJ, Bahat G, Bauer J, et al. Sarcopenia: revised European consensus on definition and diagnosis [J]. Age Ageing, 2019, 48(4): 601.

［89］Salthouse TA. Selective review of cognitive aging [J]. J Int Neuropsychol Soc, 2010, 16(5): 754-760.

［90］Shao Y, Forster SC, Tsaliki E, et al. Stunted microbiota and opportunistic pathogen colonization in caesarean-section birth [J]. Nature, 2019, 574(7776): 117-121.

［91］Liu HZ, Song XQ, Zhang H. Sugar-coated bullets: unveiling the enigmatic mystery 'sweet arsenal' in osteoarthritis [J]. Heliyon, 2024, 10(6): e27624.

［92］Su WM, Gu XJ, Dou M, et al. Systematic druggable genome-wide Mendelian randomisation identifies therapeutic targets for Alzheimer's disease [J]. J Neurol Neurosurg Psychiatry, 2023, 94(11): 954-961.

［93］Simnica D, Akyüz N, Schliffke S, et al. T cell receptor next-generation sequencing reveals cancer-associated repertoire metrics and reconstitution after chemotherapy in patients with hematological and solid tumors [J]. Oncoimmunology, 2019, 8(11): e1644110.

［94］Zhu J, Cui Y, Zhang J, et al. Temporal trends in the prevalence of Parkinson's disease from 1980 to 2023: a systematic review and meta-analysis [J]. Lancet Healthy Longev, 2024, 5(7): e464-e479.

［95］De Buyser SL, Petrovic M, Taes YE, et al. Validation of the FNIH sarcopenia criteria and SOF frailty index as predictors of long-term mortality in ambulatory older men [J]. Age Ageing, 2016, 45(5): 602-608.

［96］Bellamy N, Buchanan WW, Goldsmith CH, et al. Validation study of WOMAC: a health status instrument for measuring clinically important patient relevant outcomes to antirheumatic drug therapy in patients with osteoarthritis of the hip or knee [J]. J Rheumatol, 1988, 15(12): 1833-1840.

［97］McConnell S, Kolopack P, Davis AM. The Western Ontario and McMaster Universities Osteoarthritis Index (WOMAC): a review of its utility and measurement properties [J]. Arthritis Rheum, 2001, 45(5): 453-461.

［98］GBD 2019 Dementia Forecasting Collaborators. Estimation of the global prevalence of dementia in 2019 and forecasted prevalence in 2050: an analysis for the Global Burden of Disease Study 2019. Lancet Public Health, 2022, 7(2): e105-e125.

第三章 老年人的营养需要特点及营养摄入状况

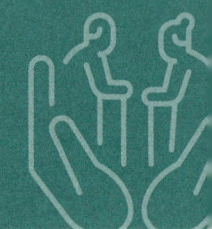

第一节 老年人营养需要特点

一、能量

随着年龄的增长，人体的基础代谢率会逐渐降低。具体而言，从20岁开始，每增加10岁，基础代谢率就会下降2%～3%。与30岁相比，75岁时基础代谢率会下降26%。同时，40岁以后，每增加10岁，所需要的能量供给也会减少5%。因此，老年人的能量需求相应减少，其膳食能量的摄入主要以体重来衡量。首先，老年人的体重应保持在一个正常稳定水平，不应过度要求减重，体重过高或过低都会对健康产生不利影响。从降低营养不良风险和死亡风险的角度考虑，一般老年人的身体质量指数（BMI）[体重（kg）/身高（m²）]应不低于20kg/m²，高龄老年人以不低于22kg/m²为宜。

二、蛋白质

随着年龄的增长，老年人消化系统的器官功能逐渐衰退。例如，牙齿的脱落影响了他们对食物的充分咀嚼；味蕾、舌乳头及神经末梢的变化导致味觉和嗅觉敏感度降低；胃酸和胃蛋白酶的分泌量的减少影响了蛋白质的生物利用率，使得老年人更容易陷入负氮平衡状态。此外，由于老年人肝脏和肾脏功能也有所减弱，过量的蛋白质摄入会加重这两个器官的负担。鉴于此，《中国居民膳食营养素参考摄入量（2023年版）》建议，老年男性和女性的膳食蛋白质推荐摄入量（recommended nutrient intake，RNI）分别为72g/d和62g/d，这一标准高于一般成年人，并强调了优质蛋白质应占总蛋白质摄入量的50%。同时，《中国居民膳食指南（2022）》也指出，老年人每天蛋白质的摄入量应达到1.0g/kg BW 以上。

三、脂肪

老年人由于胆汁分泌减少和酯酶活性下降，导致脂肪消化功能减弱，脂质代谢能力也随之降低。这可能会引发一系列血脂问题，如血液中甘油三酯、总胆固醇和低密度脂蛋白胆固醇水平升高，而高密度脂蛋白胆固醇水平则可能下降。与此同时，随着年龄的增长，人体内脂肪组织逐渐增多，而瘦体重则相应减少。此外，脂肪在体内的储存部位也会发生变化，呈现出向心性分布的趋势，即从四肢逐渐转移至躯干。因此，老年人应当避免过多的脂肪摄入。然而，脂肪摄入过少也会带来问题，如影响必需脂肪酸的摄入和脂溶性维生素的吸收，从而增加营养不良的风险。因此，建议老年人脂肪供能占膳食总能量的20%~30%为宜。相比脂肪摄入的总量，脂肪酸的种类更为关键。饱和脂肪酸摄入量不宜超过总能量的10%。不饱和脂肪酸主要包括单不饱和脂肪酸、n-3多不饱和脂肪酸和n-6多不饱和脂肪酸。对于老年人而言，n-6多不饱和脂肪酸的膳食宏量营养素可接受范围（acceptable macronutrient distribution ranges，AMDR）为总能量的2.5%~9.0%，n-3多不饱和脂肪酸的AMDR为总能量的0.5%~2.0%。其中，亚油酸的摄入量应达到总能量的4%，α-亚麻酸应达到总能量的0.6%。此外，老年人每天摄入二十二碳六烯酸（docosahexaenoic acid，DHA）+二十碳五烯酸（eicosapentaenoic acid，EPA）的AMDR为0.25~2.0g/d。

四、碳水化合物

随着年龄的增长，老年人代谢功能逐渐减弱，具体表现为胰岛素分泌能力下降，同时身体组织对胰岛素的敏感性也降低。这些因素共同导致葡萄糖耐量下降，血糖的调节能力减弱，从而增加了血糖升高的风险。此外，过多的糖在体内还可转变为脂肪，进而可能引发肥胖、高脂血症等健康问题。因此，建议老年人从碳水化合物中获取的能量占总能量的比例保持在50%~65%较为适宜。同时，老年人应减少单糖、双糖和甜食的摄入，确保游离糖每天的摄入量不超过总能量的10%，最好控制在5%以下，每日摄入量不超过25g。

五、膳食纤维

膳食纤维与人体健康之间存在着紧密的联系，它在维护肠道健康、调节血糖和血脂水平以及预防多种慢性非传染性疾病方面扮演着重要角色。然而，老年人由于牙齿磨损脱落、牙龈萎缩以及咀嚼能力减弱，往往倾向于吃一些细软的食物，且食物种类的选择相对单一，这容易导致他们膳食中膳食纤维的摄入不足。因此，建议老年人的饮食中应当适当增加膳食纤维的摄入量。根据我国推荐标准，65岁及以上的老年人膳食纤维的适宜摄入量（adequate intake，AI）值为25～30g/d。

六、矿物质

老年人消化系统功能的减退，不但会影响蛋白质的吸收利用，胃酸和胃蛋白酶分泌减少还会使得矿物质的生物利用率下降。

1. 钙

老年人对钙的吸收效率较低，通常低于20%，同时，他们对钙的利用与储存能力也相对较弱，容易出现钙摄入不足或缺乏的情况，这会导致骨矿物质减少，进而引发骨质疏松症。特别是绝经后的女性，由于雌激素水平下降，在钙摄入不足的情况下，更容易患有骨质疏松症。因此，中国营养学会推荐老年人膳食钙的RNI为800mg/d，可耐受最高摄入量（tolerable upper intake levels，UL）为2000mg/d。此外，对于有骨质疏松风险的人群或者每天钙摄入量不足700mg的老年人，应定期补充钙剂。值得注意的是，过量摄入钙会增加肾结石等疾病的发病风险。

2. 铁

老年人因铁的吸收利用率降低及造血功能减弱，导致血红蛋白水平下降，容易患上缺铁性贫血。具体而言，老年男性铁的RNI为12mg/d，而老年女性由于绝经后不再从月经中丢失铁，其铁的RNI为10mg/d。对于男女两性，铁的UL均为42mg/d。值得注意的是，老年人铁摄入过量也会对健康造成不良影响，膳食中铁元素摄入过量可能增加患糖尿病、心血管疾病及癌症等疾病的风险。

3. 钠

老年人由于代谢调节能力下降，长期摄入过量的钠会增加罹患心血管疾病的风险。因此，老年人的钠AI为1400mg/d。对于65岁以上的老年人，钠的预防非传染性慢性病的建议摄入量（proposed intakes for preventing non-communicable chronic diseases，PI-NCD）为≤1900mg/d；对于75岁以上老年人则建议≤1800mg/d。在日常饮食中，食盐摄入量<6g/d为宜，对于高血压、冠心病患者而言，以<5g/d为宜。

4. 硒

硒因其抗氧化活性，对多种衰老相关性疾病都具有一定的预防作用。若每日的膳食硒摄入量不足，则会导致机体内的各种硒蛋白无法充分表达，进而影响机体正常的生理功能，包括抗氧化能力、甲状腺激素代谢以及免疫功能等。目前，我国老年人硒的RNI值为60μg/d。

此外，为了满足机体的需求，每日膳食中也应包含一定量的其他微量元素如锌、铜和铬。

七、维生素

维生素是人体必需的微量营养素，在维持正常的生理功能方面具有重要作用。老年人的消化系统功能减退，吸收功能下降，对维生素的生物利用率下降，这可能导致维生素缺乏，进而影响他们的健康和生活质量。

1. 维生素A

维生素A不仅负责维持正常的视力、调节眼睛暗环境适应能力，还发挥着免疫调节的功能，能够有效增强个体的抵抗力。老年人往往面临维生素A缺乏的风险，这会导致免疫力低下，使老年人更易发生各种感染性疾病和慢性病。确保老年人获得足够的维生素A摄入量至关重要。维生素A的摄入水平常用视黄醇活性当量（retinol activity equivalents，RAE）来衡量。目前，我国65岁以上老年男性的维生素A的RNI为730μgRAE/d，女性为640μgRAE/d；75岁以上老年男性的维生素A的RNI为710μgRAE/d，女性为600μgRAE/d。

2. 维生素D

维生素D在促进钙磷吸收以及调节骨细胞代谢方面扮演着关键角色，对维护骨骼健康具有重大意义。然而，老年人常面临肝肾功能减退、肠胃吸收功能不佳以及户外活动量减少等问题，这些因素共同导致活性维生素D的生成减少，使得老年人体内维生素D水平较年轻人低，从而增加他们患骨质疏松症和骨折的风险。因此，维生素D的补充有利于预防老年人骨质疏松症的发生。当前，我国65岁以上老年人维生素D的RNI为15μg/d，这一标准高于一般成年人。

3. B族维生素

在B族维生素中，叶酸及维生素B_{12}的缺乏在老年人中较为常见。叶酸和维生素B_{12}能共同促进红细胞的生成，预防贫血。此外，叶酸还能够维持胃肠黏膜的完整性，并降低消化道肿瘤的发生风险。维生素B_6对于保护血管壁的完整性、改善脂质代谢以及预防动脉粥样硬化有积极作用。值得注意的是，叶酸、维生素B_6及维生素B_{12}能有效降低血中同型半胱氨酸（homocysteine，Hcy）的水平，从而起到防治动脉粥样硬化的效果。目前，我国65岁以上老年人维生素B_6的RNI为1.6mg/d，叶酸为400μgDFE/d（膳食叶酸当量，dietary folate equivalent，DFE），维生素B_{12}为2.4μg/d。

4. 维生素C

维生素C具备强大的抗氧化、抗衰老能力，并能促进钙的吸收与利用，提高人体免疫力，对老年人的健康有诸多益处。维生素C缺乏会导致疲劳和全身乏力。此外，维生素C缺乏还会影响胶原蛋白的合成，导致骨有机质形成不良，进而引发骨质疏松。当前，我国65岁以上老年人维生素C的RNI为100mg/d。同时，基于随机对照试验、营养流行病学以及人体代谢学的研究结果，维生素C的PI-NCD为200mg/d。

5. 胆碱

胆碱是机体内的甲基代谢的参与者，也是构成生物膜的重要成分，它可以促进肝脏脂肪代谢，并保证大脑和神经系统的发育。尽管胆碱可以内源性合成，但膳食中长期的胆碱缺乏与肝脂肪变性及老年人的认知功能受损相关。胆碱在改善老年人记忆力、提高注意力和增强认知功能方面发挥着重要作用。目前，我国65岁以上老年人男性的胆碱AI为450mg/d，女性为380mg/d。

综上所述，应保证老年人各种维生素的摄入量充足，以维持自身正常的生理功能，延缓身体机能衰退以及增强抵抗疾病的能力。

第二节　我国老年人营养摄入现状

一、宏量营养素摄入现状

《中国居民营养与慢性病状况报告（2020年）》（以下简称《报告》）显示，我国60岁及以上老年人每日能量、碳水化合物、蛋白质和脂肪的平均摄入量分别为1774.4kcal/d（1kcal=4.186 kJ，下同）、241.2g/d、52.9g/d和67.2g/d。

而我国目前65岁以上老年人的推荐每日能量摄入量为：男性1900～2300kcal/d、女性1550～1850kcal/d，蛋白质推荐摄入量为：男性72g/d、女性62g/d，推荐脂肪供能比为：20%～30%。

从整体的年龄分布来看，能量、碳水化合物、蛋白质及脂肪的摄入量均随着年龄增加而降低。相较于农村，城市老年人的能量、碳水化合物及脂肪摄入量较低，而蛋白质摄入量则较高。然而，无论是城市还是农村，均存在一定程度的蛋白质摄入量不足问题。在我国，有41.3%的老年人碳水化合物供能比处于50%～65%。但在65岁及以上居民中，超过一半的老年人碳水化合物摄入不合理，主要表现为碳水化合物供能比低于50%。此外，我国老年人蛋白质摄入量低于RNI者占76.6%，其中，城市与农村高龄老人蛋白质摄入不足的比例分别为76.7%和87.2%，农村老年人蛋白质摄入不足率显著高于城市。同时，我国老年人中脂肪供能比超过30%的比例约为64.5%，意味着超过60%的老年人脂肪摄入量过多。

同时《报告》指出，我国60岁及以上老年人平均膳食纤维摄入量为9.6g/d，远低于目前对一般人群膳食纤维的推荐摄入量25～30g/d。超过90%的老年人每日膳食纤维摄入量不足30g。

二、微量营养素摄入现状

《报告》显示，我国60岁及以上老年人视黄醇（维生素A）、硫胺素（维生素B_1）、核黄素（维生素B_2）、烟酸（维生素B_3）、维生素C和维生素E的平均摄入水平分别为396.6μgRAE/d、0.7mg/d、0.6mg/d、12.6mg/d、76.1mg/d和32.4mg/d。另外，根据中国营养和健康调查2010—2013年数据显示，60岁以上老年男性中，血清25（OH）D中位数水平为61.0nmol/L，约34.1%的人为维生素D缺乏或不足；而在60岁以上老年女性中，血清25（OH）D中位数水平为53.7nmol/L，约44%的人维生素D缺乏或不足。我国目前65岁以上老年人的推荐视黄醇每日摄入量为：男性730μgRAE/d，女性640μgRAE/d；硫胺素：男性1.4mg/d，女性1.2mg/d；核黄素：男性1.4mg/d，女性1.2mg/d；烟酸：男性15mgNE/d，女性12mgNE/d（NE，niacin equivalent，烟酸当量）；维生素C、维生素E和维生素D分别为：100mg/d、14mgTE/d（TE，tocopherol equivalent，生育酚当量）、15μg/d。值得注意的是，维生素C的平均摄入量仅达PI-NCD值（200mg/d）的38%。在城市中，60岁以上老年人的烟酸和维生素E摄入量低于农村，硫胺素摄入量与农村基本持平，其他维生素的摄入量均高于农村。

60岁及以上老年人的钙、铁、锌、钾、硒、钠、镁的平均摄入水平分别为333.2mg/d、18.7mg/d、9.0mg/d、1392.6mg/d、35.8μg/d、5412.1mg/d、242.5mg/d。我国目前65岁以上老年人的推荐钙、钾、硒、钠、镁每日摄入量为：800mg/d、2000mg/d、60μg/d、1400mg/d、310mg/d；铁：男性12mg/d，女性10mg/d；锌：男性12mg/d，女性8.5mg/d。可见，其中钙的摄入远远不足推荐量，而钠的摄入量却远远高于推荐量。钾的平均摄入量仅达PI-NCD值（3600mg/d）的39%。在城市中，60岁以上老年人的锌和钠摄入量低于农村，铁和镁的摄入量与农村基本持平，而其他矿物质的摄入量均高于农村。

三、食物摄入现状

《报告》显示，我国60岁及以上老年人每人每天食物摄入量如下：粮谷类食物275.9g，其中米及其制品156.5g，面及其制品102.1g，其他谷类17.3g；薯类41.3g；杂豆类4.2g；大豆及其制品9.9g；畜肉类57.0g；禽肉类9.5g；鱼虾类22.1g；蛋类19.1g；新鲜蔬菜255.9g；新鲜水果30.9g；坚果3.5g。

目前，我国老年人的谷薯类食物的平均摄入量较为充足，但其构成并不理想，具体表现为薯类食物的含量偏低。其他谷物及杂豆类、水果、蛋类食物摄入不足，但存在一定的增长趋势。值得注意的是，我国老年人在蔬菜、水果、大豆、乳及乳制品等方面的摄入量普遍低于推荐量，这一比例高达65%～99%；其中乳及乳制品的摄入量不足比例更是达到99%，且蔬菜的摄入量还呈现出下降的趋势。相比之下，肉类高于推荐值的比例要大于水产品和蛋类。对于70岁以上的老年人，他们谷薯类、蔬菜、肉类等食物摄入满足推荐量的比例均低于60～69岁老年人，其中水产品摄入满足推荐量比例是最低的，仅为2.8%。此外，随着收入水平的降低，薯类、水果、水产品、蛋类摄入量低于推荐量的老年人比例也在逐渐增加，而谷薯类的摄入量不足比例则在不断减少。在城市中，老年人谷薯类、水果、肉类、水产品等满足推荐量的比例普遍高于农村地区的老年人。

综上所述，我国老年人食物摄入主要存在以下问题。首先，膳食结构不合理，具体表现为，谷薯类、蔬菜、肉类作为我国居民餐桌上的三大元素，谷薯及蔬菜类在三者摄入之和的比例减少，而肉类则持续增加；此外，在大豆及坚果类食物中，大豆的摄入量在减少，而坚果的摄入量则呈现出增加的趋势。

其次，我国老年人在摄入富含优质蛋白质且低脂肪的食物方面存在不足。具体来说，水产类、蛋类、乳及乳制品以及大豆的平均摄入量均未能达到推荐值，而这些食物都是优质蛋白质的主要来源。虽然超过一半的老年人肉类摄入高过推荐量，但以畜肉为主，这可能导致他们摄入了过多的脂肪。尤其值得关注的是，我国老年人乳及乳制品的摄入量严重不足。我国60岁及以上老年人每日平均摄入23.2g乳及乳制品，有99%以上的老年人乳及乳制品的摄入量低于推荐量。《中国居民膳食指南（2022）》建议我国居民乳及乳制品的摄入量达到300～500g/d，目前，我国老年人能够达到300g/d的仅有不到1%（男性0.9%，女性0.7%）。

最后，我国老年人膳食还存在烹调油、烹调盐过量的问题。《报告》显示，60岁及以上老年人烹调油摄入量为37.4g/d，烹调盐为8.4g/d。农村地区的老年人在食用油和烹调盐的使用上均超过了推荐量的30%。

参考文献

[1] 王柳森，欧阳一非，姜红如，等. 1991—2015年中国九省（自治区）老年人食物摄入现状及变化趋势[J]. 卫生研究，2022，51（01）：24-31.

[2] 于冬梅，赵丽云，郭海军，等. 2010—2012年中国18岁及以上成年居民膳食钠摄入状况[J]. 卫生研究，2018，47（01）：13-17.

[3] 赵方蕾，房红芸，赵丽云，等. 2015年中国65岁及以上老年人膳食能量及宏量营养素摄入现状[J]. 卫生研究，2021，50（01）：37-45.

[4] 董卫华，满青青，李裕倩，等. 2015年中国老年人膳食纤维摄入与糖代谢状况的关联性[J]. 卫生研究，2023，52（01）：33-39.

[5] Cai Z, Zhang J, Li H. Selenium, aging and aging-related diseases [J]. Aging Clin Exp Res, 2019, 31(8): 1035-1047.

第四章 我国老年人营养改善策略

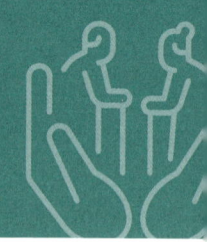

第一节 老年人营养改善策略

为积极应对人口老龄化，加强老龄工作，提升广大老年人的获得感、幸福感、安全感，我国提出了以"健康为中心"的战略转变和"健康老龄化"的战略需求，并制定应对人口老龄化的系列战略部署。

《国民营养计划（2017—2030年）》提出要开展老年人群营养状况监测和评价，建立满足不同老年人群需求的营养改善措施和老年人群营养健康管理与照护制度。

《中共中央 国务院关于加强新时代老龄工作的意见》中提出相关部门要制定老年用品和服务目录、质量标准，推进养老服务认证工作。各地要推动与老年人生活密切相关的食品、药品以及老年用品行业规范发展，提升传统养老产品的功能和质量，满足老年人特殊需要。企业和科研机构要加大老年产品的研发制造力度，支持老年产品关键技术成果转化、服务创新，积极开发适合老年人使用的智能化、辅助性以及康复治疗等方面的产品，满足老年人提高生活品质的需求。

《全国老龄工作委员会办公室关于开展老年营养改善行动的通知》中提出要加强老年人群营养干预。落实国家基本公共卫生服务老年人健康管理项目，了解老年人饮食、吸烟、饮酒等生活习惯，结合体格检查和辅助检查，有针对性地开展健康饮食指导，指导老年人维护口腔健康、保持合理体重、预防骨质疏松，降低与疾病相关的营养风险。积极推进老年健康与医养结合服务项目实施，为65岁及以上居家老年人提供营养改善指导等医养结合服务。

在《国民营养计划（2017—2030年）》《中共中央 国务院关于加强新时代老龄工作的意见》《国家积极应对人口老龄化中长期规划》《"健康中国2030"规划纲要》《健康中国行动（2019—2030年）》等文件指导下，各领域各部门积极响应，相互配合，合理有序地推进健康老龄化过程中相关工作。

在营养健康领域，国家有关部门发布WS/T 556—2017《老年人膳食指导》行业标准，提出了老年人膳食指导原则，对老年人能量及宏量营养素、微量营养素参考摄入量，水和膳食纤维推荐摄入量以及老年人食物选择等做出指导；发布WS/T

552—2017《老年人营养不良风险评估》，建立老年人营养不良风险评估方法及结果判定标准，按照老年人营养不良风险评估表内容量化风险；印发《临床营养科建设与管理指南（试行）》，鼓励各级各类医疗机构加强临床营养科建设，为住院老年患者提供营养筛查、营养评估、营养干预和效果监测等临床营养服务。

同时，许多省市发布地方标准与政策，助力老年营养健康产业的发展。湖北省市场监督管理局发布《老年人营养改善服务指南》，规定了老年人的营养供餐原则、营养供餐的食物供应、营养供餐的能量和营养素供应、营养供餐程序、营养供餐管理与评价、失能老人的膳食服务总体要求、个性化餐饮卡片和食谱制定、适老化餐具使用与食物加工方式、辅助进餐操作方法等内容。陕西省饮食营养协会印发T/SXSYSYYXH 003—2021《陕西省老年人营养配餐技术规范》，规定了60岁以上老年人的营养餐配餐依据、配餐原则、营养标准、烹调方式、管理方式及配餐流程等，适用于老年餐供餐部门使用。安徽省市场监督管理局发布DB34/T 4458—2023《老年助餐服务膳食配制指南》，规定了老年助餐服务膳食配制的基本要求、食谱制定、食材准备、成品制作和评价与改进。

在营养食品领域，目前没有专门针对老年人群的国家标准。许多学术组织和机构制定并发布了部分相关组织标准、地方标准等，助力老年营养食品开发，改善老年人群营养健康状况。中国营养学会发布T/CNSS013-2021《咀嚼吞咽障碍膳食营养管理规范》、T/CNSS007-2021《易食食品》团体标准，为满足咀嚼和/或吞咽功能下降人群膳食需求产品开发提供指导。中国老年医学学会先后发布T/CGSS004-2019《适老营养配方食品通则》、T/CGSS009-2019《适老药食同源药膳配方食品标准通用要求》、T/LXLY 0003-2020《老年人营养不良快速筛查及评估指南》等团体标准，为老年营养配方食品标准制定提供了科学指导和参考。中国健康管理协会发布T/CHAA 009—2019《高血糖人群特殊膳食食品通则》，为高血糖人群特殊膳食食品开发提供科学指导和参考。中国老年保健医学研究会发布T/CAGR 006—2022《老年人营养素强化补充指南：维生素D》，为老年人营养素强化补充提供指导。中国老年保健医学研究会还发布了T/CAGR 021—2024《中老年专属调制乳粉 富含乳清蛋白配方》，针对性地为中老年专属调制乳粉的开发提供了科学指导和参考。

此外，中国营养学会制定并发布了《中国居民膳食指南（2022）》，是国家推动食物合理消费、提升国民科学素质、实施健康中国——合理膳食行动的重要措施。《中国居民膳食指南（2022）》集中了一般人群与特殊人群的相应营养和膳食问题的核心意见和科学共识，并推动大众做出有益健康的饮食选择和行为改变。

2022年全国老龄工作委员会办公室发出了《全国老龄工作委员会办公室关于开展老年营养改善行动的通知》，强调要加强老年人群营养干预，专门提出要参照《中国居民膳食指南（2022）》中"一般老年人膳食指南"和"高龄老年人膳食指南"核心推荐内容进行广泛宣传，建立满足不同老年人群需求的营养改善措施，促进"健康老龄化"。

第二节 一般老年人和高龄老年人膳食指南

《中国居民膳食指南（2022年）》。提炼出了适用于一般人群的八条平衡膳食准则，推荐了解决方案和建议，更加具有实践指导意义。在一般人群膳食指南的基础上，又根据老年人的生理特点和膳食营养素需要制定了老年人膳食指南。其中，一般老年人膳食指南适用于年龄在65~79岁的老年人，高龄老年人膳食指南适用于年龄在80岁及以上的老年人。本节详细介绍了《中国居民膳食指南（2022）》中一般人群膳食指南及在此基础上制定的对一般老年人和高龄老年人的膳食指导。

一、一般人群膳食指南

1. 准则一：食物多样，合理搭配

（1）核心推荐　坚持以谷类为主的平衡膳食模式。

每天的膳食应该包括谷薯类、蔬菜水果、畜禽鱼蛋奶和豆类食物。

平均每天摄入12种以上食物，每周25种以上食物，合理搭配。

每天摄入谷类食物200~300g，其中包含全谷物和杂豆类50~150g；薯类50~100g。

（2）提要　平衡膳食模式是保障人体营养和健康的基本原则，食物多样是平衡膳食的基础，合理搭配是平衡膳食的保障。不同类别食物中含有的营养素及其他有益成分的种类和数量不同。除喂养6月龄内婴儿的母乳外，没有任何一种天然食物可以满足人体所需的全部营养素。只有经过合理搭配的多种食物组成的膳食，才能满足人体对能量和各种营养素的需要。

合理搭配是指食物种类和重量在一日三餐中合理化分配。中国居民平衡膳食宝塔用五层把食物多少表现出来，谷类为主是平衡膳食模式的重要特征。谷类食物含有丰富的碳水化合物，是人体所需能量最经济和最重要的食物来源，也是B族维生

素、矿物质、膳食纤维和蛋白质的重要食物来源，在保障人体生长发育、维持人体健康方面发挥着重要作用。近年来，我国居民的膳食模式已发生变化：谷类食物的消费量逐年下降，动物性食物和油脂摄入量逐年增多；谷类过度加工引起B族维生素、矿物质和膳食纤维损失而导致人体营养素摄入量失衡。研究证据表明，膳食不平衡、全谷物减少与膳食相关慢性病发生风险增加密切相关。坚持以谷类为主，保证全谷物及杂豆摄入，有利于降低超重/肥胖、2型糖尿病、心血管疾病、结直肠癌等疾病的发生风险。

平衡膳食应做到食物多样，平均每天摄入12种以上食物，每周摄入25种以上食物，合理搭配一日三餐。成年人每天摄入谷类200~300g，其中全谷物和杂豆类50~150g；每天摄入薯类50~100g。平衡膳食模式能最大程度地满足人体正常生长发育及各种生理活动的需要，提高机体免疫力，降低膳食相关疾病的发病风险。

良好的膳食模式是保障营养充足的条件。人类需要的基本食物包括五大类，即谷薯类、蔬菜和水果、畜禽鱼蛋奶、大豆类和坚果、油脂及盐。不同食物中含有的维持人体生命与健康所必需的能量和营养素不同。因此，从人体营养需要和食物营养特征考虑，必须由多种食物组成平衡膳食模式。

在食物多样的基础上，坚持谷类为主，合理搭配，不仅体现了我国传统膳食结构的特点，也能满足平衡膳食模式要求。谷类是膳食中的主食，含有丰富的碳水化合物，是最经济的膳食能量来源（应占总能量的50%~65%），也是B族维生素、矿物质、蛋白质和膳食纤维的重要来源。与精制米面相比，全谷物和杂豆可提供更多的B族维生素、矿物质、膳食纤维等营养成分，对降低肥胖、2型糖尿病、心血管疾病、肿瘤等膳食相关疾病的发生风险具有重要作用。薯类含有丰富的淀粉、膳食纤维，并含有维生素和矿物质。因此，每天宜摄入一定量的全谷物、杂豆类及薯类食物。

2. 准则二：吃动平衡，健康体重

（1）核心推荐　各年龄段人群都应天天进行身体活动，保持健康体重。

食不过量，保持能量平衡。

坚持日常身体活动，每周至少进行5天中等强度身体活动，累计150min以上；主动身体活动最好每天6000步。

鼓励适当进行高强度有氧运动，加强抗阻运动，每周2~3天。

减少久坐时间，每小时起来动一动。

（2）提要　食物摄入量和身体活动量是保持能量平衡、维持健康体重的两个关键因素。长期能量摄入量大于能量消耗量可导致体重增加，甚至造成超重或肥胖；反之则导致体重过轻或消瘦。体重过重和过轻都是不健康的表现，易患多种疾病，缩短寿命。成人健康体重的身体质量指数（BMI）应保持在18.5~23.9kg/m^2。

目前，我国大多数居民身体活动不足，成年人超重和肥胖率达50.7%。充足的身体活动不仅有助于保持健康体重，还能够增强体质，降低全因死亡风险和心血管疾病、癌症等慢性病发生风险；同时也有助于调节心理平衡，缓解抑郁和焦虑，改善认知、睡眠和生活质量。

各个年龄段人群都应该天天进行身体活动，保持能量平衡和健康体重。推荐成年人积极进行日常活动和运动，每周至少进行5天中等强度身体活动，累计150min以上；每天进行主动身体活动6000步。鼓励适当进行高强度有氧运动，加强抗阻运动，多动多获益。减少久坐时间，每小时起来动一动。多动慧吃，保持健康体重。

体重是客观评价人体营养和健康状况的重要指标，各年龄段人群都应该天天进行身体活动，保持健康体重。体重过轻一般反映能量摄入相对不足和营养不良，可导致机体免疫力降低，增加疾病的发生风险。体重过重反映能量摄入相对过多或身体活动不足，易导致超重和肥胖，可显著增加2型糖尿病、心血管疾病、某些癌症等的发生风险。

能量是人体维持新陈代谢、生长发育、从事身体活动等生命活动的基础，不同人群需要的能量不同。成年人能量需要主要包括维持生命活动所必需的能量即基础代谢需要的能量、进行身体活动所需要的能量和进食时消化吸收食物所需要的能量，儿童青少年还需要满足生长发育所需要的能量。不同性别、年龄和体重的人，能量需要量也不同。目前，我国18岁及以上成年人超重和肥胖率达50.7%，6~17岁儿童青少年超重和肥胖率为19.0%，6岁以下儿童超重和肥胖率为10.4%。因此，增加身体活动，保持能量摄入与消耗平衡，维持健康体重，从而降低心血管疾病、2型糖尿病及某些癌症如结肠癌、乳腺癌等慢性病的发生风险。同时，身体活动也有助于调节心理平衡，改善睡眠和生活质量。

3. 准则三：多吃蔬果、奶类、全谷物、大豆

（1）核心推荐　蔬菜水果、全谷物和乳制品是平衡膳食的重要组成部分。

餐餐有蔬菜，保证每天摄入不少于300g的新鲜蔬菜，深色蔬菜应占1/2。

天天吃水果，保证每天摄入200~350g的新鲜水果，果汁不能代替鲜果。

吃各种各样的乳制品，摄入量相当于每天300mL以上液态乳。

经常吃全谷物、大豆制品，适量吃坚果。

（2）提要　蔬菜水果、全谷物、奶类、大豆及豆制品是平衡膳食的重要组成部分，坚果是平衡膳食的有益补充。蔬菜水果是维生素、矿物质、膳食纤维和植物化学物的重要来源，对提高膳食微量营养素和植物化学物的摄入量起到关键作用。循证研究发现，保证每天丰富的蔬菜水果摄入，可维持机体健康，改善肥胖问题，有效降低心血管疾病和肺癌的发病风险，对预防食管癌、胃癌、结肠癌等主要消化道癌症具有保护作用。全谷物食物是膳食纤维和B族维生素的重要来源，适量摄入可降低2型糖尿病的发病风险，也可保证肠道健康。奶类富含钙和优质蛋白质，增加奶制品摄入对增加儿童骨密度有一定作用；酸乳可以改善便秘和乳糖不耐症。大豆、坚果富含优质蛋白质、必需脂肪酸及多种植物化学物。多吃大豆及其制品可以降低绝经后女性骨质疏松、乳腺癌等发病风险。适量食用坚果有助于降低血脂水平和全因死亡的发生风险。

近年来，我国居民蔬菜摄入量逐渐下降，水果、奶类、全谷物和大豆摄入量仍处于较低水平。基于其营养价值和健康意义，建议增加蔬菜水果、奶类、全谷物和大豆及其制品的摄入。推荐成人每天摄入蔬菜不少于300g，其中新鲜深色蔬菜应占1/2；水果200~350g，全谷物及杂豆50~150g；饮奶300mL以上或相当量的乳制品；平均每天摄入大豆和坚果25~35g。坚持餐餐有蔬菜，天天有水果，把全谷物、牛乳、大豆作为膳食重要组成部分。

蔬菜水果、全谷物、奶类、大豆是维生素、矿物质、优质蛋白质、膳食纤维和植物化学物的重要来源，对提高膳食质量起到关键作用。调查结果显示我国居民蔬菜摄入量呈下降趋势，水果、牛乳、全谷物摄入也长期不足，这成为制约平衡膳食和导致某些微量营养素摄入不足的重要原因。奶类品种繁多，是膳食钙和优质蛋白质的重要来源。蔬菜水果富含维生素、矿物质、膳食纤维，且能量低，对于满足人体微量营养素的需要，保持人体肠道正常功能以及降低慢性病的发生风险等具有重要作用。蔬菜水果中还富含有机酸和芳香物质等，能够增进食欲，帮助消化。全谷物含有谷物全部的天然营养成分，还富含膳食纤维、B族维生素和维生素E等，增加其摄入量与降低2型糖尿病、心血管疾病和癌症的发病风险有关。

4. 准则四：适量吃鱼、禽、蛋、瘦肉

（1）核心推荐　鱼、禽、蛋和瘦肉摄入要适量，平均每天120～200g。

每周最好吃鱼2次或300～500g，蛋300～350g，畜禽肉300～500g。

少吃深加工肉制品。

鸡蛋营养丰富，吃鸡蛋不弃蛋黄。

优先选择鱼，少吃肥肉、烟熏和腌制肉制品。

（2）提要　鱼、禽、蛋和瘦肉均属于动物性食物，富含优质蛋白质、脂类、脂溶性维生素、B族维生素和矿物质等，是平衡膳食的重要组成部分。该类食物蛋白质的含量普遍较高，其氨基酸组成更适合人体需要，利用率高，但有些含有较多的饱和脂肪酸和胆固醇，摄入过多可增加肥胖和心血管疾病等发病风险，应当适量摄入。

鱼虾等水产类食物脂肪含量相对较低，且含有较多的不饱和脂肪酸，对预防血脂异常和脑卒中等疾病有一定作用，每周最好吃鱼2次。禽类脂肪含量也相对较低，其脂肪酸组成也优于畜类脂肪。蛋类中各种营养成分比较齐全，营养价值高，胆固醇含量也高，对一般人群而言，每天吃一个鸡蛋不会增加心血管疾病的发病风险。畜肉类脂肪含量较多，每人每周畜肉摄入量不宜超过500g。

水产品和畜禽肉中多数营养素含量相差不大，但脂肪含量和脂肪酸的组成有较大差异，对健康的影响有所不同。鱼和禽的脂肪含量相对较低，水产品还含有较多的不饱和脂肪酸，有些鱼类富含二十碳五烯酸（EPA）和二十二碳六烯酸（DHA），对预防血脂异常和心血管疾病等有一定作用。因此，应当优先选择鱼食用。

蛋黄是蛋类维生素和矿物质的主要集中部位，并且富含磷脂和胆碱，对健康十分有益，因此吃鸡蛋不要丢弃蛋黄。畜肉，尤其是肥肉，脂肪含量高，饱和脂肪酸较多，因此应少吃肥肉，选择瘦肉。烟熏和腌制肉在加工过程中，易受多环芳烃类和甲醛等多种有害物质的污染，过多摄入可增加某些肿瘤的发生风险，应当少吃或不吃。

5. 准则五：少盐少油，控糖限酒

（1）核心推荐　培养清淡饮食习惯，少吃高盐和油炸食品。成年人每天摄入食盐不超过5g，烹调油25～30g。

控制添加糖的摄入量，每天不超过50g，最好控制在25g以下。

反式脂肪酸每天摄入量不超过2g。

不喝或少喝含糖饮料。

儿童青少年、孕妇、乳母以及慢性病患者不应饮酒。成年人如饮酒，一天饮用的酒精量不超过15g。

（2）提要　食盐是食物烹饪或食品加工的主要调味品。我国居民的饮食习惯中食盐摄入量较高，而过多的盐摄入与高血压、脑卒中、胃癌和全因死亡有关，因此要降低食盐摄入量，培养清淡口味，逐渐做到量化用盐，推荐每天食盐摄入量不超过5g。

烹调油包括植物油和动物油，是人体必需脂肪酸和维生素E的重要来源。目前我国居民烹调油摄入量较多。过多烹调油的使用会增加脂肪的摄入，导致膳食中脂肪供能比超过适宜范围。过多摄入反式脂肪酸还会增加心血管疾病的发生风险。应减少烹调油和动物脂肪用量，推荐每天的烹调油摄入量为25~30g。成年人脂肪提供能量应占总能量的30%以下。

过多摄入添加糖/含糖饮料，可增加龋齿、超重和肥胖等的发生风险。建议每天摄入添加糖提供的能量不超过总能量的10%，最好不超过总能量的5%。对于儿童青少年来说，含糖饮料是添加糖的主要来源，建议不喝或少喝，少食用高糖食品。

过量饮酒与多种疾病相关，会增加肝脏损伤、胎儿酒精综合征、痛风、心血管疾病和某些癌症的发生风险。因此应避免过量饮酒。若饮酒，成年人一天饮用的酒精量不超过15g，儿童青少年、孕妇、乳母、慢性病患者等特殊人群不应饮酒。

研究证据表明，食盐摄入过多可增加高血压、脑卒中等疾病的发生风险。目前我国居民食盐摄入普遍过多，因此应当减少食盐的摄入量。调查表明，我国很多居民脂肪摄入过多，烹调油摄入多是重要的因素，过多的脂肪（包括烹调油）、盐摄入是我国居民肥胖和慢性病发生的重要危险因素。添加糖是纯能量物质，我国居民糖的摄入主要来自加工食品。儿童青少年长期过多饮用含糖饮料不但会增加超重和肥胖的发生风险，也会引发多种慢性病。烹调用糖要尽量控制到最小量，同时也要少食用高糖食品。

6. 准则六：规律进餐，足量饮水

（1）核心推荐　合理安排一日三餐，定时定量，不漏餐，每天吃早餐。

规律进餐、饮食适度，不暴饮暴食、不偏食挑食、不过度节食。

足量饮水，少量多次。在温和气候条件下，低身体活动水平成年男性每天喝水

1700mL，成年女性每天喝水1500mL。

推荐喝白水或茶水，少喝或不喝含糖饮料，不用饮料代替白水。

（2）提要　规律进餐是实现平衡膳食、合理营养的前提。一日三餐、定时定量、饮食有度，是健康生活方式的重要组成部分，不仅可以保障营养素全面、充足摄入，还有益健康。饮食不规律、暴饮暴食、不合理节食等不健康的饮食行为会影响机体健康。应规律进餐，每天吃早餐，合理安排一日三餐，早餐提供的能量应占全天总能量的25%~30%，午餐占30%~40%，晚餐占30%~35%。

水是构成人体成分的重要物质并发挥着重要的生理作用。水的摄入和排出要平衡，以维护机体适宜的水合状态和正常的生理功能。足量饮水是机体健康的基本保障，有助于维持身体活动和认知能力。应主动、足量喝水，少量多次，推荐喝白水或茶水，不用饮料代替白水。含糖饮料摄入过量会增加龋齿、肥胖的发生风险，少喝或不喝含糖饮料。

实现平衡膳食、合理营养的前提是保证规律进餐。合理安排一日三餐的时间、食物的品种和量是落实平衡膳食的实践，可以保证营养素全面、充足的摄入，有益健康。目前，我国居民中三餐不规律、不吃早餐或早餐营养质量差的占有一定比例，在农村居民中更为常见。进餐不规律会引起代谢紊乱，增加肥胖、糖尿病等疾病的发生风险。规律进餐需要做到一日三餐定时定量，根据作息时间、生活习惯和劳动强度等进行适当调整。早餐是一天中的第一餐，是健康生活的开始，应做到每天吃早餐，并且吃好早餐。暴饮暴食、偏食挑食、过度节食都是不健康的饮食行为，暴饮暴食、经常在外就餐会增加超重和肥胖的发生风险，过度节食会增加营养不足及微量营养素缺乏的风险，应做到不暴饮暴食、不偏食挑食、不过度节食，尽量在家就餐。

水是人体最重要的组成部分，在维持体液平衡、参与机体新陈代谢、调节体温以及润滑器官和关节等方面都起着必不可少的作用。机体对水的需要量受年龄、性别、身体活动水平、膳食结构和环境等多种因素的影响。研究表明，饮水不足会降低机体的身体活动能力和认知能力，还会增加机体患泌尿系统疾病等风险。我国居民中饮水不足的现象较为普遍，因此，应重视每天的喝水问题。

7．准则七：会烹会选，会看标签

（1）核心推荐　在生命的各个阶段都应做好健康膳食规划。

认识食物，选择新鲜的、营养素密度高的食物。

学会阅读食品标签，合理选择预包装食品。

学习烹饪、传承传统饮食，享受食物天然美味。

在外就餐，不忘适量与平衡。

（2）提要　食物是人类获取营养、赖以生存和发展的物质基础，认识并会挑选食物容易满足营养需求。在生命的各个阶段都应做好健康饮食规划，保障营养素供应的充足性，满足个人和家庭对健康美好生活的追求。

不同类别食物中含有的营养素及有益成分的种类和数量不同，每人或每个家庭均应有每天的膳食设计和规划，按需选购备餐，按类挑选优质蛋白质来源和营养密度高的食物；优选当地、当季新鲜食物，按照营养和美味搭配组合。烹调是膳食计划的重要组成部分，学习烹饪，做好一日三餐，既可最大化地保留食物营养价值、控制食品安全风险，又可尽享食物天然风味，实践平衡膳食。在家烹饪、吃饭是我国传统文化的传承，选用新时代烹调工具容易达到目标。

加工食品在膳食中的比例日渐增大，学会读懂预包装食品标签和营养标签，了解原料组成、能量和核心营养成分含量水平，慎选高盐、高油、高糖食品，做出健康聪明的选择。对于外卖食品或在外就餐的菜品选择，应根据就餐人数确定适宜份量，做到荤素搭配，并主动提出健康诉求。

市场上的食物丰富多彩，且在外就餐和选购外卖成品菜肴也已越来越多地出现在人们生活中。因此，认识食物和会挑选食物是健康生活的第一步。了解各种食物的营养特点，比较和选择食物，维护健康生活。生命的各个阶段都应该重视膳食计划，把食物多样、能量平衡放在首位，统筹好食物选购，设计好菜肴，合理分配三餐和零食茶点。

不同地区有各自特色的饮食文化，煮、炖、蒸、炒是比较常用的家庭烹饪方法。在家烹饪，有助于帮助人们认识和了解食物，提升食物的多样选择性，提高平衡膳食的可及性。

8．准则八：公筷分餐，杜绝浪费

（1）核心推荐　选择新鲜卫生的食物，不食用野生动物。

食物制备要生熟分开，熟食二次加热要热透。

讲究卫生，从分餐公筷做起。

珍惜食物，按需备餐，提倡分餐不浪费。

做可持续食物系统发展的践行者。

（2）提要　加强饮食卫生安全，是通过饮食能得到足够的营养、增强体质、防止食物中毒和其他食源性疾病事件发生所采取的重要措施，与现代文明同步相随。个人和家庭日常生活应首先注意选择当地的、新鲜卫生的食物，不食用野生动物。食物制备生熟分开，储存得当。多人同桌使用公筷公勺，或采取分餐或份餐等卫生措施，避免食源性疾病发生和传播。

勤俭节约是中华民族的文化传统，食物资源宝贵、来之不易，但食物浪费仍存在于各个环节。人人都应尊重食物、珍惜食物。在家在外按需备餐和小份量备餐，不铺张不浪费。社会餐饮应多措并举，倡导文明用餐方式，服务消费者健康选择。从每个家庭做起，传承健康生活方式，树立饮食文明新风，促进公众健康和食物系统可持续发展。

饮食文化是健康素质、信仰、情感、习惯等的重要体现。讲究卫生、公筷公勺和分餐、尊重食物，既是健康素养的体现，也是文明礼仪的一种象征，对于公共卫生建设和疫情防控具有重大意义。选择当地、当季食物，能最大限度保障食物的新鲜度和营养；为了生态平衡和生命健康安全，拒绝食用"野味"。食物合理储存，避免交叉污染，能够有效防止病从口入。

一个民族的饮食不仅承载了营养，也反映了文化传承和生活状态。在家吃饭、尊老爱幼是中华民族的优良传统。在家烹饪，有助于食物多样选择、提高平衡膳食的可及性；在家吃饭有利于在享受营养美味食物的同时，享受愉悦进餐的氛围和亲情。

二、一般老年人膳食指南

1. 核心推荐

食物品种丰富，动物性食物充足，常吃大豆制品。
鼓励共同进餐，保持良好食欲，享受食物美味。
积极户外活动，延缓肌肉衰减，保持适宜体重。
定期健康体检，测评营养状况，预防营养缺乏。

2. 提要

随着年龄的增加，尤其是超过65岁后，衰老的特征比较明显地表现出来。生理上的变化主要体现在代谢能力下降，呼吸功能衰退，心脑功能衰退，视觉和听觉及味觉等感官反应迟钝，肌肉衰减等。这些变化会影响老年人摄取、消化食物和吸收营养物质的能力，使他们容易出现蛋白质、微量营养素摄入不足，产生消瘦、贫血等问题，降低了身体的抵抗能力，增加罹患疾病的风险。

在一般成年人平衡膳食的基础上，应为老年人提供更加丰富多样的食物，特别是易于消化吸收、利用，且富含优质蛋白质的动物性食物和大豆类制品。老年人应积极主动参与家庭和社会活动，积极与人交流；尽可能多地与家人或朋友一起进餐，享受食物美味，体验快乐生活。老年人应积极进行身体活动，特别是户外活动，更多地呼吸新鲜空气、接受阳光照射，促进体内维生素D合成，延缓骨质疏松和肌肉衰减的进程。需要关注老年人的体重变化，定期测量；用身体质量指数评判，适宜范围在$20.0 \sim 26.9 kg/m^2$。不要求偏胖的老年人快速降低体重，而是应维持在一个比较稳定的范围内。在没有主动采取措施减重的情况下出现体重明显下降时，要主动去做营养和医学咨询。老年人应定期到正规的医疗机构进行体检，做营养状况测评，并以此为依据，合理选择食物、预防营养缺乏，主动健康，快乐生活。

老年人对能量需求随着年龄的增长而减少，但对大多数营养素的需求并没有减少，对某些重要营养素（如蛋白质和钙）的需求反而是增加的。然而老年人的味觉、嗅觉、视觉功能下降往往会导致缺乏食欲，其口味和食物选择随年龄增加逐渐固化，造成食物品种单一的问题。因此，建议充分认识食物品种丰富的重要性，保障供应，不断丰富老年人的餐食。

人体对动物性食物中蛋白质和微量营养素的吸收利用率高。但有不少老年人由于担心动物性食物中含有较多的饱和脂肪酸和胆固醇会增加慢性病的发生风险，很少甚至拒绝食用动物性食物，结果导致贫血、低体重、肌肉过快丢失进而造成抵抗力降低、衰弱等问题。建议老年人群合理选择并摄入充足的动物性食物。此外，大豆及其制品富含优质蛋白质、脂肪及其他有益成分，建议老年人保持食用大豆制品的饮食习惯。

目前，我国空巢、独居的老年人数量不断增加，社会交往渠道受限，社交空间被压缩。制备食物、共同进餐能调节心情、使人愉悦；建议老年人积极主动参与食物采购和制作活动，与家人、亲朋好友一起进餐。采取措施鼓励老年人积极参加群体活动，保持进食的欲望，愉悦地享受晚年生活。

积极进行各种形式的身体活动同样有利于老年人的健康。特别是户外活动，有利于呼吸新鲜空气，接受阳光照射，促进体内维生素D合成，延缓肌肉衰减的发生与发展。应努力维持老年人体重在稳定范围内，不应过度苛求减重。老年人体重过高或过低都会影响健康，加强定期健康体检。

三、高龄老年人膳食指南

1. 核心推荐

食物多样，鼓励多种方式进食。
选择质地细软，能量和营养素密度高的食物。
多吃鱼禽肉蛋奶和豆，适量蔬菜配水果。
关注体重丢失，定期进行营养筛查评估，预防营养不良。
适时合理补充营养，提高生活质量。
坚持健身与益智活动，促进身心健康。

2. 提要

高龄老年人常指80岁及以上的老年人。高龄、衰弱老年人往往存在进食受限，味觉、嗅觉、消化吸收能力降低，营养摄入不足。因此需要能量和营养密度高、品种多样的食物，建议多吃鱼、畜禽肉、蛋类、奶制品及大豆类等营养价值和生物利用率高的食物，同时配以适量的蔬菜和水果。精细烹制，口感丰富美味，食物质地细软，适应老年人的咀嚼、吞咽能力。根据具体情况，采取多种措施鼓励进食，减少不必要的食物限制。体重丢失是营养不良和老年人健康状况恶化的征兆信号，增加患病、衰弱和失能的风险。老年人要经常监测体重，对于体重过轻（BMI<20kg/m^2）或近期体重明显下降的老年人，应进行医学营养评估，及早查明原因，从膳食上采取措施进行干预。如膳食摄入不足目标量的80%，应在医生和临床营养师指导下，适时合理补充营养，如特医食品、强化食品和营养素补充剂，以改善营养状况，提高生活质量。高龄、衰弱老年人需要坚持身体和益智活动，动则有益，维护身心健康，延缓身体功能的衰退。

参考文献

[1] 中国营养学会. 中国居民膳食指南（2022）[M]. 北京：人民卫生出版社，2022.

第五章 营养干预改善中老年人健康状况的研究进展及证据

随着人口老龄化的加剧，老年人的健康问题正逐渐引起全社会的关注。老年人由于生理机能逐渐衰退，常常会出现各种与增龄相关的健康问题，如肌肉衰减、骨质疏松、骨关节退行性变、认知老化、慢性低度炎症状态、免疫功能下降、肠道微生态失衡等。这些问题不仅严重影响老年人的生活质量，也给家庭和社会带来沉重的负担。营养是维持生命活动的基础，也是人体各项生理功能正常运行的保证。营养摄入状况对老年人的健康至关重要。合理、充足、平衡的营养摄入对老年人来说必不可少，也是缓解上述各种健康问题的有效方法。然而，目前我国许多老年人的营养摄入状况并不理想，营养不良、不均衡的问题十分普遍。营养干预是一种通过营养补充，调整营养摄入以满足个体的生理需求，从而改善健康状况的方法。研究发现，合理的营养补充可以有效改善老年人的营养状况，延缓衰老过程，提高老年人生活质量。本章从骨骼肌衰减、骨质疏松、骨关节退行性变、认知老化、炎症衰老及免疫衰老、肠道微生态失衡等老年人常见的增龄健康问题入手，阐述营养干预改善老年人健康状况的研究进展及证据。

第一节 营养干预改善中老年人骨骼肌衰减

运动和营养治疗是预防及减缓老年人肌肉衰减的有效手段。有大量证据表明营养干预能够有效提升老年人的骨骼肌质量、力量和躯体功能，延缓老年人肌少症的发生或改善老年人肌少症的严重程度。本节重点综述了蛋白质、氨基酸及其代谢产物和维生素D补充对老年人骨骼肌衰减的改善作用；也简要综述了补充n-3多不饱和脂肪酸、抗氧化维生素（维生素C、维生素E）、甲基供体维生素（B族维生素）、矿物质镁和硒、植物化学物等对老年人骨骼肌的改善作用。

一、蛋白质、氨基酸及其代谢产物

机体从食物中吸收的蛋白质可以促进自身肌肉蛋白质的合成，老年人蛋白质的摄入不足会导致人体负氮平衡，加速肌肉萎缩和器官功能退化，使得肌肉质量和肌肉力量下降。支链氨基酸（branched-chain amino acid，BCAA）包括亮氨酸、异亮氨酸和缬氨酸，在维持老年人骨骼肌健康方面发挥着重要作用。支链氨基酸的分解代谢主要在骨骼肌中进行，在肌肉蛋白中，约35%的必需氨基酸为支链氨基酸。氨基酸可以作为合成肌肉蛋白质的原料，被肌肉用作能源物质氧化供能。亮氨酸在肌肉蛋白合成的信号通路中起着核心作用，能够刺激蛋白质的合成并抑制分解。乳清蛋白是一种从牛乳中提取出来的动物源性蛋白质，具有易消化、生物利用率高的特点，是公认的优质蛋白质来源，包含8种必需氨基酸且富含支链氨基酸，支链氨基酸约占乳清蛋白总量的26%。β-羟基-β-甲基丁酸（β-hydroxy-β-methylbutyrate，HMB）是一种亮氨酸的代谢产物，能够抑制蛋白质水解系统，减少肌肉的分解代谢；同时可以刺激线粒体生成，并降低全身多种炎症因子水平，从而预防老年人的合成代谢抵抗，促进肌纤维蛋白的合成，增加瘦体重。

1. 蛋白质

目前证据总体上支持蛋白质干预对老年人骨骼肌的有益影响。荷兰健康委员会在2022年开展了一项高蛋白质摄入对中老年人瘦体重、肌肉力量及躯体功能影响的随机对照试验。超过1300名≥50岁的中老年人纳入研究，干预时间最少4周，研究人群干预前平均蛋白质摄入量为0.8~1.1g/（kg BW·d），补充蛋白质的方式为服用粉末或药片补充剂、摄入富含蛋白质的食物或采用高蛋白饮食。研究发现，蛋白质的摄入总量超过0.8g/（kg BW·d）时可能对中老年人的瘦体重有益；在结合体育锻炼的情况下，可能对肌肉力量有益。中华医学会老年医学分会推荐肌少症患者每日蛋白质摄入量应达到1.2~1.5g/（kg BW·d），而对于合并严重营养不良的肌少症患者每日蛋白质摄入量则需要补充到1.5g/（kg BW·d）以上。

通过补充蛋白质来提升老年人的骨骼肌质量、力量或躯体功能的实际效果受老年人自身状态和日常膳食蛋白质摄入量的影响；此外，蛋白质补充与抗阻训练相结合更能发挥有益效果。与非虚弱老年人相比，虚弱老年人体内慢性炎症程度更高，肌肉蛋白合成代谢减弱；补充蛋白质与抗阻训练相结合在虚弱或患有肌少症的老年人中缓解骨骼肌衰减的作用更为明显。2022年发布的一项系统综述对28项补充蛋白质或高蛋白饮食对中老年人（平均年龄≥50岁）瘦体重及肌肉力量影响的随机对照试验进行了荟萃分析，研究发现补充蛋白质（干预时间≥6周）对中老年人骨骼肌的保护作用有限，但在进行抗阻训练的老年人中发现蛋白质补充对四肢瘦体重[加权均数差（weighted mean difference, WMD）= 0.54kg；95%置信区间（confidence interval, CI）：0.03, 1.05]和握力（WMD = 1.71kg；95%CI：0.12, 3.30）有明显的改善作用，且在患有肌少症、肌少症性肥胖或虚弱的老年人中进行抗阻训练和蛋白质补充联合干预的改善作用更为明显（四肢瘦体重WMD = 0.88kg；95%CI：0.51, 1.25。握力WMD = 2.06kg；95%CI：0.66, 3.47）。值得注意的是，该综述纳入的研究中只有17项能够获得研究对象干预前蛋白质的平均摄入量。由于平均蛋白质摄入量为0.91g/（kg BW·d），纳入荟萃分析中的许多人群可能不会从进一步补充蛋白质中获益。此外，2018年一项对来自36项研究的平均年龄≥50岁的1682名社区非衰弱中老年人的荟萃分析显示，与对照组相比，补充蛋白质对非衰弱老年人的瘦体重、肌肉力量和躯体功能提升的关联作用较弱。同样，要注意本研究中参与者的蛋白质日常摄入量较高，额外的补充可能对肌肉特征没有明显影响。

2. 乳清蛋白

（1）乳清蛋白改善老年人骨骼肌衰减　乳清蛋白是牛乳中酪蛋白沉淀分离时保留在上清液中的多种蛋白质组分的统称，占牛乳蛋白质的20%。乳清蛋白包括β-乳球蛋白（占45%～48%）、α-乳白蛋白（约占18%）、免疫球蛋白（约占8%）、血清白蛋白、乳铁蛋白、乳过氧化物酶、糖巨肽、生长因子以及大量的生物活性因子和酶等。

乳清蛋白具有较高的生物利用效价，氨基酸组成合理，消化吸收率高。乳清蛋白含有丰富的支链氨基酸，是目前所知的含有支链氨基酸水平最高的天然食物之一。乳清蛋白也是良好的含硫氨基酸（半胱氨酸、甲硫氨酸）来源，有利于维持体内的GSH水平，发挥抗氧化作用。此外，乳清蛋白富含的赖氨酸和精氨酸可以促进合成代谢激素的分泌，促进肌肉生长；含有的谷氨酰胺有助于肌糖原的更新，防止因过度训练导致的免疫功能下降。因此，乳清蛋白摄入在刺激肌肉蛋白合成，延缓老年人骨骼肌衰减，维持骨骼肌肌肉质量、肌肉力量和躯体功能方面发挥着至关重要的作用。

目前证据总体上支持乳清蛋白对老年人骨骼肌的保护作用，且在虚弱或肌少症的老年人中效果更佳。2023年发表的一项荟萃分析总共纳入了22项随机对照试验，探索乳清蛋白补充对老年人骨骼肌健康相关指标的影响。纳入研究的参与者年龄均在60岁及以上，干预时间为12周至两年，乳清蛋白干预剂量为15～40g/d。研究发现，在有/无肌少症或虚弱的老年人中补充乳清蛋白能够显著改善躯体功能[标准化均数差（standardized mean difference，SMD）= 0.561；95%CI：0.256，0.865］；而在虚弱或肌少症的老年人中补充乳清蛋白能够显著提高老年人的瘦体重（SMD = 0.982；95%CI：0.228，1.736）、四肢瘦体重［均数差（mean difference，MD）= 0.564kg；95%CI：0.520，0.609］和躯体功能（SMD = 1.211；95%CI：0.588，1.834）。此外，也要注意乳清蛋白的补充量对干预实际效果的影响。当乳清蛋白补充量＞20g/d时，能够显著提升所有纳入研究的老年人的肌肉力量（SMD = 0.252；95%CI：0.051，0.453）和步速（MD = 0.047m/s；95%CI：0.018，0.076）。

上述研究发现乳清蛋白也能够有效提升抗阻训练对老年人骨骼肌力量和躯体功能的改善效果。结果表明，在进行抗阻训练的老年人中，与未补充乳清蛋白的老年人相比，补充乳清蛋白能够使老年人的肌肉力量（SMD = 0.238；95%CI：0.001，0.474）和步速（MD = 0.034m/s；95%CI：0.004，0.064）得到更大程度的改善。

（2）乳清蛋白和其他优质蛋白补充对老年人骨骼肌指标影响的比较　本小节我们以酪蛋白和大豆蛋白两种常见的优质蛋白为例，比较乳清蛋白和其他优质蛋白改善老年人骨骼肌的效果。酪蛋白是除乳清蛋白之外的另一种重要的牛乳蛋白，约占牛乳蛋白质的78%，含有人体必需的8种氨基酸。每25g酪蛋白中约含有2.3g亮氨酸。大豆蛋白属于优质蛋白质，是目前所知的唯一含有人体所需的全部必需氨基酸的植物蛋白质。大豆中除蛋氨酸和半胱氨酸的含量较少外，其他必需氨基酸含量均达到或超过了WHO推荐的必需氨基酸需要量。每25g大豆蛋白中约含有1.5g亮氨酸。与大豆蛋白相比，牛乳蛋白含有更高水平的蛋氨酸、支链氨基酸、赖氨酸和脯氨酸，含有较低水平的天冬酰胺、甘氨酸、精氨酸和半胱氨酸。

乳清蛋白、酪蛋白和大豆蛋白由于其理化性质以及氨基酸组成的不同，导致它们在消化过程中氨基酸释放的速率和方式不尽相同。酪蛋白属于缓慢消化蛋白，在胃部消化过程中容易形成凝块，导致胃排空率较低。乳清蛋白属于快速消化蛋白，能够在胃部的强酸性环境下快速溶解和消化，随即进入小肠完成后续消化过程。与乳清蛋白和酪蛋白相比，大豆蛋白则属于中间消化速率蛋白。研究发现，在摄入等量的上述蛋白质30min后，血液中必需氨基酸（包括亮氨酸）的浓度均达到了峰值；其中乳清蛋白摄入后的血液氨基酸浓度显著高于大豆蛋白和酪蛋白。

目前研究总体上认为其他优质蛋白（如大豆蛋白）和乳清蛋白补充在维持老年人肌肉质量、力量和躯体功能方面发挥着相同程度的作用。2018年发表的一项研究综述了乳清蛋白和大豆蛋白补充对抗阻训练后肌肉质量和力量的影响。该综述共纳入了5项随机对照试验。荟萃分析结果显示，乳清蛋白补充组和大豆蛋白补充组对卧推（$P = 0.90$）及深蹲（$P = 0.96$）衡量的肌肉力量影响没有显著差异。需要注意的是，该综述纳入的研究对象年龄为18岁及以上，即荟萃分析纳入了许多非老年参与者，因此，在老年人中的实际情况可能有所不同。对于低瘦体重的老年人，2021年发布的一项随机对照试验探索了乳清蛋白、大豆蛋白或乳清及大豆蛋白联合补充对低瘦体重的老年人肌肉质量和躯体功能的影响。试验共纳入了123名年龄≥65岁的低瘦体重老年人（男性ASMI＜$7.0kg/m^2$，女性ASMI＜$5.4kg/m^2$）。乳清蛋白组、大豆蛋白组、乳清及大豆蛋白联合干预组分别接受（15.8±0.2）g/d、（16.1±0.8）g/d或（15.9±0.7）g/d的相应蛋白干预6个月。结果显示，对照组的ASMI和瘦体重与基线相比显著降低（$P<0.01$），而三个干预组的ASMI和瘦体重与基线相比没有显著改变，且三个蛋白质补充组之间没有显著差异。此外，对照组的步速、SPPB评分和椅架试验衡量的躯体功能均显著下降，而三个干预组的躯体功能与基线相比没有显著改变或有一定程度的改善，且三个干预组间躯体功能的变化没有显著差异。

然而值得注意的是，与大豆蛋白和酪蛋白相比，乳清蛋白对肌原纤维蛋白合成（myofibrillar protein synthesis，MPS）的作用更大，说明乳清蛋白能更加有效地促进肌肉合成。Yang Y等2012年报告了一项静息及运动后乳清蛋白和大豆蛋白摄入对老年男性MPS影响的随机对照试验。研究共纳入了50名平均年龄为71岁的健康老年男性，每组10名随机分配至对照组、乳清蛋白干预组（20g、40g）和大豆蛋白干预组（20g、40g）。各组分别在静息或单侧膝伸肌阻力训练后进行一次相应蛋白质的补充。结果显示，在静息条件下，低剂量乳清蛋白组和高剂量乳清蛋白组的MPS速率均明显高于大豆蛋白干预组（均$P<0.005$）；在运动后的4h内，乳清蛋白MPS速率均明显高于相同剂量的大豆蛋白组（均$P<0.001$）。同样，2012年发表的另一篇文章也用同样的方式探究了乳清蛋白和酪蛋白摄入对老年男性MPS的影响。该研究乳清蛋白和酪蛋白的干预剂量均为20g。结果显示，无论是在静息状态还是进行运动后，摄入乳清蛋白比酪蛋白具有更高的MPS作用。另一项随机对照试验也得到了类似的结论。该研究表明，在老年男性中，乳清蛋白比酪蛋白和酪蛋白水解物更有效地刺激餐后肌肉蛋白质的增生。

3. 氨基酸

（1）支链氨基酸　目前研究总体上支持支链氨基酸补充对老年人肌肉力量、肌肉质量和躯体功能的有利影响。2022年发表的一项综述纳入了35项随机对照试验，探索了富含支链氨基酸的补充剂对60岁以上的老年人肌肉力量、肌肉质量和躯体功能的影响。该综述纳入的老年人包括健康老年人，营养不良、行动不便或虚弱老年人，以及患有肌少症的老年患者。研究发现，与对照组相比，使用富含支链氨基酸的补充剂干预1~12个月能够显著改善老年人的肌肉力量（SMD = 0.35；95%CI：0.15，0.55）、肌肉质量（SMD = 0.25；95%CI：0.10，0.40）和躯体功能（SMD = 0.29；95%CI：0.00，0.57）。

此外，也有荟萃分析探索了富含亮氨酸的补充剂与肌少症老年人肌肉质量、力量和躯体功能的关联。汇总人群包含来自6项随机对照试验的699名被诊断为肌少症的老年人。结果发现亮氨酸补充（补充剂量3~6g/d）4~13周可以明显改善肌少症老年人的肌肉力量（SMD = 0.794；95%CI：0.104，1.485）；对肌肉质量（SMD = 0.763；95%CI：–0.353，1.880）和躯体功能（SMD = 0.788；95%CI：–0.010，1.586）有改善的趋势，关联程度较弱。队列研究的结果同样揭示了亮氨酸对老年人肌肉健康的有益效应。一项对2956名60岁及以上的非虚弱西班牙老年人的随访5年以上的前瞻性队列研究显示，较高的亮氨酸摄入水平与较低的躯体活动能力下降有关（$P_{趋势性检验}$ = 0.01）。

（2）瓜氨酸　瓜氨酸是一种非蛋白质氨基酸，是尿素循环中的一个重要底物，能够在肝脏中进一步转化为精氨酸。目前研究整体上提示了瓜氨酸补充能够进一步提升运动对老年人骨骼肌质量、力量和躯体功能改善的效果，尤其是在虚弱或较不健康的老年人中。2020年发表的一项研究综述了6项瓜氨酸补充结合或不结合运动对50岁及以上中老年人肌肉质量、肌肉力量和躯体功能影响的随机对照试验。该综述认为，瓜氨酸补充可能能够改善虚弱老年人的骨骼肌健康及躯体功能，并且与运动结合更有效。此外，另一项随机对照试验同样观察到L-瓜氨酸补充对肥胖老年人肌肉健康的有益效应。试验共纳入81名平均年龄为68.1岁的肥胖老年人，参与者均进行高强度间歇性训练并随机分组补充12周L-瓜氨酸（10g/d）。结果显示，与对照组相比，L-瓜氨酸补充组握力和股四头肌肌力显著增加（$P<0.05$）。

4. β-羟基-β-甲基丁酸

目前研究整体上提示β-羟基-β-甲基丁酸（HMB）对老年人骨骼肌质量和肌肉力量可能具有有益影响，但对躯体功能的实际效应尚需进一步研究证实。2022年的一项伞状综述探索了HMB补充对50岁及以上中老年人（包括健康人和患者）肌肉质量、肌肉力量和躯体功能的影响。该伞状综述中纳入的系统综述中共有15篇汇总了HMB补充剂对身体成分的影响，12篇汇总了HMB补充剂对肌肉力量的影响，10

篇汇总了HMB补充剂对躯体功能的影响。该伞状综述认为，目前研究证据表明，在50岁以上老年人中，虽然效应量很小，但各种形式的HMB补充能够增加瘦体重或减轻瘦体重的损失。对于补充HMB是否可以增加肌肉力量或防止肌肉力量的衰减，不同综述得出了不一致的结果；部分系统综述得出补充HMB可以有效促进中老年人肌肉力量增加的结论。此外，该研究认为目前还没有足够的证据表明补充HMB对中老年人躯体功能的改善作用；仅有一项综述性研究表明在老年癌症患者中补充HMB可以有效提升患者的肌肉功能。

然而，其他一些随机对照试验及其荟萃分析则发现补充HMB对中老年人的骨骼肌具有健康效应。如2021年发表的一篇研究对3项补充HMB和老年人肌肉质量关系的随机对照研究进行了荟萃分析。所纳入研究的老年人平均年龄均大于60岁，HMB补充形式为β-羟基-β-甲基丁酸钙（Calcium β-hydroxy β-methylbutyrate，CaHMB），剂量为2～3g/d，干预时长为15天至52周。研究结果显示补充HMB能够显著增加老年人的肌肉质量（SMD = 0.522；95%CI：0.175，0.868）。另一篇发表于2021年的综述汇总了6项补充HMB对65岁以上老年人身体成分和肌肉力量影响的随机对照研究。干预剂量为1.5～3g/d，干预时间从10天到1年不等。该综述认为补充HMB对65岁以上的老年人的身体成分和肌肉力量有积极影响，特别是HMB补充剂量在3g/d以上时；此外，补充HMB对于卧床休息的老年人效果更为明显。值得注意的是，其中一项干预周期为8周的临床试验结果显示，1.5g/d的HMB补充剂（低于以前认为的最佳剂量）对健康的老年人也有一定的健康益处，可预防或延缓与年龄相关的一些身体机能的下降。

二、维生素D

维生素D在肌细胞的分化和增殖中具有重要作用，能够促进肌纤维细胞的发育，提升肌调节因子水平，诱导多核肌管肥大；能够减少肌肉细胞内脂肪的积累并且对线粒体功能具有保护作用；能够抑制肌肉细胞氧化应激和脂质过氧化，使细胞内糖基化终产物的形成减少，减轻细胞内损伤。

由维生素D补充对中老年人骨骼肌相关指标影响的荟萃分析得到了不一致的结论。其中2022年的荟萃研究认为维生素D补充并不能改善中老年人的肌肉质量和肌肉力量，甚至可能会对躯体功能产生损害。这项综述纳入了10项随机对照试验，研究参与者均为50岁及以上的中老年人。其中1项研究参与者基线血清25羟维生素D

[25（OH）D]水平充足（≥30ng/mL），4项研究参与者基线血清25（OH）D不足（≥20且＜30ng/mL），5项研究参与者基线血清25（OH）D缺乏（＜20ng/mL）。结果显示，与安慰剂组相比，补充维生素D能够降低简易体能状况量表SPPB评估的躯体功能（SMD = −0.23；95%CI：−0.40，−0.06），并且对握力、起立行走时间和四肢肌肉力量没有显著影响。然而，2014年发表的补充维生素D（包括或不包括钙补充）对肌肉质量、肌肉力量和肌肉功率（在最短时间内所能产生的最大力量）影响的荟萃分析得到了不同的结论。该研究总共纳入了30篇随机对照研究中的5616名受试者，受试者平均年龄为61.1岁。研究表明，补充维生素D对整体肌肉力量有较小但显著的积极作用（SMD = 0.17；95%CI：0.03，0.31），而对肌肉质量和肌肉功率均没有明显的改善作用。亚组分析结果显示，对于基线血清25（OH）D浓度小于30nmol/L的参与者，补充维生素D对肌肉力量的影响更为显著。此外，与更年轻的参与者相比，补充维生素D对65岁及以上老年参与者的肌肉力量改善更为有效。与上述两项研究相似，一项2021年发表的综述探索了衰老过程中维生素D和肌肉的关系。结果显示在细胞和动物模型中维生素D补充对肌肉形成、质量和力量存在明显的有益作用；但补充维生素D的50岁及以上中老年人肌肉质量和功能的13项随机对照研究结果缺乏一致性。

综上所述，现有的研究证据表明，通过补充维生素D对老年人肌肉提供保护作用可能会受到众多因素的影响。研究提示通过补充维生素D来提升老年人的肌肉指标首先需要评估血清25（OH）D浓度并考虑补充者的年龄。中华医学会老年医学分会推荐结合患者血清25（OH）D的浓度指导老年肌少症患者补充维生素D更有意义，当血清25（OH）D＜50nmol/L时可予以补充；而对于不存在维生素D缺乏现象的老年人，额外补充维生素D并不能获得额外益处，甚至可能会损害躯体功能。对于70岁以下的人群维生素D的补充剂量通常为15μg/d（600IU/d），70岁及以上的老年人的维生素D补充剂量通常为20μg/d（800IU/d）。此外，中国营养学会推荐当患有肌少症老年人血清25（OH）D浓度低于正常值范围时，应予以补充。维生素D_2与维生素D_3补充对血清维生素D水平具有同样的影响。未来需要更多的试验继续探索补充维生素D对老年人肌肉质量、肌肉力量和躯体功能的影响。

三、n-3多不饱和脂肪酸

n-3多不饱和脂肪酸具有抗氧化特性，可使促炎转录因子的激活减少，能够降低炎症因子、趋化因子、黏附分子的水平，降低体内的炎症水平，终止炎症过程。在细胞或动物实验中发现补充n–3多不饱和脂肪酸可以促进骨骼肌肥大相关基因的表达，并且可以增加骨骼肌细胞对氨基酸的摄取，促进蛋白质的合成并抑制蛋白质降解。此外，n–3多不饱和脂肪酸还可能增加对乙酰胆碱信号的敏感性来改善骨骼肌的收缩力。

目前多数研究已达成共识，认为在老年人中补充n–3多不饱和脂肪酸能够有效提升骨骼肌健康，但是干预效果可能会受到干预剂量和干预时间的影响。Chen H 等2024年发表的综述通过搜集实验和流行病学证据，系统性地探讨了n–3多不饱和脂肪酸补充对老年人骨骼肌健康的影响。作者认为，较高的n–3多不饱和脂肪酸摄入与老年人更好的骨骼肌健康和更低的肌少症发病风险相关；随机对照试验总体上也发现了n–3多不饱和脂肪酸补充对老年人骨骼肌的有益效应。2020年发表的一项综述对老年人补充n–3多不饱和脂肪酸和肌肉质量、肌肉力量和躯体功能关系的随机对照研究进行了荟萃分析，总共纳入了来自10项研究的522名63～75岁的老年人，包括健康人和患者，干预时间为10～24周；7项研究提供了来自鱼油的n–3多不饱和脂肪酸（EPA和/或DHA），1项研究提供了亚麻油中的α–亚麻酸（α-linolenic acid，ALA），2项研究通过调整整体饮食计划来干预n–3多不饱和脂肪酸的摄入量；EPA的剂量范围为0.16～2.6g/d，DHA的剂量范围为0～1.8g/d，一项研究提供的ALA剂量为14g/d。结果发现，老年人补充n–3多不饱和脂肪酸能够有效增加老年人骨骼肌质量（SMD = 0.33；95%CI：0.05，0.62），对肌肉力量和步行速度无显著影响。然而，亚组分析发现，与对照组相比，只有当n–3多不饱和脂肪酸的补充剂量超过2g/d时，肌肉质量才能显著增加（SMD = 0.67；95%CI：0.16，1.16），而每日补充低于2g/d的n–3多不饱和脂肪酸时肌肉质量则无显著增加。同样，对于步行速度，研究结果发现n–3多不饱和脂肪酸补充时间大于24周能够对步行速度有明显的改善效果（SMD = 1.78；95%CI：1.38，2.17），而干预时间小于24周时则无显著效应。同样，2020年发表的另一篇综述性研究也得出了相似的结论，该研究认为如果想通过补充n–3多不饱和脂肪酸来提升老年人的身体性能，可能需要3000mg/d的DHA+EPA或更高剂量，其中最好有超过800mg/d的EPA。然而，DHA和EPA之间的最佳配比尚不清楚，未来需要更多的试验对两者的最佳作用比例进行探究。

四、抗氧化维生素及甲基供体维生素

具有抗氧化性质的维生素（如维生素C和维生素E）能够减轻体内的氧化应激水平，对抗炎症反应从而有利于老年人的骨骼肌健康。此外，体内同型半胱氨酸水平的升高与肌肉功能的下降相关，摄入维生素B_{12}和叶酸能够降低体内同型半胱氨酸水平。

1．维生素C和维生素E

现有结果提示维生素C和维生素E可能对老年人的骨骼肌健康起到有益的保护作用。未来需要更多人群试验进一步探索维生素C和维生素E等抗氧化维生素补充对老年人骨骼肌的影响。

2011年发表的一项随机对照研究探索了维生素C和维生素E对老年人身体成分的影响，研究共纳入57名平均年龄为65.6岁的健康中老年人。研究发现补充维生素C（1000mg/d）和维生素E（α-生育酚400IU/g）6个月能够显著提高中老年人的肌肉质量（$P<0.05$）。另一项2019年发表的随机对照试验探索了乳清蛋白（22g/d）、维生素D（702IU/d）和维生素E（109mg/d）的联合补充对老年肌少症患者肌肉指标的影响。研究共纳入60名65~85岁的老年肌少症患者，最终发现，连续6个月进行维生素D、维生素E和乳清蛋白的联合补充能够有效提升骨骼肌质量指数（MD＝0.18kg/m^2；95%CI：0.01，0.35）和握力（MD＝2.68kg；95%CI：0.71，4.65）。

观察性研究同样揭示了维生素C和维生素E对老年人骨骼肌健康的有益效应。一项对698名65岁及以上老年人随访3年的前瞻性队列研究发现，低浓度的血清维生素E与老年人随后的身体功能下降显著相关［比值比（odds ratio，OR）＝1.62；95%CI：1.11，2.36］。此外，2011年发表一项横断面研究发现在老年女性中较高的膳食维生素C摄入量与椅子起立测试衡量的较好的躯体功能相关（回归系数$β$＝0.972；95%CI：0.944，1.000）。

2．B族维生素

有限的证据提示补充B族维生素可能对老年人的骨骼肌健康起到保护作用。未来需要更多人群试验进一步探索B族维生素补充对老年人骨骼肌的影响。2016年发表的一项随机对照试验在2919名65岁及以上且血清同型半胱氨酸水平较高（12~50μmol/L）的老年人中随机分组，并在干预组中进行为期两年的维生素B_{12}

（500μg/d）和叶酸（400μg/d）补充。该试验通过对340名80岁及以上的高龄老年人的亚组进行分析，结果发现，对高龄老年人连续两年进行维生素B_{12}和叶酸的联合补充能够有效改善其行走测试、椅子站立试验和串联站立试验衡量的躯体活动评分（MD = 0.6；95%CI：0.0，1.1）。

3. 胆碱

胆碱作为甲基供体可以影响蛋白质的稳态，充足的摄入有利于改善蛋白质的合成并减少蛋白质的分解。目前研究总体上提示了胆碱补充对中老年人骨骼肌健康的有益效应。未来还需要更多研究来进一步证实该结论。Lee CW等2023年报告了一项胆碱补充对老年人肌肉相关指标影响的随机对照试验。该试验纳入的46名60~69岁健康老年人接受为期12周的抗阻训练，并在此期间随机分为3组接受低胆碱［2.9~5.5mg/（kg瘦体重·d）］、中胆碱［5.6~8.0mg/（kg瘦体重·d）］和高胆碱［8.1~10.6mg/（kg瘦体重·d）］的干预。结果显示，与中到高的胆碱摄入量相比，低胆碱摄入能够显著降低肌肉1次重复最大力量（胸部+腿部）的提升（$P = 0.004$）。该作者2023年还报告了另一项随机对照试验的结果。该试验纳入了37名50~69岁的健康中老年人，接受与上述研究相同的干预，只是胆碱通过额外提供蛋黄的方式提供，分别为每日无额外、1个蛋黄、3个蛋黄补充。结果显示，与中到高的补充量相比，低蛋黄补充能够显著降低大腿肌肉综合指标（腿部按压1次重复最大力量/大腿肌肉总量）的提升（$P = 0.01$）。

五、矿物质

镁、硒等矿物质对肌肉健康也具有潜在的有益作用。镁在肌肉功能中发挥着重要的基础作用，对能量代谢、离子跨膜运输和肌肉松弛及收缩至关重要。此外，镁缺乏还与体内炎症状态的增加有关。硒是人体中重要的抗氧化剂之一，谷胱甘肽过氧化物酶和硒蛋白P等含硒酶能够清除体内自由基，减轻老年人氧化应激水平。研究发现硒蛋白基因的突变可能导致肌肉疾病。此外，硒还可以调节花生四烯酸代谢，从而调节肌肉收缩。

1. 镁

来自随机对照试验和观察性研究的证据提示了镁补充对老年人骨骼肌健康可

能产生有益作用。一项随机对照试验纳入了139名平均年龄为71.5岁的日常进行轻度健身活动的健康老年女性，干预组每天接受900mg的氧化镁补充（相当于300mg生物可利用镁），干预共持续12周。分析结果发现，12周后，干预组的躯体功能（SPPB、椅子站立时间和4m步行速度等方式衡量）要明显高于对照组（$P<0.05$）；并且，在日常镁摄入量低于推荐膳食摄入量的参与者中，这种改善作用更为明显。一项横断面研究分析了1453名平均年龄为66.7岁的老年人血清镁浓度（平均为2.0mg/dL）和肌肉力量的关系。研究发现较高的血清镁浓度和老年人较好的肌肉指标有显著相关性，包括握力［回归系数$\beta \pm $标准误差（standard error，SE）：$2.0 \pm 0.5$］、小腿肌力（$\beta \pm SE: 8.8 \pm 2.7$）、膝关节伸展扭矩（$\beta \pm SE: 31.2 \pm 7.9$）和踝关节伸展强度（$\beta \pm SE: 3.8 \pm 0.5$）。

2. 硒

现有证据提示了膳食硒和血清硒可能对老年人的骨骼肌健康起到保护作用。未来需要更多人群试验进一步探索硒补充对老年人骨骼肌的影响。一项在中国台北老年人中进行的横断面研究探索了老年人血清硒水平和肌肉质量的关系，该研究纳入了327名平均年龄为71.5岁的老年人，平均血清硒水平为（1.10 ± 0.25）μmol/L。结果显示，低水平血清硒与低肌肉质量存在显著正相关关系（Q1 vs. Q4 OR[1] = 4.62；95%CI：2.11，10.10）。另一项横断面研究基于891名意大利老年人分析了血清硒与肌肉力量的关联性，平均血清硒水平为（0.95 ± 0.15）μmol/L。研究发现血清硒水平与65岁及以上老年人的髋部力量（$P_{趋势性检验} = 0.04$）、膝关节力量（$P_{趋势性检验} = 0.01$）和握力（$P_{趋势性检验} = 0.008$）呈正相关。2011年发表的一项横断面研究发现在老年女性中较高的膳食硒摄入量与3m步行试验衡量的较好的躯体功能相关（$\beta = -0.091$；95%CI：-0.165，-0.018）。

六、食物中的生物活性成分

2021年发表的一项综述对14项植物提取物或植物化学物补充对老年人肌肉力量、肌肉质量和躯体功能影响的随机对照研究进行了荟萃分析。该研究的汇总人群包括528名年龄在50~80岁的健康受试者，干预时间为6~24周。研究发现植物化

---

1 Q1 vs. Q4 QR：最低四分位组与最高四分位组相比的OR。

学物补充能够显著增加中老年人的握力（MD = 0.90kg；95%CI：0.26，1.53），并改善30s椅子站立试验（MD = 2.73次；95%CI：0.88，4.59）、6min步行试验（MD = 29.36m；95%CI：14.58，44.13）衡量的躯体功能，但对肌肉质量没有显著改善。现有证据提示了多种植物化学物可能对老年人骨骼肌健康起到保护作用，但尚需进一步的人群试验研究加以证实。

1. 多酚类

（1）儿茶素 2016年发布的一项随机对照试验探索了运动和儿茶素补充联合干预对肌少症性肥胖老年患者的影响。该试验纳入了139名患有肌少症性肥胖的日本社区老年妇女，年龄均在70岁及以上。结果显示运动和包括儿茶素（540mg/d）、富含亮氨酸的必需氨基酸（3g/d）、维生素D（20μg/d）在内的营养物质联合干预3个月能够显著改善老年妇女的腿部肌肉量（OR = 3.13；95%CI：1.05，9.27）和步行速度（OR = 3.05；95%CI：1.01，9.19）。此外，同一作者在2013年报告的另一项在75岁以上患有肌少症的日本老年妇女中进行的随机对照试验同样发现，与上述相同的联合干预方式能够显著提升干预组的躯体功能。

（2）原花青素 一项随机对照研究探索了绝经期中年女性补充葡萄籽原花青素提取物和肌肉质量的关系。该研究共纳入96名年龄在40~60岁，至少有一种更年期症状的女性，并随机分为低剂量原花青素组（100mg/d）、高剂量原花青素组（200mg/d）和安慰剂组，干预时长为8周。结果显示，低剂量组和高剂量组从基线到8周的瘦体重和肌肉质量的增加量明显高于安慰剂组（$P<0.05$）。

（3）甘草黄酮 2017年发表的随机对照研究探索了一项甘草黄酮油补充对老年人肌肉的影响。该研究纳入了50名正在接受膝骨关节炎康复治疗的非肌少症患者。研究发现，与安慰剂组相比，在54~90岁的老年人中补充300mg/d甘草黄酮油16周后躯干肌肉质量显著增加（$P<0.01$）。

（4）白藜芦醇 一项随机对照研究共纳入了30名65~80岁的健康老年人，探索白藜芦醇补充对老年人锻炼效果的提升作用。结果显示与仅进行锻炼的老年人相比，连续12周额外补充白藜芦醇（500mg/d）能够明显提升运动效果，表现为增加程度更多的膝伸肌峰值扭矩（$P<0.05$）和膝伸肌力量（$P<0.05$）。

2. 类胡萝卜素

一项基于弗拉明汉后代研究（Framingham offspring study）进行的队列研究探索

了总胡萝卜素摄入和握力及步速变化的关联。参与者基线平均年龄为61岁，分别有2452名和2422名参与者纳入握力和步速的相关分析，总胡萝卜素的中位摄入量为14.1mg/d，平均随访时间为12年。研究结果发现高总胡萝卜素摄入量与每年的握力增加呈正相关，每多增加10mg/d的总胡萝卜素摄入量，与平均每年增加的0.0316kg握力和平均每年增加的0.0021m/s步速相关。

七、其他营养物质

1. 益生菌

鼠李糖乳杆菌、长双歧杆菌、植物乳杆菌、两歧双歧杆菌等常作为保健食品原料或新食品原料添加到食品中。益生菌补充能够调节肠道菌群的平衡，降低肠道及全身炎症水平，进而发挥改善骨骼肌功能的作用。2022年发表的一项随机对照试验发现，在63~73岁的慢性阻塞性肺疾病稳定期的男性老年人中，连续16周每天补充益生菌胶囊（含1120亿活菌，包括嗜热链球菌、长双歧杆菌、短双歧杆菌、乳酸杆菌、德氏乳杆菌保加利亚亚种等）能够明显改善老年人的握力、步速和简易体能状况量表SPPB衡量的身体功能（均$P<0.05$）。

2. 益生元

益生元在肠道中能够促进有益菌而不刺激有潜在致病性或腐败活性有害菌的生长。其对肠道菌群组成的影响会进一步影响老年人的免疫系统，进而对体内的炎症反应产生调节作用。一项随机对照试验纳入了60名年龄在65岁以上的老年人，探索益生元补充对老年人衰弱相关指标的影响。干预持续13周，干预的益生元产品为菊粉（7.5g/d）和低聚果糖（3375mg/d）的混合物。结果发现，与对照组相比，益生元补充组的肌肉力量显著改善（$P<0.05$）。

3. 甜菜碱

甜菜碱存在于多种食物中，常作为重要的甲基供体参与体内甲基化反应，它可以通过减少同型半胱氨酸硫内酯，并激活胰岛素样生长因子-1途径促进肌肉蛋白质合成。Long JA等2021年报告了一项膳食甜菜碱摄入与肌肉质量变化的队列研究。研究共纳入1242名平均年龄56.1岁的中国广州参与者，随访时间为3年，基线平均甜菜碱摄入量为259mg/d。结果表明，调整混杂因素后，膳食甜菜碱摄入量与腿部及四肢骨骼肌质量和四肢骨骼肌质量指数呈线性正相关,即能量调整后膳食甜菜碱摄入每增加1个标准差(standard deviation,SD),腿部和四肢骨骼肌质量分别平均增加0.322kg和0.309kg,四肢骨骼肌质量指数平均增加0.303kg/m²。膳食甜菜碱摄入量三分位分组的分析也存在相似的结果(均$P_{趋势性检验}$<0.05)。

4. 褪黑素

褪黑素是一种由松果体产生的胺类激素,在调节昼夜节律及睡眠-觉醒方面发挥重要作用,属于我国保健食品原料之一。2016年发表的一项随机对照试验将81名健康的绝经后女性随机分组,接受安慰剂、1mg/d褪黑素、3mg/d褪黑素的干预连续一年。结果显示,与安慰剂组相比,在绝经后妇女中连续一年给予褪黑素能够使瘦体重平均增加2.6%(P = 0.04)。

第二节 营养干预改善中老年人骨质疏松

除遗传因素以外,个体的骨量很大程度上由膳食营养、生活方式等因素共同决定。有大量证据显示,营养摄入与老年人的骨质流失之间存在着密切关系,有效的营养干预能够改善老年人骨质疏松问题。本节重点综述了与骨骼健康直接关联的营养素(钙、维生素D和维生素K)干预对老年人骨质改善的效果,也简要综述了蛋白质、脂肪酸、膳食纤维、维生素C、维生素E、矿物质(镁、磷、硒、锌)以及植物化学物(类胡萝卜素和类黄酮)和其他对营养有改善作用的物质对老年人骨骼改善的作用。

一、钙

钙是人体骨骼的重要组成成分,占骨骼重量的25%。钙摄入量是影响膳食中钙吸收率和吸收总量最重要的因素。充足的钙摄入能够维持骨量并且最大限度地减少与年龄相关的骨质流失。

目前的研究证据总体上支持钙补充对老年人骨骼密度的有益作用,并且提示钙补充可能会降低老年人骨折的风险。一项纳入了59项随机对照试验的荟萃分析探索了钙补充与老年人骨密度的关联。该研究共纳入了13790名平均年龄为50~84岁的中老年人。大部分试验中参与者干预前的日常平均膳食钙摄入量小于800mg/d,钙的补充剂量大部分为1000mg/d及以上,干预时间为4个月至7年不等。结果发现,钙补充可以对中老年人全身多个部位的骨骼起到保护作用。与对照组相比，持续补充钙1年可以使髋部骨密度和全身骨密度分别增加0.6%和1.0%；而持续补充钙2年可以使全身多部位的骨密度增加0.8%~1.5%。在钙补充降低中老年人骨折风险方面，一项综述汇总了26项钙补充与老年人骨折的随机对照试验结果。该研究的汇总人群包括69107名52岁以上的社区中老年人。其中，20项研究的钙补充剂量为1000mg/d及以上。结果发现，钙补充可以降低全身［相对危险度（relative risk，RR）= 0.89；95%CI：0.81，0.96］及腰椎骨折（RR = 0.86；95%CI：0.74，1.00）风险。但值得注意的是，该综述汇总的部分研究中有钙和维生素D联合补充的研究，所以这种有益作用有可能归因于钙和维生素D的联合补充。

值得注意的是，目前大部分研究重点关注了钙补充对中老年女性骨骼的改善作用。未来还需要更多的研究进一步阐明钙补充对中老年男性骨骼的影响。2017年发表的一项荟萃分析对绝经后女性钙补充与骨密度关联的随机对照试验结果进行了汇总，该综述共纳入17项研究对象年龄大于40岁的研究，结果发现1200mg/d的钙补充能够有效减缓50岁以上各年龄段女性的骨量流失；同时，700~2000mg/d的钙补充能够有效减缓60岁以上女性的骨质流失。钙补充与中老年男性骨密度关联的研究较少，2015年一项纳入了5项随机对照试验的荟萃分析显示钙补充可以减缓中老年男性的骨量流失。

二、维生素D

维生素D及其代谢产物能够促进肠道对钙和磷的吸收，并抑制甲状旁腺激素的释放，起到维持循环中的钙和磷水平正常的作用。这种调节有助于钙和磷以骨盐的形式沉积在骨组织上，促进骨组织的钙化，从而维护骨骼的健康状态。

目前的研究证据表明，单独补充维生素D对中老年人的骨骼保护作用有限。在骨密度方面，一项荟萃分析汇总了23项维生素D补充与中老年人骨密度关联的随机对照研究，共纳入了4082名平均年龄为59岁的中老年人，干预剂量为300~2000IU/d，干预时长为6个月至5年。结果发现补充维生素D与股骨颈骨密度呈正向关联（SMD = 0.8%；95%CI：0.2%，1.4%），而与腰椎、前臂、全髋及全身骨密度不相关。在骨折风险方面，2016年的一项研究汇总了17项中老年人补充维生素D与骨折关联的随机对照试验的结果，发现在27651名58岁以上的中老年人中，补充3个月至5年的维生素D与全身各部位的骨折发生无关联。2019年的另一项综述性研究得出了相似的结论。该研究同样汇总了中老年人补充维生素D与骨折关联的随机对照试验,共纳入34243名平均年龄大于61.8岁的中老年人,干预剂量为400~3000IU/d,干预时长为3个月至5年。该研究同样发现补充维生素D与髋部骨折或全身骨折的发生无关联。

值得注意的是,钙和维生素D的联合补充能够降低骨折发生的风险。2020年发表的一项荟萃分析探索了维生素D补充与中老年人骨折的关联。结果发现单独补充维生素D与全身骨折发生并无关联,而钙和维生素D的联合补充能够有效降低骨折发生的风险(RR = 0.859;95%CI:0.741,0.996)。

三、维生素K

维生素K以两种维生素形式存在:维生素K_1(叶绿醌)和维生素K_2(甲基萘醌,MK),其中维生素K_2还可以进一步分为不同的亚型,即短链(MK-4)和长链(MK-7、MK-8和MK-9等)。研究显示,维生素K_1在血浆中可以存在24h,而MK-7半衰期更长,在补充后96个小时仍然能够在血液中检测到。此外,MK-7的生物利用度也远超过MK-4。

骨钙素(骨Gla蛋白)是骨代谢的重要生物标志物。研究表明,维生素K缺乏与血清非羟化骨钙素含量升高密切相关,而血清非羟化骨钙素含量的升高是骨折的独立危险因素。维生素K在体内作为辅助因子,能够辅助Glu(谷氨酸)残基转变为Gla(γ-羧基谷氨酸)残基。Gla蛋白能够与钙离子结合形成稳定的复合物,具有绑定胶原蛋白,促进软骨形成和组织钙化的作用,在维持骨骼健康中发挥着重要的作用。

目前的研究总体上支持补充维生素K,尤其是维生素K_2对老年人骨骼健康的保护作用。2022年一项荟萃分析汇总了20项维生素K与骨健康关系的随机对照试验。该研究主要针对50岁及以上的中老年人,干预时间为6~36个月,干预剂量为100μg/d~5mg/d维生素K_1或180μg/d~45mg/d维生素K_2。结果发现,与对照组相比,补充维生素K可以明显降低总骨折发生风险(RR = 0.44;95%CI:0.23,0.84)与脊柱骨折发生风险(RR = 0.42;95%CI:0.27,0.66)。

维生素K补充对中老年人骨骼健康的有益效应对于绝经后女性更为显著。2022年一项综述对补充维生素K_2与绝经后女性骨健康关联的随机对照试验结果进行了汇总。汇总人群包括来自16项研究的6425名平均年龄大于50岁的绝经后中老年女性,干预时间为6~36个月。结果发现,与对照组相比,补充维生素K_2可以显著提高1.42%（95%CI：0.11，2.73）的前臂骨密度。同年的另一项综述也对维生素K_2补充与绝经后女性骨骼健康的关联进行了荟萃分析。纳入分析的人群包括来自9项研究的6853名平均年龄均在53岁以上的绝经后患骨质疏松症的女性，干预剂量均为45mg/d，干预时间为48周至48个月。结果发现，与对照组相比，补充维生素K_2可以显著提高2.17%（95%CI：1.59，2.76）的腰椎骨密度和1.57%（95%CI：1.15，1.99）的前臂骨密度。

四、蛋白质及蛋白质水解物

蛋白质对骨骼健康的作用具有双重性。一方面，骨有机质中95%为胶原蛋白。蛋白质摄入在骨基质中Ⅰ型胶原蛋白和其他非胶原蛋白（如骨钙素、骨涎蛋白等）的生物合成中发挥着重要作用。此外，蛋白质摄入与生长激素、胰岛素样生长因子-1（IGF-1）有关，胰岛素样生长因子-1可以促进骨细胞的增殖和分化、增加骨质沉积量、促进骨矿化。另一方面，较高的蛋白质摄入会降低肠道对钙的吸收，促进尿液中钙的排泄。此外，蛋氨酸、半胱氨酸等富含含硫氨基酸的动物性蛋白代谢后能够影响血液酸碱度，促进尿钙丢失且刺激破骨细胞骨吸收，降低骨密度。

1．蛋白质

2023年发表的一项伞状综述探索了膳食蛋白质摄入水平与骨健康的关系。该综述共纳入11项前瞻性队列研究和/或随机对照研究的系统综述，由于低/高蛋白质摄入组以及干预组蛋白质的摄入量差异很大，证据的确定性较低。然而，证据总体上支持与低蛋白质摄入量相比，高蛋白质摄入量能够降低髋部骨折的发生风险。

虽然目前的研究存在较大的异质性，但是现有证据总体上提示增加膳食蛋白质的摄入和蛋白质干预对骨密度的有益影响。2019年一项对膳食蛋白质摄入预防老年人骨质疏松作用的前瞻性队列研究进行的荟萃分析共纳入了4项队列研究。结果显示，与低蛋白摄入量相比，高蛋白摄入与较低的髋部骨折的发生风险显著相关［风险比（hazard ratio，HR）= 0.89；95%CI：0.84，0.94］，且该结果在男性（HR = 0.82；95%CI：0.73，0.93）和女性（HR = 0.91；95%CI：0.86，0.98）的亚组分析中均具有稳健性。同样，随机对照试验的荟萃分析也发现了蛋白质补充对骨密度的有利效应。2017年发表的一篇综述共纳入了来自16项随机对照试验的3591名平均年龄为21.3~89岁的成年人，通过高蛋白饮食或在膳食中添加乳制品来源的蛋白质来进行干预，干预时间为6个月至2年不等。结果表明，与较低蛋白质摄入量组相比，膳食增加蛋白质摄入可以增加0.52%（95%CI：0.06%，0.97%）的腰椎骨密度。值得注意的是，该研究的对象年龄跨度较大，因此蛋白质补充对老年人骨骼健康保护的实际效果可能会有所不同。

2. 氨基酸

2019年一项在我国老年人中进行的前瞻性队列研究探索了血清中不同的氨基酸水平与骨密度及骨折的关系。研究对象基线平均年龄为72岁，研究共包括1424名男性和1573名女性。对混杂因素进行调整后，发现4年期间，血清缬氨酸［OR/1SD（即每增加1个标准差时所对应的比值比）= 0.83；95%CI：0.75，0.91］、色氨酸（OR/1SD = 0.88；95%CI：0.80，0.96）、亮氨酸（OR/1SD = 0.92；95%CI：0.87，0.98）、异亮氨酸（OR/1SD = 0.87；95%CI：0.79，0.96）浓度越高，骨密度下降的风险越低；而血清高同型半胱氨酸则与骨密度下降风险增加相关（OR/1SD = 1.16；95%CI：1.05，1.27）。骨折事件的中位随访时间为9.6年。对混杂因素进行调整后发现较高的血清色氨酸［HR/1SD（即每增加1个标准差时所对应的风险比）= 0.86；95%CI：0.75，0.98］和牛磺酸（HR/1SD = 0.86；95%CI：0.76，0.99）水平能降低严重骨质疏松性骨折的发生风险。在男性中，较高的血清同型半胱氨酸水平与较高的严重骨质疏松性骨折的发生风险相关（HR/1SD=1.29；95%CI：1.12，1.50）。

3. 胶原蛋白肽

一项针对绝经后女性的胶原蛋白肽干预试验的干预方式为胶原蛋白肽（5g/d）、钙和维生素D联合补充，干预12个月。结果发现与对照组（仅补充钙和维生素D）相比，额外补充胶原蛋白能够有效提升总骨密度（$P<0.01$）和骨小梁密度（$P<0.01$）。另一项在绝经后女性中进行的随机对照试验中，共有131名绝经后女性被随机分配到干预组或对照组，干预组每日服用5g生物活性胶原蛋白肽，干预时长为12个月。结果显示，与对照组相比，干预组的脊柱骨密度和股骨颈骨密度均有所增加（$P<0.05$）。

4. 初乳碱性蛋白

初乳碱性蛋白（colostrum basic protein，CBP）是以牛初乳为原料，经杀菌、脱脂、离心分离去除酪蛋白、α-乳白蛋白、β-乳球蛋白，再经微滤、超滤、冷冻干燥等工艺而制成。2009年，我国将牛初乳碱性蛋白列入国家新资源食品目录中，并规定人体每日摄入量不超过100mg。动物研究发现，正常大鼠饲喂含牛初乳碱性蛋白的饲料，能够有效增加大鼠血清中碱性磷酸酶的活性，促进大鼠对钙的吸收和重吸收，显著增加骨密度。

目前对CBP的人群研究较少，对乳碱性蛋白（milk basic protein，MBP）的人群研究较多。现有研究总体上支持MBP对成年人及中老年女性的骨密度和骨代谢的有益作用，但中老年男性人群补充MBP与骨健康关联的证据仍较少，需要进一步研究阐明。这提示了我们CBP可能会发挥类似于MBP的维持骨健康、增加骨密度的作用。

一项MBP补充对健康绝经期妇女骨代谢影响的随机对照试验将32名平均年龄为50.5岁的中老年绝经期健康女性随机分配至安慰剂组或MBP干预组。其中，MBP干预组连续6个月接受每天40mg的MBP补充。结果显示，MBP组腰椎骨密度的平均增益显著高于安慰剂组（$P = 0.046$）。此外，与安慰剂组相比，MBP补充组尿中的骨代谢指标Ⅰ型胶原交联N-末端肽（N-terminal telopeptide of type I collagen，NTX）水平明显下降，表明MBP补充可以有效抑制骨吸收，维持骨重塑的平衡。

此外，也有较多的研究探索了MBP补充对其他年龄段人群骨密度的影响。一项在中国青年女性中进行的随机对照试验发现每天补充含有40mg MBP的牛乳8个月后尿NTX水平明显下降，表明MBP能够有效抑制骨吸收。Uenishi K等、Aoe S等、Yamamura J等开展的随机对照试验也分别发现与安慰剂组相比，连续6个月补充40mg/d的MBP能够有效增加健康成年女性的腰椎（$P = 0.042$）、左侧跟骨（$P = 0.049$）和桡骨（$P<0.05$）的骨密度。Toba Y等开展的随机对照试验发现在健康成年男性中补充MBP 300mg/d连续16d能够有效降低尿NTX水平。

综上，现有证据提示蛋白质和蛋白质水解物如氨基酸、胶原蛋白肽、初乳碱性蛋白可能对老年人骨骼健康起到保护作用，但是需要进一步的研究来验证该结论。

五、n-3多不饱和脂肪酸

多项体内体外研究已经证明了n-3多不饱和脂肪酸对老年人骨骼健康的有益作用。例如，研究发现多不饱和脂肪酸通过增加IGF-1（胰岛素样生长因子-1）和甲状旁腺激素的产生促进成骨细胞分化，而n-3多不饱和脂肪酸则可以下调与破骨细胞生长有关的化学物质；此外，n-3多不饱和脂肪酸能在血清低钙水平时通过调节钙-ATP酶提高钙吸收效果。

目前研究总体上支持在中老年人中补充n-3多不饱和脂肪酸能够有效改善骨骼健康，增加骨密度。Chen H等2024年发表的一项系统综述发现，n-3多不饱和脂肪酸摄入量与老年人骨折发生和复发的风险呈负相关，且这种益处在骨折遗传风险较高的个体中更为明显。此外，人群干预试验也发现多不饱和脂肪酸，尤其是n-3多不饱和脂肪酸对老年人骨骼健康有保护效应。2019年发表的一项综述对多不饱和脂肪酸补充和骨密度关联的随机对照试验进行了荟萃分析。研究共纳入28项针对40岁及以上中老年人的随机对照研究，研究的平均干预人数为252人，平均干预时间为12.9个月。研究发现补充n-3多不饱和脂肪酸（0.4~5.8g/d）能够明显增加股骨颈骨密度（MD = 0.04g/cm^2；95%CI：0.00，0.08）；此外，总PUFA（多不饱和脂肪酸）的摄入增加也能够有效增加股骨颈骨密度（MD = 0.07g/cm^2；95%CI：0.03，0.1）。2021年发表的另一项荟萃分析验证了之前的结论。该研究共纳入了12项随机对照试验，研究参与者的年龄均在50~79.5岁，干预时间为6个月以内至36个月不等，n-3多不饱和脂肪酸干预剂量为0.3~14g/d。研究发现，补充n-3多不饱和脂肪酸能够显著增加中老年人的骨密度（WMD = 0.005g/cm^2；95%CI：0.000，0.010）。此外在绝经后妇女中补充n-3多不饱和脂肪酸改善骨密度的效果更为明显（WMD = 0.024g/cm^2；95%CI：0.020，0.028）。

六、膳食纤维

一项基于弗拉明汉后代队列进行的研究探索了膳食纤维摄入与骨密度的关联。该队列研究共纳入792名男性（平均年龄58.1岁）和1065名女性（平均年龄57.3岁），队列每4年随访一次。调整混杂因素后，结果发现，在男性中，每增加5g/d的膳食总纤维与股骨颈每年减少0.06%的骨质流失相关（P = 0.003）；在女性中，每增加5g/d的总蔬菜纤维摄入与第2腰椎至第4腰椎每年减少0.12%的骨质流失相关（P = 0.01）。该结果提示补充膳食纤维可能对中老年人骨密度起到有益的保护作用。

七、其他维生素

维生素C和维生素E是具有抗氧化性质的维生素，能够减轻体内的氧化应激水平，对抗炎症反应导致的骨吸收及骨钙流失。

1. 维生素C

现有证据总体上支持补充维生素C对中老年人骨骼的保护作用。一项发表于2001年的前瞻性队列研究探索了绝经后女性每日补充维生素C与骨密度的关系。研究共纳入了994名平均年龄为72岁的社区女性，每日补充维生素C的剂量从100mg到5000mg不等，平均剂量为每日745mg。研究发现，在调整了混杂因素后，每日补充维生素C的女性桡骨中段、股骨颈和髋部的骨密度水平显著高于不补充维生素C的女性（$P<0.02$）。研究结果还表明，维生素C、钙和雌激素联合补充的女性骨量最高。

此外，现有证据也提示了充足的膳食维生素C摄入对骨骼健康的有益效应。2020年发表的一项荟萃分析对17项观察性研究进行了汇总，发现膳食维生素C的摄入可以降低骨质疏松（$RR = 0.66$；95% CI：0.48，0.92）和髋部骨折（$RR = 0.66$；95% CI：0.47，0.94）的发生风险。此外，还发现维生素C膳食摄入量与腰椎（相关系数$r = 0.15$；95% CI：0.09，0.23）和股骨颈（相关系数$r = 0.20$；95% CI：0.11，0.34）骨密度均呈正相关。2018年发表的一项荟萃分析同样发现较高的膳食维生素C摄入可以有效降低髋部骨折风险（$RR = 0.73$；95%CI：0.55，0.97）。现有证据总体上支持膳食维生素C和补充维生素C对骨健康的保护作用。

2. 维生素E

一项发布于2021年的前瞻性队列研究提示了维生素E对中老年人骨骼的保护作用。研究结果发现，适当摄入膳食维生素E（Q2 vs. Q1）[1]与男性全身任意部位骨折（$RR = 0.79$；95%CI：0.64，0.98）、手腕骨折（$RR = 0.51$；95%CI：0.29，0.90）及女性髋部骨折（$RR = 0.81$；95%CI：0.66，0.99）的风险下降相关。此外，2022年发表的一项横断面研究提示了相同的结论。共有153名年龄在50～80岁的中老年人参与了这项研究。研究发现，在调整混杂因素后，维生素E摄入水平低于膳食营养素参考摄入量（dietary reference intakes，DRI）的参与者在所有测试部位的骨密度均显著低于维生素E摄入水平高于DRI的参与者。

维生素C和维生素E的联合干预也表现出了对骨密度的积极影响。2017年发表的一项随机对照试验发现，与对照组相比，在平均年龄68岁的老年人中持续12周每天进行1000mg维生素C和235mg维生素E的联合干预能够使骨密度增加1.0%

1　Q2 vs. Q1：摄入量五分位中第二低分位组与最低分位组比较。

（95%CI：0.3%，1.7%）。另一项随机对照试验也发现连续12个月每天进行1000mg维生素C和400IU维生素E的干预能够有效提高髋部骨密度0.0087g/cm^2（$P = 0.047$）。

八、其他矿物质

1. 镁

人体大约60%的镁存在于骨骼中。镁可以通过辅助因子的形式影响矿物质代谢，并通过减少羟基磷灰石晶体大小直接影响骨质量。镁缺乏会影响成骨细胞和破骨细胞的活动，使骨质减少，骨骼脆性增加，并对钙代谢产生影响。

现有证据提示膳食镁和血清镁对老年人骨密度的积极影响，但补充镁对中老年人骨骼健康的作用还需要更多研究加以证实。2014年发布的一项荟萃分析纳入了来自12项病例对照研究的1349名绝经后女性，结果发现绝经后骨质疏松女性的血清镁水平较健康女性低（SMD = −0.55；95%CI：−0.83，−0.26）。该关联在以年龄分组（60岁以下和60岁以上）的亚组分析中保持不变。另一项对2项队列研究和1项巢式病例对照研究汇总的荟萃分析发现膳食镁摄入与股骨颈（相关系数$r = 0.14$；95%CI：0.00，0.28）、全髋部（相关系数$r = 0.16$；95%CI：0.00，0.32）、前臂（相关系数$r = 0.28$；95%CI：0.02，0.53）骨密度均呈正向关联。

2. 磷

磷也是骨骼构成的必需物质，软骨和类骨组织矿化需要足够的磷供应。需要注意的是，在骨形成的过程中2g钙需要1g磷，形成以羟基磷灰石为主要成分的无机磷酸盐。高磷摄入可引起骨盐丢失，钙磷乘积小于35mol/L时骨矿化迟缓。钙磷比值低的饮食，会使血甲状旁腺激素和尿钙水平增加，可能会干扰骨代谢和增加骨吸收。因此，膳食中的钙磷比例影响钙吸收，不合理的钙磷比例将增加骨盐丢失；成人膳食中的钙磷比例为（1~2）:1时有利于增加钙的吸收率。因此，高磷摄入可能会干扰钙和磷之间的平衡，导致钙的流失从而对骨骼造成损害。

综上，现有证据提示膳食磷摄入可能对骨密度起到保护作用，但磷补充时需要考虑整体钙磷平衡，避免高磷摄入对骨骼健康可能带来的负面影响。一项在韩国成年人中进行的横断面研究探索了膳食磷摄入水平与骨密度的关联。该研究共纳入4935名韩国成年人，发现膳食磷摄入水平与50岁以下男性腰椎（$r = 0.129$，$P < 0.01$）、50岁以上男性全身（$r = 0.121$，$P < 0.01$）和股骨颈（$r = 0.133$，$P < 0.01$）、

绝经后女性腰椎（$r = 0.148$，$P<0.01$）和股骨颈（$r = 0.144$，$P<0.01$）骨密度均呈正相关。值得注意的是，由于磷摄入对骨骼影响的双重性，磷和钙摄入量的比例比磷的绝对摄入量对骨骼代谢更重要。2019年一项在510名45～58岁围绝经期女性中进行的横断面研究发现，膳食中的钙磷水平是所有部位骨含量和骨密度的重要预测因素。

3. 硒

硒在人体内具有重要的抗氧化作用，能够帮助清除人体体内的自由基，起到对抗骨细胞损伤的作用。

现有证据提示一定范围内较高的血清硒和膳食硒水平可能对全身多个部位的骨密度起到有益作用。2023年发表的一项荟萃分析探索了中老年人血清硒和膳食硒与骨骼健康的关系。该综述共纳入了来自19项研究的69672名参与者，平均年龄为39.4～75.8岁，平均硒摄入量为41.2～154.4μg/d，平均血清硒水平为66.7～131.1μg/L。研究结果显示，膳食硒摄入水平（$\beta = 0.04$；95%CI：0.00，0.07）和血清硒水平（$\beta = 0.13$；95%CI：0.00，0.26）与骨密度呈现出显著正相关关系；同样，硒摄入水平较高的人群患骨质疏松症的风险较低（$OR = 0.47$；95%CI：0.31，0.72），骨质疏松症患者的血清硒水平要显著低于健康对照组（$WMD = -2.01μg/L$；95%CI：-3.91，-0.12）；高膳食硒摄入量与髋部骨折发生的风险降低相关（$OR = 0.44$；95%CI：0.37，0.52）。

然而，补充硒对中老年人骨骼的作用还需要更多研究加以证实。一项人群研究对120名55岁以上存在骨质减少或有骨质疏松症的绝经后妇女进行了为期25周的随机对照试验，参与者随机分配至每天口服200μg、50μg的亚硒酸盐组或服用安慰剂的对照组。结果显示，与安慰剂组相比，补充硒盐并不能对骨密度产生改善作用。

4. 锌

锌能够参与碱性磷酸酶的活化，该酶在骨骼胶原蛋白合成和钙磷沉积中发挥着重要作用。此外，锌还可以增加人体内生长激素和血清胰岛素样生长因子的分泌和表达，进而促进成骨细胞分化、成熟，并可能减少骨胶原退化。

目前观察性研究的证据提示了体内适宜的锌水平和膳食锌对骨骼健康的保护作用。2014年发表的一项综述性研究对13项血清锌与骨质疏松症关联的病例对照研究进行了汇总，纳入人群包括平均年龄60岁以上的男性和绝经后女性。研究发现骨质疏松症组的血清锌水平明显低于对照组（SMD = –1.40mg/L；95%CI：–2.12，–0.41）。一项绝经后女性膳食锌摄入水平与骨密度关联的横断面研究发现膳食锌摄入水平与腰椎（r = 0.167，P = 0.035）、股骨颈（r = 0.268，P = 0.001）、全髋（r = 0.231，P = 0.003）骨密度均呈正相关。

来自随机对照试验的证据提示了锌补充时要注意日常锌摄入量以达到对骨骼的最佳保护作用。一项针对绝经后女性的随机对照试验共纳入了224名绝经后女性。与对照组相比，干预组女性每天多摄入2mg铜和12mg锌，干预持续两年。结果发现，当日常锌摄入量低于8.0mg/d时，补充锌能够明显阻止全身骨密度的下降（P<0.05）；而当日常锌摄入量高于8.0mg/d时，锌摄入引起了负面影响，表现为显著的骨密度下降（P<0.05）。

九、植物化学物

植物化学物在人体内往往具有抗炎和抗氧化作用。目前研究总体上提示了类胡萝卜素和类黄酮等植物化学物补充可能对中老年人骨骼健康具有保护作用。也有研究证实了大豆异黄酮补充对骨骼健康的有益作用，并且在不同形式的大豆异黄酮中，染料木素可能对骨健康的保护作用更为明显。

1. 类胡萝卜素

有研究发现，$β$-胡萝卜素能够诱导骨髓间充质干细胞成骨分化。此外，$β$-胡萝卜素可显著增加碱性磷酸酶（alkaline phosphatase，ALP）分泌。ALP是骨形成过程中重要的基础物质，由活跃的成骨细胞释放，表明骨代谢加速。

2023年发表的一项综述汇总了14项观察性研究的结果。总研究人群包含175378名年龄介于34～83岁的人群。研究结果显示，在亚洲人群中，$β$-胡萝卜素摄入量与骨质疏松症的患病风险呈负相关（OR = 0.512；95%CI：0.403，0.650）。此外，研究还发现在全人群中$β$-胡萝卜素摄入量与整体骨密度呈正相关（SMD = –0.213；95%CI：–0.391，–0.034）。一项基于美国国家健康与营养调查（National Health and Nutrition Examination Survey，NHANES）进行的观察性研究探索了中老年人类胡萝卜素摄入与骨质疏松症患病风险的关系。研究共纳入了4820名平均年龄为61.9岁的中老年参与者。结果表明，较高的$α$-胡萝卜素（Q5 vs. Q1 OR[1] = 0.54；95%CI：0.30，0.96）、β-胡萝卜素（Q5 vs. Q1 OR = 0.33；95%CI：0.19，0.59）、β-隐黄质（Q5 vs. Q1 OR = 0.61；95%CI：0.39，0.97）和叶黄素+玉米黄素（Q5 vs. Q1 OR = 0.53；95%CI：0.30，0.94）摄入与较低的骨质疏松症发生风险相关。2021年发表的另一项荟萃分析也支持β-隐黄质降低骨质疏松症和髋部骨折风险的作用。Ye J等2024年发表的一项系统综述发现，叶黄素可以通过抗氧化和抗炎作用，刺激骨形成并抑制骨吸收，从而改善骨质疏松。此外，多数流行病学研究发现，较高的叶黄素摄入量与较高的骨密度及较低的骨质疏松症和骨折风险相关。

2. 类黄酮

（1）总黄酮　一项纳入了1188名70岁以上的澳大利亚女性的队列研究探索了膳食总黄酮摄入与骨骼健康的关联。在超过5年的随访中，研究发现较高的膳食总黄酮摄入与较低的骨质疏松性骨折（HR = 0.65；95%CI：0.47，0.88）、髋部骨折（HR = 0.58；95%CI：0.36，0.95）发生风险相关。在我国2239名中老年女性中进行一项横断面分析发现总黄酮、黄烷-3-醇、黄酮、黄酮醇、原花青素的摄入水平与全身骨密度呈正相关；总黄酮、黄酮醇的摄入水平与股骨颈骨密度呈正相关；黄烷-3-醇、黄酮醇的摄入水平与腰椎骨密度呈正相关。

（2）大豆异黄酮　2022年发布的一项荟萃分析探索了大豆异黄酮补充对围绝经期和绝经后女性骨密度作用的影响。该研究共纳入了18项随机对照研究，共包括2350名平均年龄为57岁的中老年女性，大豆异黄酮的平均添加剂量为（106.2±60.9）mg/d，干预持续6～24个月。研究结果表明，补充大豆异黄酮可以提高围绝经期和绝经后女性的腰椎（WMD = 1.63；95%CI：0.51%，2.75%）、股骨颈（WMD = 1.87；95%CI：0.14%，3.60%）、髋关节（WMD = 0.39%；95%CI：0.08%，0.69%）骨密度。此外，亚组分析发现染料木素对骨密度的影响最为显著（腰椎WMD = 6.63%；95%CI：1.61%，11.64%。股骨颈WMD = 5.67%；95%CI：0.87%，10.47%）。同样，一项对61025名40～74岁研究对象随访9.5年的前瞻性队列研究也发现较高的膳食总大豆异黄酮（HR = 0.73；95%CI：0.56，0.97）和染料木素（HR = 0.75；95%CI：0.58，0.99）摄入与较低的骨质疏松性骨折发生风险相关。

1　Q5 vs. Q1 OR：最高五分位组与最低分位组相比的OR。

十、其他营养物质

1. 益生元

补充益生元能够有效改变肠道微生物群落的组成，改善肠道微生态系统。膳食益生元能够有效增加乳酸菌和双歧杆菌等有益菌的丰度，从而增加钙的吸收并调节免疫反应，防止骨质流失。此外，益生元补充能够刺激肠道中短链脂肪酸的产生，能降低肠道pH，防止植酸盐和草酸盐诱导的钙沉淀，并可以通过增强肠道上皮屏障、改善肠道形态特征等方式增加肠道对钙的吸收。

一项随机对照试验将15名健康的绝经后女性随机分组，以交叉设计的方式使其接受菊苣低聚果糖和长链菊粉混合物（1∶1，共5g/d）或安慰剂干预6周，并在经过6周洗脱期后，再接受另一种干预6周。结果发现，与安慰剂相比，服用益生元后镁和钙的吸收明显增加（$P<0.05$），骨形成（血清骨钙素水平）在第6周呈上升趋势（$P<0.05$）。这表明，补充6周的菊苣低聚果糖和长链菊粉能够有效改善绝经后女性的矿物质吸收并影响骨转换标志物水平。

2. 益生菌

补充益生菌对骨骼健康保护作用的机制与益生元相似，其能够有效改善肠道微生态系统，进而增加肠道对钙的吸收并调节免疫反应，降低全身炎症水平，促进骨骼健康。

2018年发布的一项随机对照试验探索了罗伊氏乳杆菌补充对老年女性骨骼健康的影响。研究共纳入90名75~80岁低骨密度的老年女性，干预组每天口服10^{10}CFU的罗伊氏乳杆菌6475（*L. reuteri* 6475），干预时长为12个月。结果发现，与安慰剂组相比，益生菌补充有效降低了胫骨总骨密度的损失（MD = 1.02%；95%CI：0.02%，2.03%）。

第三节　营养干预改善中老年人骨关节健康

营养在维护骨关节健康方面扮演着重要的角色。口服膳食补充剂和营养素是有效的选择，不仅可以缓解疼痛，还有助于改善日常生活中受限的关节功能。多种营养补充剂可以通过促进软骨修复和再生来加强关节结构，从而减轻关节炎引起的不适和僵硬感。此外，一些营养物质还具有抗氧化和抗炎作用，有助于清除过多的自由基，预防氧化损伤，减少软骨破坏，调节炎症反应，防止组织过度损伤，减少关节疼痛和肿胀。本节重点综述了氨基葡萄糖、软骨素、胶原蛋白及其水解物、多糖类和其他营养物质补充与骨关节健康的关系。

一、氨基葡萄糖

氨基葡萄糖，也被称为葡萄糖胺，常用的剂型包括硫酸氨基葡萄糖和盐酸氨基葡萄糖两类，是一种在软骨、肌腱等关节组织中普遍存在的重要物质。氨基葡萄糖是蛋白多糖大分子合成过程中的重要物质，能够促进软骨细胞合成更多的胶原蛋白、糖蛋白和糖胺多糖，提高关节滑液的黏性，提升关节的润滑效果并减少关节摩擦，减轻疼痛和不适感。氨基葡萄糖还能够修复和重建关节软骨，减少关节面间的硬性摩擦，阻断IL-1和肿瘤坏死因子对软骨的破坏作用，抑制基质金属蛋白酶（matrix metalloproteinase，MMP）的表达。此外，氨基葡萄糖能够抑制损伤关节软骨的MMP和磷脂酶A2的活性，阻止超氧化类物质的产生并抗炎止痛、延缓软骨退化，维持软骨正常代谢。

虽然研究结果具有异质性，但目前研究总体上提示氨基葡萄糖（硫酸氨基葡萄糖或盐酸氨基葡萄糖）补充剂对骨关节健康可能具有缓解骨关节炎患者疼痛的效应。2018年一项荟萃分析汇总了补充氨基葡萄糖对膝关节退行性症状影响的随机对照试验。该研究共纳入了来自13项试验的3668名平均年龄为50～70岁的中老年骨关节炎患者，平均干预时间为42天至3年。结果发现，与安慰剂组相比，补充氨基葡萄糖（1200～1500mg/d）可以有效改善VAS疼痛指数评分（WMD = −7.41mm；95%CI：−14.31，−0.51），但对关节硬化程度和关节活动功能没有显著改善。

1. 硫酸氨基葡萄糖

一项随机对照试验纳入了252名年龄大于55岁的中老年膝关节炎患者，探索硫酸氨基葡萄糖补充对膝关节功能的影响。纳入研究的对象骨关节炎奎森功能演算指数（Lequesne评分）至少为24分，症状持续至少6个月，随机分组分别给予500mg/d的硫酸氨基葡萄糖和安慰剂。研究发现，干预4周后，硫酸氨基葡萄糖干预组的Lequesne评分的改善作用要显著优于安慰剂组（$P<0.05$）。另一项随机对照试验在80名60岁以上的膝关节炎患者中进行。参与者过去三个月患侧膝关节大部分时间疼痛或不适。干预组给予1500mg/d的硫酸氨基葡萄糖，干预时长为6个

月。结果发现,安慰剂组和硫酸氨基葡萄糖干预组的VAS疼痛指数评分没有差异;两组间膝关节屈曲程度的差异有统计学意义(MD = 13°;$P<0.05$)。但值得注意的是,两组间屈曲程度的变化小于测角仪可检测的最小变化,因此可能存在测量误差。

2. 盐酸氨基葡萄糖

一项随机对照试验将71名日本膝关节炎患者随机分组,给予安慰剂或1500mg/d的盐酸氨基葡萄糖干预18个月。试验参与者的平均年龄为69.4岁。结果发现,盐酸氨基葡萄糖干预组的VAS疼痛评分、WOMAC总评分较基线时均有所改善(均$P<0.01$)。另一项为期24个月的随机对照试验共纳入了662名40岁及以上的膝关节炎患者。研究发现每天补充1500mg盐酸氨基葡萄糖在改善WOMAC评分方面表现出有益但不显著的趋势。其他随机对照研究同样发现了补充1500mg/d盐酸氨基葡萄糖24个月在改善关节间隙宽度(joint space width,JSW)方面与对照组没有差异。

二、软骨素

软骨素是一种多糖分子,存在于人体软骨、骨骼、皮肤和动脉壁中。硫酸软骨素是软骨素的一种形式,由软骨素分子与硫酸基团共价结合而形成,这种化学结构使得硫酸软骨素具有更好的溶解性和生物利用率。用于营养补充剂的软骨素来源包括牛气管、猪肉副产品、鲨鱼软骨等。硫酸软骨素能够恢复软骨的细胞外基质,促进软骨细胞生长和修复,防止含硫氨基酸的缺乏,阻止软骨进一步退化。软骨素还可以刺激滑液的产生和分泌,作为输送管道,为软骨供氧和输送重要的营养素。由于关节软骨并无血液供应,因此所有的供氧、滋养及润滑作用均来自滑液。关节老化、受伤或疾病会导致软骨素流失而造成关节滑液产生不足和缺少,进而导致软骨营养不良、变薄及脆弱。此外,软骨素能够抑制破坏软骨的酶类(例如胶原酶、弹性蛋白酶和组织蛋白酶)活力,以免软骨被分解。

目前研究证据总体上能够得出补充软骨素或硫酸软骨素可以减轻骨关节疼痛、减缓骨关节退行性变、发挥骨关节保护作用的结论。2019年发表的一项荟萃分析纳入了18项随机对照试验的结果,探索补充硫酸软骨素对退行性骨关节炎症状的缓解效应。研究共包含3791名50~70岁的膝关节炎患者,干预时间为13~104周,干预剂量为400~1200mg/d。研究结果显示，与安慰剂组相比，补充硫酸软骨素可以明显减轻疼痛程度（SMD = –0.63；95%CI：–0.91，–0.35）和改善Lequesne评分（SMD = –0.82；95%CI：–1.31，–0.33），并且将分析限制在低偏倚风险的研究中时，我们发现硫酸软骨素改善骨关节炎的效果仍然存在。另一项探索硫酸软骨素缓解退行性骨关节炎症状的系统综述和荟萃分析发表于2015年。该综述共纳入来自43项研究的4962名接受软骨素治疗的参与者和4148名接受安慰剂或其他治疗的参与者，参与者大多为膝关节炎患者，少数为手部骨关节炎或髋关节骨关节炎患者，干预时间从1个月到3年不等，大多数研究的干预剂量大于800mg/d。研究结果显示，软骨素干预短于6个月（MD = –10.14mm；95%CI：–14.58，–5.71）和干预长于6个月（MD = –9.01mm；95%CI：–17.68，–0.34）时均能够有效降低疼痛。当干预时长短于6个月时，补充软骨素能够明显改善Lequesne评分（SMD = –0.57；95%CI：–0.84，–0.30）；当干预时长短于6个月时，软骨素补充组的最小关节间隙宽度损失显著小于安慰剂组，相对风险差异为4.7%（95%CI：1.6%~7.8%）。

三、氨基葡萄糖与软骨素联合作用

虽然氨基葡萄糖和硫酸软骨素对中老年人骨关节的健康效应已经被证实，但目前证据提示氨基葡萄糖与硫酸软骨素的联合治疗对中老年骨关节健康没有显著的改善作用。

2018年发布的一项系统综述和荟萃分析汇总了6项氨基葡萄糖联合软骨素补充剂缓解膝关节炎症状的随机对照试验。共707名平均年龄50岁以上的膝关节炎患者接受了氨基葡萄糖和软骨素的联合补充，平均干预剂量为1200mg/d氨基葡萄糖+1500mg/d软骨素，干预周期为42天至3年不等。结果发现与安慰剂组相比，联合补充氨基葡萄糖和软骨素，对膝关节炎患者的疼痛指数VAS评分及WOMAC总分及各维度评分均无明显改善作用。一项在47名40岁及以上的台湾省膝关节炎患者中进行的随机对照试验同样探索了两者联合补充对膝关节的影响。该试验中有24名干预组患者使用关节腔注射透明质酸（50mg/d）联合口服氨基葡萄糖（750mg/d）和软骨素（250mg/d）混合口服液对膝关节炎进行治疗8周。结果发现联合治疗对膝关节炎的疼痛症状（$P<0.05$）和关节活动能力（$P<0.05$）均有改善作用。此外，Sawitzke AD等在2008年和2010年实施的两项随机对照试验中分别纳入了129名和260名40岁及以上的膝关节炎患者，干预组连续24个月进行1500mg/d氨基葡萄糖和1200mg/d硫

酸软骨素的联合干预。结果发现,干预前后,氨基葡萄糖联合硫酸软骨素组的JSW和WOMAC评分没有显著差别,提示氨基葡萄糖和硫酸软骨素联合干预不能显著改善膝关节炎的疼痛、活动功能和关节腔狭窄。

由于有限的研究数量和病例样本,且现有的荟萃分析中原始研究结果出现明显的异质性,因此,尚需多中心、更大人群的随机对照试验来进一步探索氨基葡萄糖与软骨素联合干预对老年人骨关节健康改善的效果。

四、胶原蛋白及其水解物

胶原蛋白补充剂包括非水解胶原蛋白、非变性Ⅱ型胶原蛋白和胶原蛋白水解物三种。非水解胶原蛋白通常是食品工业的副产品,富含甘氨酸、脯氨酸和羟脯氨酸等氨基酸,非水解胶原蛋白可以通过提供必要的氨基酸对骨骼健康产生积极影响。非变性Ⅱ型胶原蛋白经过糖基化的生物化学修饰,具有良好的安全性和潜在的免疫调节特性,但其在人体肠道内被消化和吸收的程度还有待评估。经过加工和水解,胶原蛋白可以增加其氨基酸和/或肽的生物利用度。这种经过加工和水解的胶原蛋白产品被称为胶原蛋白水解物,又称胶原蛋白肽。天然胶原蛋白通常具有较大的分子质量(285~300ku),经过变性和水解处理后,产生了低分子质量(3~6ku)更容易被吸收的胶原蛋白肽。

目前的研究证据总体上支持胶原蛋白及其水解物补充对中老年人骨关节的保护作用,能够缓解关节疼痛症状,减轻关节僵硬程度。2012年发表的一篇综述对口服补充胶原蛋白或其衍生物与骨关节炎关系的随机对照试验进行了荟萃分析。研究共纳入来自8项试验的1187名平均年龄为57岁的中老年人,大部分参与者为膝关节炎患者,少数为髋关节炎患者,胶原蛋白水解物平均干预剂量为10g/d,干预时间为3个月至6个月;非变性Ⅱ型胶原蛋白干预剂量为40mg/d,平均干预时间为3个月。研究结果显示,与安慰剂组相比,补充胶原蛋白水解物能够显著降低VAS疼痛评分(MD=-0.49mm;95%CI:-1.10,-0.12),但对WOMAC疼痛评分没有显著的改善作用。

近年来的随机对照试验同样验证了这一结论。2020年发布的一项随机对照试验纳入了来自中国台湾的167名自我报告膝盖疼痛的研究对象。研究对象的平均年龄为63岁,干预组进行10g/d胶原蛋白肽干预12周。结果显示,12周后胶原蛋白肽组膝关节VAS疼痛评分($P<0.05$)和Lysholm膝关节功能评分有所改善($P<0.001$),但安慰剂组与干预组之间的差异没有统计学意义。2019年在美国88名平均年龄53.3

岁的骨关节炎患者中进行的随机对照试验评估了水溶性蛋壳膜水解物补充剂对骨性关节炎患者症状的影响。结果显示，与安慰剂组相比，补充5天450mg/d的水溶性蛋壳膜水解物能够明显改善WOMAC僵硬评分（$P<0.05$）且效果维持到了12周以上。

五、多糖类

在关节保护方面发挥主要作用的多糖主要为透明质酸（hyaluronic acid，HA），还包括壳聚糖、黄原胶、低分子肝素、海藻酸盐和其他多糖。透明质酸是糖胺聚糖的一种，属于酸性黏多糖，广泛分布于人体各部位，其中皮肤也含有大量的透明质酸。透明质酸由单位D-葡萄糖醛酸及N-乙酰葡糖胺组成，是一种高分子的高级直链黏多糖。D-葡萄糖醛酸及N-乙酰葡糖胺之间通过β-1,3-糖苷键相连，双糖单位之间由β-1,4-糖苷键相连。分子中两种单糖的摩尔比例为1∶1。体内透明质酸的分子质量范围广泛，从5000～2000万u不等。在透明质酸网络内，水分子通过极性键和氢键与透明质酸分子相结合，使其被牢固地锁定在其中，不易流失。作为关节运动的润滑剂，透明质酸可减少关节软骨之间的摩擦。骨关节炎患者的关节滑膜液中透明质酸浓度和分子质量降低，是炎症发生的重要危险因素。口服或局部注射透明质酸作为一种重要的治疗方法，常用来缓解骨关节炎症状。

既往研究发现，透明质酸可与肠道的Toll样受体（TLR-4）结合，提高抗炎因子IL-10并降低炎性因子前体，从而降低关节腔的炎性反应。此外，透明质酸还可调节关节内巨噬细胞吞噬作用及白细胞趋化性，从而抑制关节内的炎症反应，延缓关节软骨的退化。

目前研究总体上支持口服补充透明质酸能够有效改善老年人骨关节退行性变过程中的疼痛程度，并且对退行性骨关节炎的其他症状也有较好的改善作用。2016年发表的一项系统综述共纳入13项随机对照试验，探索透明质酸口服补充对膝关节疼痛的治疗效应。研究中透明质酸平均干预剂量为48～240mg/d，平均干预时长为2周至12个月。该系统综述认为，目前大部分研究均提示口服HA可以有效改善关节疼痛，部分研究提示了口服透明质酸对WOMAC指数的改善作用。

近年来的随机对照试验同样验证了这一结论。2021年在中国台湾轻度膝关节炎的患者中进行了一项透明质酸口服补充对膝关节疼痛症状影响的随机对照试验。透明质酸补充组和安慰剂组的平均年龄均在60岁以上，透明质酸补充组每天补充50mg透明质酸、750mg氨基葡萄糖和250g软骨素连续8周。结果显示，与安慰剂组相比，透明质酸补充组的膝关节痛症状明显降低（$P = 0.01$）。2015年发表的一项随机对照试验共纳入40名平均年龄为61.0岁的中老年人，随机分组接受口服透明质酸56mg/d或安慰剂3个月。结果发现，与安慰剂组相比，透明质酸补充组的VAS、WOMAC总分和WOMAC疼痛评分均显著改善（$P<0.05$），且血清和滑液中炎症细胞因子水平显著降低（$P<0.05$）。2014年发表的另一项随机对照试验纳入了68名平均年龄为54.8岁的轻度膝关节疼痛患者。参与者随机分组接受48mg/d的透明质酸或安慰剂干预90d，两组参与者的平均年龄均大于50岁。结果显示，与安慰剂组相比，透明质酸补充组的VAS评分有显著改善（$P = 0.0005$）且滑膜积液减少（$P = 0.04$）。

六、其他营养物质

1. 维生素D

维生素D可以通过免疫调节、影响骨代谢等途径发挥软骨保护作用，影响关节健康。维生素D受体广泛表达于T细胞等多种免疫细胞，可以抑制TNF-α、IL-6等炎症性细胞因子的产生，从而减轻关节的炎症反应。维生素D在关节软骨保护和修复方面也发挥着重要作用，可以通过抑制炎症反应和降低细胞凋亡来保护关节软骨免受进一步的破坏。2019年发表的一项综述探索了维生素D在骨关节炎进展中发挥的作用。该综述认为目前研究总体上说明了补充维生素D对骨关节炎进展似乎没有益处，然而亚组分析的结果表明，补充维生素D可以缓解低维生素D水平状态（<50nmol/L）下的关节疼痛。因此，根据目前的证据，在考虑血清维生素D水平的情况下，有选择地进行维生素D补充可以获得最大的保护效果。

2. n-3多不饱和脂肪酸

n-3多不饱和脂肪酸可以改善关节软骨和软骨下骨的组织和生化学指标，包括软骨基质的 MMP-2（金属蛋白酶-2）、胶原蛋白的交联、黏多糖含量和软骨下骨的骨密度等。此外，n-3多不饱和脂肪酸能够抑制促炎反应，降低体内炎症水平，并产生强大抗炎活性的脂质环氧化物，有效调节滑膜组织中的n-6花生四烯酸的含量和代谢。目前的随机对照试验提示了n-3多不饱和脂肪酸对中老年人骨关节健康的有益效应。一项纳入177名关节炎患者的研究发现，与单独补充硫酸氨基葡萄糖相比，在硫酸氨基葡萄糖（500mg/d）中加入n-3多不饱和脂肪酸（0.2g/d）治疗

26周，WOMAC疼痛指数的改善效果优于单独补充氨基葡萄糖。未来还需要更多的人群试验对n-3多不饱和脂肪酸的健康效应进一步验证。

3. 姜黄素

姜黄素可以通过降低血清中各种炎症介质的水平、抑制软骨细胞凋亡和抑制滑膜增生和血管生成等途径发挥关节保护作用。目前研究总体上支持姜黄素和姜黄提取物在提升关节功能、改善关节疼痛和僵硬方面具有显著作用。2022年发表的一项综述探索了补充姜黄素或姜黄提取物对关节炎患者疼痛程度的影响。综述共纳入了来自29项随机对照试验的2396名参与者，大部分纳入研究的参与者平均年龄在50岁以上，干预剂量从120～1500mg/d不等，干预时间从4周至36周不等。荟萃分析的结果显示，与对照组相比，姜黄素补充可以显著降低VAS（SMD=2.03；95%CI：-3.03，-1.03）、WOMAC疼痛评分（SMD=-0.69；95%CI：-0.83，-0.55）和WOMAC僵硬评分（SMD=-0.22；95%CI：-0.35，-0.09）。

4. 虾青素

虾青素于1938年首次在龙虾中发现，具有强大的淬灭单线态氧和清除自由基能力。研究发现其抗氧化活性比玉米黄素、叶黄素、角黄素和β-胡萝卜素高10倍，比α-生育酚高100倍。虾青素的软骨保护作用已经在多种动物模型中得到证实。在一项纳入了235名平均年龄为55.9岁的参与者的随机对照试验中，研究者评估了补充含虾青素的磷虾油6个月对轻度至中度膝关节炎患者的膝痛程度、僵硬度和躯体功能的影响。干预组每日服用0.60gEPA、0.28gHA和0.45g虾青素，干预共持续6个月。结果发现与安慰剂组相比，食用磷虾油的参与者在膝痛、僵硬度和躯体功能方面均有所改善（均$P<0.05$）。

第四节 营养干预改善中老年人认知功能

平衡膳食在维护老年人认知功能、延缓认知衰退、降低痴呆风险方面发挥着重要作用。大量证据表明营养干预能够有效提升中老年人的认知功能。本节重点综述了补充n-3多不饱和脂肪酸、磷脂、B族维生素、复合维生素矿物质、蛋白质和氨基酸对中老年人认知功能的改善作用，也简要综述了补充益生菌、植物化学物等的有益作用。

一、n-3多不饱和脂肪酸

n-3多不饱和脂肪酸有助于生命早期的脑部发育，具有抗炎和保护认知的功能，其中二十二碳六烯酸（DHA）和二十碳五烯酸（EPA）在其中发挥着重要作用。DHA是一种维持脑功能和完整性的必需脂肪酸，能够调节神经胶质细胞的活性，发挥抗炎作用，改善认知功能。EPA能够减少中老年人群脑灰质的萎缩，发挥抗炎作用，同时对抑郁等精神情绪问题也有一定的保护作用。

目前，大部分对n-3多不饱和脂肪酸的研究集中于EPA和DHA的联合补充对中老年人认知和与认知相关疾病的影响。随机对照试验总体上提示，补充包括DHA和EPA在内的n-3多不饱和脂肪酸对提升中老年人的认知功能有微弱的有益作用。2020年发表的一项综述对n-3多不饱和脂肪酸、n-6多不饱和脂肪酸和总不饱和脂肪酸补充对中老年人新发神经认知疾病和认知影响的随机对照试验进行了汇总。其中，n-3多不饱和脂肪酸的补充剂量大都在400～2400mg/d，所有研究的干预持续时间均在24周或以上，受试者平均年龄均为45岁及以上，患有或不患任何类型的神经认知疾病。来自13项随机对照试验的14851名受试者的荟萃分析结果显示，补充n-3多不饱和脂肪酸对MMSE认知功能评分有较弱的改善作用（MD = 0.10；95%CI：0.03，0.16），而对新发神经认知疾病或新发认知障碍没有影响。此外，由于证据质量较低，该研究并没有得出α-亚麻酸、n-6多不饱和脂肪酸和总不饱和脂肪酸对老年人的认知改善效果。但在空间记忆能力方面，研究认为增加多不饱和脂肪酸的摄入能够显著改善中老年人的空间记忆能力（MD = 7.17；95%CI：0.48，13.86）。此外，2023年的一项研究对82项随机对照试验进行概况性综述后发现，在所有的研究中，与安慰剂组相比，共有43.6%的研究报告了n-3多不饱和脂肪酸补充对中老年人认知功能改善的阳性结果，7.7%报告了阴性结果，48.7%报告了中性结果。此外，与认知功能正常的中老年人相比，在患有MCI或痴呆的患者中进行的随机对照试验报告了更多的阳性结果，分别有66.7%和57.1%的研究报告了补充n-3多不饱和脂肪酸对MCI和痴呆患者认知功能的改善作用。

值得注意的是，干预研究的时长均较短，而队列研究提示长期n-3多不饱和脂肪酸的补充对中老年人认知功能具有更好的保护效应。2023年发布的一项研究报告了阿尔茨海默病神经影像学倡议（Alzheimer's disease neuroimaging initiative，ADNI）队列研究的结果及n-3多不饱和脂肪酸对痴呆和认知下降影响的队列研究综述的结果。ADNI队列中，对1135名无痴呆的平均年龄为73岁的参与者随访6年的结果显示，长期服用n-3多不饱和脂肪酸补充剂（≥10年）的参与者患阿尔茨海默病的风险明显下降（HR = 0.37；95%CI：0.18，0.75），但在补充时长短于10年的参与者中则观察不到这种保护效应。此外，该研究者对18项队列研究（46548名参与者）的汇总结果显示，n-3多不饱和脂肪酸摄入对认知功能下降具有显著的保护作用（HR = 0.91；95%CI：0.82，1.00）。此外，膳食中的DHA或EPA摄入量与认知功能下降的风险呈显著负线性相关，DHA或EPA摄入量每增加0.1g/d，认知功能下降的风险分别降低8.0%或9.9%；而膳食摄入总n-3多不饱和脂肪酸与认知功能下降风险之间无显著关系。此外，中高水平的证据表明血浆EPA（RR = 0.88）和红细胞膜DHA（RR = 0.94）水平升高与认知能力下降的风险降低相关。

此外，在患有轻度认知障碍的老年人中n-3多不饱和脂肪酸的保护作用可能更为明显。与其他n-3多不饱和脂肪酸相比，EPA和DHA对中老年人认知的保护作用更显著。2020年发布的一项综述探索了n-3多不饱和脂肪酸补充对非痴呆人群认知功能的影响，总共汇总了25项随机对照试验的结果。纳入研究的参与者平均年龄为57.54岁，干预的中位时长为24周。大部分研究使用EPA和DHA联合补充，DHA的中位干预剂量为800mg/d（四分位剂量为480～900mg/d），EPA的中位干预剂量为480mg/d（四分位剂量为128～870mg/d）。结果发现，n-3多不饱和脂肪酸补充对非痴呆成年人的整体认知功能无影响，但在记忆能力方面表现有轻微的有益作用（SMD = 0.31；95%CI：0.10，0.52）。在患有轻度认知功能障碍（MCI）的老年人中同样进行了相关研究的汇总。纳入研究的干预持续时间为3～24个月，DHA干预剂量为180～3000mg/d，EPA干预剂量为40～720mg/d。7项随机对照研究的荟萃分析结果显示，与安慰剂组相比，n-3多不饱和脂肪酸补充能够有效改善老年人MCI患者的认知能力（WMD = 0.85；95%CI：0.04，1.67）。

二、磷脂

1. 乳磷脂

乳脂肪球膜（milk fat globule membrane，MFGM）为包裹在乳脂肪液滴外部的3层膜状结构，主要由脂质和特异性膜蛋白质组成，是存在于母乳及其他哺乳动物乳汁中一种结构复杂的乳成分。其中，MFGM的脂质部分含有大量的极性脂质，主要为甘油磷脂和鞘脂两大类。甘油磷脂主要包括磷脂酰胆碱、磷脂酰乙醇胺、磷脂酰丝氨酸、磷脂酰肌醇、磷脂酰甘油及磷脂酸，鞘脂主要包括鞘磷脂和神经节苷脂。

目前研究已经证明了MFGM对婴幼儿的健康效应，包括调节肠道微生物菌群、促进神经和认知发育、提高婴幼儿免疫功能等。然而，MFGM补充对中老年人认知功能影响的研究数量较少，只有一项2024年发布的随机对照研究发现补充富含MFGM的牛乳可以有效改善老年人的情景记忆。该试验共纳入了44名65岁以上的健康或MCI老年人，随机分为两组，每天饮用200mL的MFGM强化牛乳或普通牛乳14周。结果显示与普通牛乳组相比，14周的MFGM强化牛乳补充能够有效改善老年女性的情景记忆（$P<0.05$）。

2. 磷脂酰丝氨酸

磷脂酰丝氨酸是人类大脑皮层中含量最丰富的酸性磷脂，主要分布在细胞质膜上，占人类大脑皮质总磷脂的13%~15%。磷脂酰丝氨酸被发现在关键信号转导、调节神经递质释放等方面发挥关键作用。2022年发布的一项荟萃分析揭示了磷脂酰丝氨酸补充对老年人认知功能的影响。该综述共纳入了来自5项随机对照试验的961名65岁及以上的老年人，干预剂量为100~300mg/d，干预时长从6周至6个月不等。结果发现，补充磷脂酰丝氨酸，特别是补充剂量为300mg/d时，对老年人的认知功能尤其是记忆力方面（$SMD = 0.22$；$95\% CI: 0.06, 0.38$）具有显著改善效果。此外，2013年发表的一项研究表明，除记忆功能外，补充磷脂酰丝氨酸也能够有效提升中老年人的执行功能（$P = 0.004$）和心理灵活性（$P = 0.01$）。综上所述，目前的人群试验总体上可以得出补充磷脂酰丝氨酸对老年人认知功能的积极影响。

3. 磷脂酰胆碱及相关营养物质

磷脂酰胆碱（卵磷脂）是一种重要的磷脂成分，广泛存在于生物膜，特别是细胞膜中，是大多数哺乳动物细胞膜的主要磷脂。磷脂酰胆碱可以通过"胞苷-5'-二磷酸胆碱"途径合成，该途径以胆碱为前体，胞二磷胆碱为胆碱代谢生成的中间产物。胆碱是磷脂酰胆碱的关键组成成分，也是神经递质乙酰胆碱的前体。胆碱广泛存在于各种食物中，其中主要以磷脂酰胆碱的形式存在于动物性食物中。磷脂酰胆碱对维持大脑及神经系统的正常功能至关重要。此外，神经递质乙酰胆碱也参与认知和记忆功能。本小节从磷脂酰胆碱、胞二磷胆碱和胆碱，出发分别说明其改善中老年人认知的健康效应。

（1）磷脂酰胆碱　目前研究总体上提示了较高的磷脂酰胆碱摄入能够有效改善中老年人的认知功能，降低痴呆的发病风险。一项纳入了2497名42~60岁不患痴呆的芬兰男性队列研究探索了磷脂酰胆碱摄入与中老年男性认知功能的关联。参与者基线磷脂酰胆碱摄入量均值和标准差分别为188mg/d和63mg/d。在21.9年的随访中，共有337名参与者被确诊为痴呆。结果显示，与最低摄入四分位的参与者相比，磷脂酰胆碱摄入水平最高四分位的痴呆发病风险降低了28%（95% CI：1%，48%）。

（2）胞二磷胆碱　2023年一项胞二磷胆碱和认知功能关联的荟萃分析得到了相同的结论。该研究共纳入了2项随机对照试验和5项观察性研究，纳入的参与者包括阿尔茨海默病、帕金森病、血管性痴呆等多种认知障碍患者。结果表明，所有的研究都表明胞二磷胆碱对认知功能的积极作用。所有研究、使用MMSE量表作为结果的研究、观察性研究的荟萃分析均表明，胞二磷胆碱能够显著改善认知功能。

（3）胆碱　黄榕珠等2022年对胆碱和老年人认知功能的关系进行了综述。其中，8项胞二磷胆碱干预对中老年人认知功能影响的随机对照试验显示，补充胞二磷胆碱具有改善认知功能的健康效应。此外，6项观察性研究的结果提示了膳食胆碱及其磷脂酰胆碱有益于中老年人的认知功能，同时血中较高水平的胆碱与老年人具有较好的认知功能有关。同样，2023年发表的另一项研究综述了胆碱补充的健康效应，也认为补充胆碱在改善中老年人认知方面很有前景。中国营养学会2022年发布的《维护老年人认知功能营养专家共识》同样提出"膳食胆碱和磷脂酰胆碱的摄入有利于老年认知功能的改善"。

三、B族维生素

同型半胱氨酸（Hcy）是一种神经毒性氨基酸，能够引起β-淀粉样肽的沉积和脑萎缩。Hcy水平的升高是痴呆的危险因素。据估计，12%~31%的痴呆或AD患者可归因于Hcy水平的升高。许多研究已经证实，B族维生素中的维生素B_6、维生素B_{12}和叶酸能够有效降低Hcy水平。此外，B族维生素还具有调节神经递质代谢、维持神经系统的化学传导过程的作用。

在中老年人中补充B族维生素的随机对照试验多采用维生素B_6、维生素B_{12}和叶酸中的两种或三种联合补充的方式为主。部分人群流行病学研究发现了B族维生素对中老年人认知功能的有益效应。2022年发表的一项综述对95项B族维生素对认知功能和痴呆影响的研究（25项随机对照试验、20项队列研究、50项横断面研究）进行了荟萃分析。所有研究的参与者平均年龄均在45岁及以上，其中随机对照试验研究参与者的平均年龄为60~85岁，干预方式以维生素B_6、维生素B_{12}和叶酸中的两种或三种联合补充为主，也有单独补充的干预方式。随机对照试验的汇总结果显示，补充B族维生素能够有效改善MMSE评分（MD = 0.14；95%CI：0.04，0.23）。亚组分析结果显示，在干预时长大于12个月的研究中，补充B族维生素能够有效改善认知能力（MD = 0.15；95%CI：0.05，0.26），而在干预时长小于或等于12个月的研究中则没有发现这种改善。此外，在非痴呆人群中，补充B族维生素能够有效缓解认知能力的下降（MD = 0.15；95%CI：0.04，0.25），而在痴呆或阿尔茨海默病患者中则没有发现这一保护作用。队列研究的汇总结果发现，在50岁以上非痴呆人群中，叶酸摄入水平最高组发病风险明显降低（HR = 0.61；95%CI：0.47，0.78），而在维生素B_6和维生素B_{12}中则没有发现这种关联。同样，其他研究也得出了类似的结论。如2021年一项对来自21项随机对照试验（7571名受试者）的汇总研究也发现，补充B族维生素对无认知障碍或MCI患者的老年人认知功能有显著的改善作用（MD = 0.36；95%CI：0.18，0.54）。

然而，Rutjes AW等和McCleery J等在2018年发表的研究分别综述了B族维生素补充对认知健康和患有MCI的中老年人认知功能的影响。两项综述分别纳入了来自14项和5项随机对照试验的27882名和879名中老年人，研究结果认为目前并不能得出补充B族维生素对健康和MCI中老年人认知功能的改善作用。不过，在情景记忆、执行功能和处理速度方面，补充B族维生素对MCI中老年人可能有微弱的改善作用。此外，两项在2023年和2019年发表的综述性研究均未发现补充B族维生素对中老年人认知功能的改善作用。

上述研究表明，目前补充B族维生素对中老年人认知功能影响的综述结果好坏参半。不过值得注意的是，观察性研究的证据总体上提示了保持较为健康的B族维生素水平有助于预防与年龄相关的神经退行性变和认知衰退，并且在叶酸缺乏或不足的MCI老年人中补充叶酸能够有效改善认知功能。

2020年发表的一项综述共纳入了21项样本量在155～7030的观察性研究，探索B族维生素和中老年人认知功能的关联度。纳入的参与者年龄为45岁及以上。对横断面研究的荟萃分析发现，循环中较高的维生素B_{12}（OR = 0.77；95%CI：0.61，0.97）和叶酸（MD = 0.68；95%CI：0.51，0.90）浓度分别与较低的痴呆和认知下降风险显著相关，而维生素B_6则不存在这种关联。对队列研究的荟萃分析则没有发现B族维生素与认知功能的关联。此外，中国营养学会2022年发布的《维护老年人认知功能营养专家共识》通过检索和评价叶酸和老年人认知功能关联的研究，得出了以下推荐意见：对叶酸缺乏或不足的轻度认知障碍老年人补充叶酸（400～800μg/

d）可以改善其认知功能；改善维生素 B_6 和维生素D营养状况可降低老年人认知相关疾病的发生风险。

四、复合维生素矿物质

多种微量营养素在维持神经健康和改善认知功能方面发挥着重要作用。维生素A、B族维生素、维生素C等多种维生素能够有效缓解氧化应激和炎症引起的神经元损伤，对神经传导和中枢神经系统可塑性至关重要。锌、铁、铜等多种矿物质在神经递质合成、髓鞘形成、突触活动调节和神经可塑性等方面发挥着重要作用。

2018年发表的一项综述探索了抗氧化营养物质补充对认知功能的影响。研究共纳入了来自8项随机对照试验的47840名参与者。研究者认为，根据目前随机对照试验的结果可以推测长期补充抗氧化营养素（如维生素C和β-胡萝卜素）可能会对健康中老年人的认知功能产生有利影响。

不仅前期的综述性证据提示了复合维生素矿物质（multivitamin-mineral，MVM）对中老年人认知功能的改善作用，后续开展的多项大型的随机对照试验也证明了补充MVM能够有效改善中老年人的认知功能。

COSMOS（COcoa Supplement and Multivitamin Outcomes Study）是由美国国立卫生研究院国家老龄化研究所组织、美国维克森林大学医学院和哈佛大学医学院共同开展的大型、长期、随机、对照试验。其中，第一项大型、长期的随机对照试验COSMOS-Mind的结果发布于2022年。这项随机对照试验共纳入2262名65岁及以上的老年人（平均年龄73岁），通过长达3年的干预和随访，探索每天补充可提取物和/或MVM对老年人认知功能的影响。该研究2022年发表的结果为，每日补充MVM能够显著改善整体认知功能（多项指标的平均标准化分数Z-评分 = 0.07；95%CI：0.02，0.12），并且这种有益效应在本身有心血管疾病史的参与者中更为明显。MVM补充也能够有效改善参与者的记忆力（Z-评分 = 0.06；95%CI：0.002，0.13）和执行能力（Z-评分 = 0.06；95%CI：0.01，0.11）。2023年发布的COSMOS-Web研究是另一项独立的大型、长期的双盲随机对照研究，该研究复现了COSMOS-Mind试验的结果。COSMOS-Web共纳入了3562名平均年龄为71岁的老年人，随机分组分别补充MVM或安慰剂一年，并随访至第三年。结果发现，补充MVM一年能够显著提升ModRey测试评估的参与者即时回忆能力（平均值：0.23，标准差：0.10），且该效果在研究的剩余两年内仍然保持（平均值：0.15，标准差：0.06）。分析结果显示连续一年补充MVM的改善效果相当于提高了3.1年的记忆力。此外，该试验同样发现在有心血管疾病史的患者中，补充MVM对即时回忆的改善效果更佳。第三项大型、长期的双盲随机对照试验COSMOS-Clinic的研究成果于2024年发布，该研究纳入了573名平均年龄为69.6岁的老年人，结果发现连续两年补充MVM对老年人的认知功能有微弱却不显著的提升作用（多项指标矫正后的MD = 0.06 SD；95%CI：-0.003，0.13），但对情景记忆能力则有显著的提升作用（MD = 0.12 SD；95%CI：0.002，0.23）。

对来自上述三项COSMOS（COSMOS-Mind、COSMOS-Web、COSMOS-Clinic）的荟萃分析结果发现，在中老年人中补充MVM能够有效提升认知功能和情景记忆能力，每天补充多种维生素矿物质的受试者，在2~3年的时间里对整体认知功能的影响程度相当于将认知衰老延缓2年。

五、蛋白质和氨基酸

充足的蛋白质摄入对认知功能具有有益效应。色氨酸和酪氨酸分别是重要神经递质5-羟色胺和多巴胺的前体，两者对神经活动的正常运行具有重要作用。蛋白质摄入还会降低单胺氧化酶的表达。该酶负责分解多巴胺，较高的蛋白质摄入会降低单胺氧化酶的活性，从而增加多巴胺的可用性。目前研究总体上支持保持充足的蛋白质摄入能够有效保护老年人的认知功能。中国营养学会2022年发布的《维护老年人认知功能营养专家共识》中推荐"蛋白质的摄入以及必要时补充肽类物质有利于老年认知功能"。

1. 蛋白质

充足且适当的蛋白质摄入对维持中老年人健康的认知功能至关重要。2021年发表的一项综述探索了蛋白质对认知功能的影响。该研究认为目前大多数研究发现老年人的蛋白质摄入水平与总体认知功能呈正相关，在日常生活中习惯性摄入蛋白质是一种保护因素，能够减轻老年人的认知功能下降。在情景记忆、工作记忆和流体智力方面，充足的蛋白质同样展现出了有益作用。然而，需要注意的是，有研究发现过量的蛋白质摄入可能与65岁以上老年人MCI的发生风险增加相关。因此，在老年人中，充足、适当的蛋白质摄入十分关键，蛋白质摄入不足和过量均与不良认知结局相关。

在虚弱的老年人中同样发现了蛋白质摄入对认知功能的重要作用。一项随机对照试验共纳入了65名平均年龄为79岁的虚弱老年人。结果显示，补充30g/d的蛋白质24d能够有效改善虚弱老年人的反应速度（$P = 0.03$）。另一项随机对照试验探索了补充30g/d蛋白质和抗阻训练对虚弱或虚弱前期老年人认知功能的影响。对127名65岁及以上的老年人的试验结果显示补充蛋白质和抗阻训练相结合能够有效提高信息处理速度（$P = 0.04$）。

2. 多肽

（1）乳清蛋白肽　Kita M等在2018年和2019年分别发表了补充富含甘氨酸-苏氨酸-色氨酸-酪氨酸肽（GTWY）的乳清蛋白肽对101名主观疲劳和健忘程度较高的中老年人以及114名健康中老年人认知功能的影响。两项试验的干预方式均为干预组每天服用6片含乳清蛋白肽1g（其中有1.6mg的GTWY）的片剂，持续12周。结果显示，在主观有健康问题的中老年人中，与安慰剂组相比，干预组的言语流畅性的评分显著高于安慰剂组（$P = 0.012$）；在健康的中老年人中，与安慰剂组相比，干预组的联想学习能力显著改善，对视觉信息的注意力和空间识别能力有改善趋势。

（2）核桃肽　近年来，许多外源性生物活性肽在改善增龄导致的认知功能下降过程中发挥着重要作用。2024年发布的一项综述系统性地阐述了多种外源性生物活性肽对改善认知的健康效应。该研究认为，多种外源性生物活性肽（包括植物源性和动物源性生物活性肽）具有改善认知，缓解阿尔茨海默病的潜力。其中，植物源性生物活性肽，特别是核桃源性生物活性肽的生物活性特性得到了广泛的研究。

目前已成功从核桃蛋白水解物（walnut protein hydrolysates，WPH）中提取出多种多肽，这些多肽具有多种生物活性，包括抗氧化作用和增强记忆力等。例如，从WPH中提取出的精氨酸含量较高的几种肽具有调节神经递质水平、抗炎抗氧化、调节肠道微生物群组成和丰度的作用。此外，既往研究还从WPH中分离出能够直接抗β-淀粉样蛋白（amyloid β-protein，Aβ）聚集和沉积的生物活性肽。目前研究已经证明了核桃源性生物活性肽对认知的改善机制，但还没有随机对照试验探索WPH来源的生物活性肽对中老年人认知功能的影响，未来需要更多研究填补这一空缺。

3. 氨基酸及其衍生物

（1）牛磺酸 既往研究显示，脑脊液中的牛磺酸水平是检测认知能力的有效生物标志物。多项实验研究发现，牛磺酸可以通过减轻炎症、上调抗氧化能力、增强线粒体的生物发生、增强突触功能等机制来改善认知功能。

2018年发布的一项随机对照试验探索了牛磺酸补充对老年女性认知功能生物标志物的影响。研究共纳入了48名平均年龄为（83.58±6.9）岁的老年女性，牛磺酸补充组补充剂量为1.5g/d，共干预14周。结果发现，只有牛磺酸补充组的血浆神经元特异性烯醇化酶水平明显提升，IL-1β/IL-1ra明显下降（$P<0.05$）。此外，只有接受牛磺酸补充且每周运动两次受试者的MMSE评分显著提升（$P<0.05$）。另一项对31名在医院住院的老年痴呆女性患者进行的随机对照试验发现，每天补充3g牛磺酸连续4周能够显著提升受试者血清和尿液中的牛磺酸水平，且在语言和执行能力上有积极改善。

观察性研究也提示了牛磺酸对老年人认知功能的保护作用。2017年发布的一项病例对照研究报道了痴呆老年人和健康老年人膳食牛磺酸摄入水平的差异。研究通过对41种富含牛磺酸的食物的摄入频率进行评分来计算参与者的膳食牛磺酸指数。结果发现，老年痴呆患者的牛磺酸指数要显著低于正常老年人的牛磺酸指数（$P<0.01$），老年人的牛磺酸指数与MMSE认知功能评分呈显著正相关（$P<0.05$）。

（2）色氨酸 一项纳入了32名多发性硬化症患者的人群研究探索了补充不同色氨酸含量的乳清蛋白对患者认知功能的影响。在四个试验环节中，参与者分别服用40g乳清蛋白，额外含有1.43g、2.86g、5.24g色氨酸的40g乳清蛋白。四个测试环节的间隔时间为一周。结果显示，与只补充乳清蛋白的组相比，额外服用色氨酸能够剂量依赖性地提高血清色氨酸水平。在摄入干预物3h后，即使是最低水平的色氨酸添加，与纯乳清蛋白组相比也能够显著提高患者的即时单词回忆能力和延迟识别能力（均$P<0.05$）。

（3）L-茶氨酸 L-茶氨酸是源自茶叶中的一种非蛋白质氨基酸，已经被证明能够通过调节单胺类与氨基酸类神经递质、抑制尼古丁乙酰胆碱受体、抑制细胞凋亡信号通路、下调炎症因子表达等方式来发挥中枢神经保护作用。目前研究已经发现了L-茶氨酸的急性和长期补充对认知功能改善的效果。在急性效果方面，2010年发布的一项随机对照试验纳入了18～45岁的29名健康成年人，干预组饮用含有

97mg L-茶氨酸和40mg咖啡因的饮料，10min和60min后注意力均有显著提升（$P<0.05$）。在长期补充效果方面，2021年的一项随机对照试验探索了补充L-茶氨酸对中老年人认知功能的影响。该试验共纳入了69名50～69岁，MMSE量表得分≥24分的日本中老年人。参与者随机被分为干预组和安慰剂组，干预组每天接受100.6mg的L-茶氨酸补充，持续12周。结果显示，补充L-茶氨酸能够明显改善中老年人的注意力，提升其工作记忆和执行功能（均$P<0.05$）。

六、益生菌

衰老导致的肠神经元丧失会改变肠道动力学和黏膜屏障，并引起肠道菌群失衡，从而引起肠道炎症反应，通过"微生物-肠-脑"轴加剧老年人患神经退行性疾病的风险。越来越多的研究证明补充益生菌可以改善肠道屏障功能，减轻氧化应激和炎症，并改善认知功能。此外，益生菌及其代谢产物（如脂多糖等）可通过促使巨噬细胞极化、增进神经信号物质的生成、调节内分泌细胞激素等途径改善脑功能。

多项研究认为益生菌补充对中老年人，特别是对有认知障碍的中老年人存在改善认知功能的健康效应。2023年发布的一项荟萃分析纳入了10项益生菌补充对中老年人认知功能影响的随机对照试验。共有715名受试者纳入汇总，年龄均在50岁及以上。干预益生菌主要包括乳杆菌和双歧杆菌，干预时长从3周至24周不等。结果显示，与安慰剂组相比，益生菌组的认知功能有显著提升（SMD = 0.64；95%CI：0.15，1.12）。亚组分析的结果发现，在有认知障碍的人群中，益生菌补充能够显著提升受试者的认知功能（SMD = 1.34；95%CI：0.51，2.16），而在没有认知障碍的受试者中则未能发现该效果。此外，与含有多种益生菌的补充剂相比，单一益生菌菌株对改善认知具有显著效果（SMD = 0.04；95%CI：0.06，0.75）。另一项对7项随机对照试验的荟萃分析发现了相似的结果。干预时长为8周或12周。研究发现补充益生菌能够显著提升中老年人的认知功能（SMD = 0.24；95%CI：0.05，0.42）。同样，研究发现，益生菌补充对认知障碍个体的认知功能提升更有效（SMD = 0.25；95%CI：0.05，0.45），且单一益生菌菌株对改善认知更具有显著效果（SMD = 0.38；95%CI：0.05，0.71）。

对于患有阿尔茨海默病或轻度认知障碍的患者，研究发现益生菌可以显著改善他们的认知功能。2020年的一项荟萃分析对来自5项随机对照试验的297名受试者进行了益生菌补充对AD或MCI患者影响的探索。纳入研究受试者的平均年龄均在60岁以上，干预时长均为12周，干预菌株主要为乳杆菌或双歧杆菌。结果显示，与安慰剂组相比，益生菌组的认知能力能够得到显著改善（SMD = 0.37；95% CI：0.14，0.61）。此外，该研究认为益生菌可能是通过降低炎症和氧化应激水平来改善AD或MCI患者的认知能力的。

虽然上述研究发现了益生菌补充对中老年人认知功能的改善作用，但也有一些研究得到了不一致的结果。如2021年发表的一篇荟萃分析探索了益生菌补充对痴呆患者认知功能的影响。研究纳入的来自3项随机对照试验的161名AD患者的数据显示，补充益生菌对提升认知功能没有有益影响，然而证据的确定性非常低。2020年的另一篇研究对益生菌、益生元和发酵食品对认知功能影响的随机对照试验进行了荟萃分析。研究共纳入了来自22项研究的1551名参与者，年龄在21～80岁（平均年龄为49岁）。干预时间从2天至24周不等。结果显示，补充益生菌、益生元和发酵食品均对整体的认知功能及包括工作记忆在内的重要认知域没有提升作用。

综上所述，虽然目前益生菌补充对中老年人认知功能影响还存在着一些不一致的结果，但总体上可以推测益生菌补充对中老年人，特别是对有认知障碍的中老年人的有益作用。目前研究多使用乳杆菌和双歧杆菌进行干预。未来还需要更多研究证明益生菌补充对中老年人认知功能的实际效果。

七、植物化学物

植物化学物具有强大的抗氧化和抗炎活性，能够有效地清除自由基，避免Aβ在脑内的过量沉积并减轻Aβ诱导的细胞内ROS积累。此外，植物化学物还可以通过减少早老基因的表达、减少乙酰胆碱酯酶的降解、减少Tau蛋白磷酸化、调节载脂蛋白E的表达、抑制神经细胞凋亡、增强突触可塑性等方式改善认知功能。

1. 多酚类

目前研究整体上支持补充多酚类植物化学物对中老年人认知功能，尤其是记忆力的改善作用。2018年的一项综述通过整合植物化学物对认知功能改善的临床证据发现，目前已经发现白藜芦醇、表没食子儿茶素没食子酸酯（epigallocatechin gallate，EGCG）、L-茶氨酸、黄烷醇、姜黄素单独或与其他营养素或传统药物联合使用可能对认知功能具有积极影响。此外，2022年的一项综述探索了补充多酚类植物化学物对中老年人工作记忆和情景记忆的影响。共有49项随机对照试验纳入了荟萃分析，参与者的年龄均在40岁及以上，干预时间从28天至2.5年不等。纳入的研究中补充的多酚类物质包括银杏叶提取物、花青素、异黄酮、白藜芦醇、黄烷醇、绿原酸、姜黄素等。结果显示补充多酚类植物化学物能够有效提高中老年人的工作记忆［随机效应（random effect，RE）= 0.26；95%CI：0.09，0.43］和情景记忆（RE = 0.24；95%CI：0.08，0.41）。

对于超重和肥胖的中老年人，2024年发表的一项研究综述了多酚对他们记忆功能的影响。共有16项随机对照试验纳入了荟萃分析，干预组和对照组参与者的平均年龄均在60岁以上，BMI均在25.0kg/m^{2}以上。纳入的研究中补充的多酚类物质包括白藜芦醇、花青素、异黄酮、姜黄素、富含多酚的果汁等。结果显示，补充多酚物质能够有效提高超重或肥胖老年人的即时回忆能力（Hedges'g指标衡量的效应= 0.17；95%CI：0.01，0.33），不过对延迟回忆能力没有显著的提升作用。

（1）黄酮类　一项黄酮类化合物补充对人类认知功能影响的荟萃分析共纳入了来自80项随机对照试验的5519名参与者。结果显示，补充黄酮类化合物能够显著提升整体认知功能（Hedges'g = 0.15；95%CI：0.10，0.20），并对长期记忆、处理速度和主观情绪均存在有利效应（均$P<0.05$）。亚组分析结果显示，黄酮类化合物对认知功能的有益作用在中年人组和老年人组中均仍然存在。此外，当干预时间在6周及以上时，该有益作用才得以显现。

花青素是黄酮类植物化学物中的重要组成成分。2023年一项研究对花青素补充与中老年人认知功能关联的随机对照试验进行了荟萃分析，共纳入了来自13项研究的871名40岁及以上的参与者。除两项研究探索了花青素补充的急性效果外，其他研究的干预时间从1周至24周不等。结果发现，补充花青素能够显著提高中老年人的处理速度（SMD = 0.26；95%CI：0.08，0.44）。另一项系统综述纳入了18项浆果花青素补充对认知能力影响的随机对照试验。该综述认为目前研究可以得出浆果花青素补充能够明显改善认知功能的结论。此外，有一些研究也报道了浆果花青素对注意力、执行功能等方面的有益作用。值得注意的是，该综述纳入的部分参与者不是中老年人。

（2）白藜芦醇　Marx W等2018年综述了补充白藜芦醇对成年人认知及情绪影响的随机对照试验。共有来自10项研究的372名受试者纳入综述，白藜芦醇干预剂量从75~500mg不等。值得注意的是，有3项研究的参与者为18~34岁的成年人。荟萃分析的结果显示，补充白藜芦醇能够显著改善延迟识别能力（SMD = 0.39；

95%CI：0.08，0.70），并改善消极情绪（SMD = 0.39；95%CI：0.08，0.70）。

2. 大豆异黄酮

目前研究整体上支持补充大豆异黄酮对中老年人，尤其是绝经后女性认知功能的改善作用。未来还需要更多研究探索大豆异黄酮对中老年男性认知功能的健康效应。

2022年发表的一项研究综述了大豆异黄酮补充对认知功能影响的随机对照试验。该综述共纳入了来自16项研究的1386名参与者，其中1252名为绝经后女性，参与者平均年龄为60岁，中位干预时间为17周（6～130周）。大豆异黄酮干预剂量从60～160mg/d不等，黄豆苷和染料木苷的剂量分别为16～63mg/d和12～64mg/d。荟萃分析的结果显示，大豆异黄酮补充能够改善整体认知功能（SMD = 0.19；95%CI：0.07，0.32）并提高记忆力（SMD = 0.15；95%CI：0.03，0.26）。此外，2015年的一项荟萃分析共纳入了来自10项随机对照试验的1024名绝经后女性，参与者平均年龄从52～67岁不等，干预时间从6周至30个月不等，大豆异黄酮干预剂量从60～160mg/d不等。结果显示，补充大豆异黄酮能够显著提高绝经后女性的认知功能（SMD = 0.08；95%CI：0.02，0.15）和视觉记忆（SMD = 0.10；95%CI：0.02，0.18）。

3. 类胡萝卜素

（1）叶黄素　2021年发表的一项系统综述汇总了叶黄素对老年人大脑健康影响的人群研究。该综述纳入的9项研究中均包括年龄在60岁及以上的老年人。其中4项随机对照试验的干预剂量均为10mg/d叶黄素和2mg/d玉米黄素，干预时长为12个月。结果表明，超过12个月的叶黄素和玉米黄素补充可能对健康老年人的大脑活动，以及静息态功能连接和灰质体积产生积极影响。5项横断面研究提示了叶黄素对大脑结构有积极的影响。作者认为，目前的研究总体上可以得出每日摄入叶黄素可能有助于防止衰老导致的认知功能下降的结论。2020年的另一项研究同样综述了叶黄素补充对健康成年人认知功能的影响。该综述共纳入了5项随机对照试验，其中4项参与者为40岁及以上的中老年人。该作者同样认为摄入叶黄素对健康成人的认知功能有积极影响。

（2）虾青素　2024年发表的一项最新综述探索了虾青素对认知功能和神经退行性疾病的影响。该作者认为目前的研究总体上得出虾青素能够提升认知功能，包括情景记忆、工作记忆、短期记忆、处理速度、反应抑制、认知转移和注意力等方面的结论。同年发表的一项荟萃分析综述了两项补充虾青素对中老年人认知功能影响的随机对照试验。两项研究的干预方式分别为8mg/d干预8周，6mg/d或12mg/d干预12周。结果显示，虽然没有显著性差异，但虾青素干预对认知功能具有轻微的改善趋势。

八、其他营养物质

1．甜菜碱

目前的研究整体上提示了较高的甜菜碱水平及甜菜碱补充能够有效改善中老年人的认知功能。黄榕珠等2022年对甜菜碱和老年人认知功能的关系进行了综述。该综述认为甜菜碱摄入有益于中老年人的认知功能，同时血中较高的甜菜碱水平与老年人较好的认知功能有关。一项在我国97名阿尔茨海默病老年患者（平均年龄74.6岁）中进行的随机对照试验发现，与对照组相比，每天给予200μg/kg甜菜碱的患者在1个月后的单词回忆、视觉空间和双重单词识别能力得到显著改善（均$P<0.05$）。《维护老年人认知功能营养专家共识》同样推荐"甜菜碱的摄入有利于老年人认知功能的改善"。

2．吡咯喹啉醌

吡咯喹啉醌（pyrroloquinoline quinone，PQQ）是继烟酰胺和核黄素之后发现的第三类氧化还原辅酶因子，普遍存在于生物体中参与呼吸链电子传递。PQQ具有促进线粒体产生，增强细胞代谢，清除自由基和抗氧化，增强细胞中神经生长因子的产生，促进皮层初级神经元的生长发育等生理功能。

目前研究整体上提示了PQQ的补充能够有效改善中老年人的认知功能。2022年发布的一项随机对照试验发现补充PQQ能够有效提升中老年人的认知功能。该试验共纳入了64名40~79岁的日本中老年人。参与者随机被分为干预组和安慰剂组，干预组每天接受21.5mg吡咯喹啉醌二钠盐的补充，持续12周。结果显示，与安慰剂组相比，干预组在记忆力、执行功能、注意力等方面有显著提升（均$P<0.05$）；同时，干预组的MMSE量表评分也有显著提升，提示了PQQ补充对整体认知功能的显著提升（$P<0.01$）。同时，有研究探索了补充PQQ对中老年人脑源性神经营养因子（brain-derived neurotrophic factor，BDNF）的影响。2024年发表的随机对照试验

纳入了34名65岁及以上的轻度认知障碍（MMSE量表评分≤28分）老年人。干预组每天接受20mg PQQ的补充，持续6周。结果发现，与安慰剂组相比，干预组ADAS-cog量表衡量的认知功能显著改善，且BDNF水平显著提升（均$P<0.05$）。

3. 唾液酸

唾液酸（sialic acids，SAs）是一类含有9碳骨架的酸性糖类物质的总称，广泛存在于动植物和微生物中。人体中SAs结构主要为Neu5Ac，其复合物如神经苷脂、糖蛋白等在人群中广泛表达。SAs主要以复合物形式存在于各个组织中，极少数以游离态存在。一项在中国老年人中进行的横断面研究探索了健康老年人和轻度认知功能障碍（MCI）老年人血清SAs水平的差异。该研究共纳入了61名平均年龄为72.3岁的老年男性，发现MCI患者血清SAs水平显著低于正常组水平（$P = 0.001$）。一项在脊髓损伤患者中进行的随机对照试验发现，与安慰剂组相比，伤后72h内开始每日口服100mg的单唾液酸四己糖神经节苷脂（monosialotetrahexosylganglioside，GM1）神经功能恢复得更快。另一项随机对照试验纳入了792名卒中患者，并随机分为安慰剂组和GM1治疗组。结果发现，卒中发生后的4h内至21天给予GM1治疗的患者在随访的第四个月时，神经功能状态有更为显著的改善。

第五节 营养干预改善中老年人免疫功能及氧化应激水平

良好的营养状况对维持适当的免疫功能、减轻老年人体内氧化应激水平并缓解慢性炎症非常重要。本章综述了蛋白质、膳食纤维、益生元、益生菌、维生素、矿物质及植物化学物等干预对老年人免疫功能及氧化应激水平的影响。

一、蛋白质

蛋白质-热量营养不良是老年人免疫缺陷的主要原因之一，蛋白质摄入不足可能会导致必需氨基酸的摄入减少并进一步损害免疫系统功能。目前研究总体上支持补充蛋白质能够有效降低老年人的炎症因子水平，且动物蛋白和植物蛋白的作用可能无显著差异。2020年发布的一项随机对照试验探索了动物蛋白和植物蛋白对免疫-炎症生物标志物的影响。研究中的37名平均年龄为64岁的2型糖尿病患者随机分组，分别接受等热量的植物蛋白饮食干预或动物蛋白饮食干预6周。结果显示，高植物蛋白和高动物蛋白饮食均能有效降低趋化素和前颗粒蛋白水平。此外，TNF-α水平在高动物蛋白情况下升高、在高植物蛋白情况下降低；钙防卫蛋白水平在高动物蛋白情况下降低、在高植物蛋白情况下升高。目前的研究总体上支持了乳清蛋白、乳铁蛋白等乳蛋白在降低中老年人炎症水平和增强免疫功能方面的有益作用。

1. 乳清蛋白

从目前的研究总体上可以推测出，在中老年人中补充乳清蛋白能够降低炎症水平，提高免疫功能。2023年的一项研究通过荟萃分析，评估了乳清蛋白和大豆蛋白对中老年人免疫-炎症标志物影响的随机对照试验。该研究纳入31项随机对照研究，参与者平均年龄为50~80.8岁。乳清蛋白的干预时间从2周到18个月不等，干预剂量为每日1.5g/kg BW或从5g/d到78g/d不等。大豆蛋白的干预时间从8周至6个月不等，干预剂量从15g/d到52g/d不等。结果显示，补充乳清蛋白后，血清IL-6水平显著下降（MD = -0.79pg/mL，95%CI：-0.15，-0.42）。补充大豆蛋白后TNF-α水平显著下降（MD = -0.16pg/mL，95%CI：-0.26，-0.05），且大豆异黄酮的添加能够进一步降低TNF-α水平（MD = -0.98pg/mL，95%CI：-0.26，-0.05）。然而，2022年的另一项综述汇总了11项随机对照研究，共纳入696名参与者。乳清蛋白的补充量从4g/d到60g/d不等，干预时间从4周到72周不等。结果发现，与安慰剂组相比，乳清蛋白补充对IL-6和TNF-α等炎症标志物没有明显影响。需要注意的是，该综述纳入的多项研究以其他蛋白质（如酪蛋白、胶原蛋白等）作为对照组的安慰剂。

2. 乳铁蛋白

目前的研究总体上支持了乳铁蛋白补充在增强中老年人免疫功能方面的有益作用。2018年报道了一项牛乳铁蛋白补充对老年女性炎症反应影响的随机对照试验的结果。该研究共纳入了30名65~85岁的老年女性，随机分为安慰剂组和干预组，干预组补充乳铁蛋白1g/d持续三周。结果表明，与安慰剂组相比，浆细胞样树突状细胞内的干扰素-α产生倾向于增加（$P = 0.09$），IL-6产生显著增加（$P = 0.005$），说明该免疫细胞的抗病毒作用一定程度上显著增加。同时，乳铁蛋白还可加强NK细胞的活性，一项2009年的研究评估了口服牛乳铁蛋白对结直肠腺瘤性息肉生长的影响。研究共纳入了104名年龄在40~75岁的结直肠腺瘤性息肉患者，将参与者随机分配至安慰剂组、1.5g/d乳铁蛋白干预组或3.0g/d乳铁蛋白干预组。干预共持续12

个月。结果显示，与安慰剂组相比，1.5g/d乳铁蛋白干预组NK细胞的活性显著增加（$P = 0.048$），3.0g/d乳铁蛋白干预组NK细胞的活性出现活性增加趋势（$P = 0.058$）。此外，在63岁及以下的参与者中，3.0g/d乳铁蛋白干预能够显著延缓腺瘤性息肉的生长（$P = 0.006$），有效发挥癌症预防的作用。

2022年的一项综述评估了补充乳铁蛋白对成年人炎症状态和免疫功能的影响，为乳铁蛋白补充对老年人炎症状态和免疫功能可能的有益效应提供了借鉴。该综述共纳入了来自25项研究的共2329名受试者。13项有关人体炎症的试验中有12项在成年人中进行，有1项在儿童中进行。干预剂量从32.4～1000mg/d不等，中位干预时长为10周。大多数试验报道了至少1种全身性炎症生物标志物的显著改善，包括C反应蛋白（C-reactive protein，CRP）、TNF-α、干扰素-γ、IL-1β和IL-6的降低，IL-10和IL-12+p40的增加。8项有关人体免疫功能的试验在成年人中开展，干预剂量为100mg/d至3g/d不等，干预时长为7天至12个月不等。8项试验中有6项报道了补充乳铁蛋白能够有效改善免疫功能，如影响外周免疫细胞群的比例、增强免疫细胞的活性等。

二、膳食纤维、益生元与益生菌

1. 膳食纤维

既往研究表明，膳食纤维可以改善老年人的机体免疫功能，降低局部和全身炎症反应，该效应主要是由短链脂肪酸的介导产生的。肠道厌氧菌群发酵可发酵膳食纤维，如菊粉型果聚糖、果胶、抗性淀粉和低聚糖等，产生乙酸盐、丙酸盐和丁酸盐等短链脂肪酸。短链脂肪酸可以通过多种途径增强免疫功能，调节过度炎症反应。如可以通过改善细胞代谢来增强T细胞的效应功能，增加调节性T细胞、辅助性T细胞等多种免疫细胞的数量和功能。此外，膳食纤维还可以通过影响肠道菌群的方式影响机体炎症水平。

但也有部分研究得出了阴性结果。一项2020年的研究汇总了14项全谷物摄入与炎症标志物关系的随机对照试验，研究对象主要为平均年龄在40岁及以上的中老年人。结果发现全谷物摄入对CRP、IL-6、TNF-α等血清炎症细胞因子的浓度没有显著影响。然而，亚组分析结果显示，在血清CRP浓度升高的个体（$WMD = -1.10mg/L$；95% CI：-1.30，-0.90）和不健康的个体中（$WMD = -0.97mg/L$；95% CI：-1.39，-0.59），全谷物摄入对降低血清CRP浓度存在显著影响；在不健康个体中，全谷物摄入对血清IL-6浓度有显著的降低效应（WMD = –0.33pg/L；95% CI：–0.61，–0.03）。

2. 益生元和益生菌

目前的研究总体上支持了益生菌补充在增强中老年人免疫功能方面的有益作用。2020年的一项研究对益生菌补充与健康老年人NK细胞活性关系的随机对照试验进行了荟萃分析。该研究共纳入来自6项试验的364名健康老年人，补充时间为3~12周，每日干预剂量为$1 \times 10^9 \sim 4 \times 10^{10}$CFU。结果发现，益生菌补充能够显著提高健康老年人的NK细胞活性（SMD = 0.777；95% CI：0.187，1.366）。同样，在2018年的一篇包含17项益生菌补充与老年人免疫功能关系的随机对照试验的综述中得出了相同的结论。该研究共纳入了733名老年人，益生菌补充时间为3~12周。结果发现，补充益生菌能够显著提高老年人的免疫功能，提升多态核吞噬能力（SMD = 1.37；95% CI：0.86，1.88）和NK细胞的杀伤活性（SMD = 0.55；95% CI：0.37，0.73）。

益生元，是指不被人体消化和吸收，能够选择性地促进宿主肠道一种或几种有益菌生长繁殖的物质，通过有益菌的繁殖增多，抑制有害菌生长，从而达到调节肠道菌群、促进机体健康的目的。常见的益生元有乳果糖，还包括低聚果糖、菊粉、果胶等膳食纤维。益生元可以通过改变肠道微生物组成、改善肠道微生态来抑制过度炎症。益生元补充对中老年人免疫功能的有益效应也同样被证实。

2015年的一项随机对照交叉试验对40名65~80岁的老年人进行了混合益生元（半乳糖-低聚果糖混合物）补充对免疫功能标志物影响的研究。参与者1∶1随机分配至益生元组或安慰剂组。混合益生元的干预剂量为5.5g/d，干预10周后，经过4周的洗脱期，再进行另一种干预10周。结果显示，在第5周和第10周，益生元干预导致NK细胞活性显著高于安慰剂组（$P<0.001$）。在10周时，与安慰剂组相比，益生元干预组IL-10和IL-8水平明显升高（$P<0.01$），IL-1β水平明显下降（$P<0.001$）。需要注意的是，NK细胞会自发产生IL-8，这可能是本研究中促炎细胞因子IL-8水平升高的原因。在该研究中，益生元补充能够显著改善老年人的免疫功能并降低促炎细胞因子水平，提升抗炎细胞因子水平。

一些同时关注益生菌或益生元补充效果的综述性研究进一步验证了上述结论。例如，2017年报告的一项荟萃分析中涉及益生菌或益生元补充对流感疫苗接种后免疫反应的影响。共有来自7项随机对照试验的389名参与者被纳入研究。研究对象平均年龄为74.8岁。结果表明，与对照组相比，补充益生菌或益生元的老年人对H1N1疫苗（OR = 1.83；95%CI：1.19，2.82）、H3N2疫苗（OR = 2.85；95%CI：1.59，5.10）和乙肝疫苗（OR = 2.11；95%CI：1.38，3.21）的阳转率更高。此外，一项2020年的研究针对益生菌或益生元补充对炎症或抗炎标志物影响的随机对照试验进行了综述，共纳入167项干预时间持续一周以上的试验。结果发现补充益生菌或益生元后，CRP在健康人群及代谢紊乱、炎症性肠病等患者中降低，TNF-α在健康人群及脂肪肝、炎症性肠病等患者中降低；IL-6在肝硬化和肾衰竭等患者中升高；而在其他一些疾病情况下，CRP、TNF-α等炎症因子则没有明显变化。

三、维生素和矿物质

多种维生素和矿物质能够通过多种途径减轻氧化应激对细胞和组织的损伤，降低炎症水平。维生素C是一种强效抗氧化剂，有助于减轻炎症过程，在免疫防御中发挥着关键作用。维生素C可增强屏障功能；增强中性粒细胞、单核细胞和巨噬细胞的功能；促进T细胞，尤其是细胞毒性T细胞的分化和抗体的产生。维生素D能够促进抗菌蛋白（如抗菌肽）的产生，促进单核细胞向巨噬细胞的分化以及巨噬细胞的吞噬作用。此外，维生素D具有促进调节性T细胞的发育，调节B细胞激活和增殖等功能。维生素E可以通过影响细胞膜的完整性和信号转导直接影响T细胞功能。此外，维生素E还可以通过防止脂质过氧化和相关细胞膜损伤来维持免疫细胞细胞膜的完整性和功能。

锌广泛存在于酶和转录因子中，并在细胞内信号通路的调节中发挥重要作用。锌可以增强单核细胞和巨噬细胞的吞噬作用和NK细胞活性，并促进辅助性T细胞的活性、细胞毒性T细胞的增殖、调节性T细胞的发育和抗体的产生。此外，锌还具有特异性抗病毒作用，因为锌可以通过稳定细胞膜来抑制某些病毒进入宿主细胞并干扰病毒的复制能力。硒可以组成谷胱甘肽过氧化物酶、硫氧还蛋白还原酶等硒蛋白，硒的生理作用主要是通过硒蛋白发挥的。早在1970年人们就认识到适宜的硒水平对于保持细胞免疫和体液免疫是必需的。硒可以通过抗氧化硒酶（如谷胱甘肽过氧化物酶等）消除H_2O_2和有机氢过氧化物、调节类二十烷酸的合成、下调细胞因子和黏着分子的表达、上调白细胞介素2受体的表达等途径提高机体免疫功能。

目前研究总体上认为充足的维生素（如维生素C、维生素D、维生素E）和矿物质（如锌、硒）摄入能够有效提升老年人的免疫功能，降低机体炎症水平。但由于研究数量有限，维生素或矿物质的营养干预对老年人免疫功能和炎症水平的影响还需要进一步探索。

1. 维生素C

2022年发布的一项综述结果表明，虽然在老年人中单独补充维生素C来提高抗感染能力的随机对照试验相对较少，且参与者的特征、剂量和持续时间等方面存在较大差异，但目前的证据总体上提示确保老年人摄入充足的维生素C对提高免疫功能和应对感染的能力是必要的。2022年的一项随机对照试验可为这一观点提供依据。该研究对进行运动训练的36名老年女性随机分组，并在干预组中连续6周每天补充1000mg/d的维生素C。结果发现，维生素C干预组的总抗氧化能力明显增加（$P<0.001$）且显著高于对照组（$P = 0.04$）；但在该研究中，维生素干预组的总抗氧化能力也较干预前有所增加（$P = 0.02$）。

2. 维生素D

2022年发布了一项关于补充维生素D对抗生素使用影响的随机对照试验。在该试验中，共有21315名60～84岁的澳大利亚老年人随机接受为期5年的每月60000IU的维生素D_3补充或进入安慰剂对照组。结果发现，补充维生素D_3能够有效减少抗生素总处方数［发生率比率（incidence rate ratio，IRR）= 0.97；95%CI：0.93，1.00］和重复处方数（IRR = 0.96；95%CI：0.93，1.00）。此外，研究发现在基线时在维生素D缺乏的人群中进行维生素D_3补充的获益更大，能够更加有效地降低抗生素处方事件（IRR = 0.93；95%CI：0.87，0.99）。2021年的一项人群试验对5108名50～84岁的中老年人随机分组干预3.3年的试验结果，发现维生素D干预组（每月100000IU）的人均年抗生素使用天数要显著低于安慰剂组（IRR = 0.90；95%CI：0.82，0.98），尤其是四环素类药物（IRR = 0.65；95%CI：0.50，0.85）。

3. 维生素E

人群试验表明，维生素E补充能够显著提升老年人的免疫功能。一项关注维生素E补充对老年人免疫功能影响的随机对照试验，将88名年龄65岁及以上的老年人随机分配至安慰剂、60、200或800mg/d维生素E组。试验的干预时长为235天，并在156天时进行乙肝、破伤风等疫苗的接种。结果显示，235天时200mg/d（$P = 0.05$）和800mg/d（$P = 0.03$）维生素E补充组的乙肝抗体滴度均显著增加，而安慰剂组的抗体滴度较基线无差异。

维生素E补充同样能够显著降低全身炎症水平。2020年发表的一项研究对维生素E补充与血清细胞因子关系的随机对照试验进行了荟萃分析。该试验共纳入了来自3项研究的2102名参与者。试验中维生素E的补充剂量为15~1080mg/d，干预时间为1~104周。结果发现，补充维生素E能够显著降低血清CRP水平（WMD = −0.52mg/L；95%CI：−0.80，−0.23）；当维生素E干预剂量≥700mg/d时，血清TNF-α浓度显著降低（$P_{非线性}$=0.001）。值得注意的是，纳入综述的各研究的参与者平均年龄为20~70岁，在老年人中的实际情况可能有所不同。

4. 锌

从目前的研究总体上可以推测出，中老年人补充锌能够降低全身炎症水平，提高免疫功能。2020年一篇研究对10项锌补充对氧化应激水平影响的随机对照试验进行了荟萃分析。干预剂量为11~100mg/d，干预时长为4~24周。亚组分析的结果显示，在平均年龄60岁及以上老年人中补充锌能够显著降低体内丙二醛的水平（MD = −0.13μmol/L；95%CI：−0.23，−0.03）并增加还原型谷胱甘肽的水平（MD = 58.2μmol/L；95%CI：16.7，99.6）；在平均年龄50岁及以上老年人中补充锌能够显著提升总抗氧化能力（MD = 338mmol/L；95%CI：281，395）。2020年的另一项研究同样对锌补充和炎症因子及氧化应激的关系进行了荟萃分析。6项随机对照试验的汇总结果显示，在40岁以上的中老年人中，补充锌能够显著降低血清CRP水平［效应值（effect size, ES = −1.09mg/L；95%CI：−1.59，−0.59］。2016年发布的一项随机对照试验探索了锌补充与老年人T细胞数量的关系。共31名年龄≥65岁的养老院老年人纳入研究，参与者基线血清锌浓度均小于70μg/dL，锌补充组连续3个月接受30mg/d的锌补充。结果显示，与安慰剂组相比，锌补充组血清锌的变化更大（P = 0.007），同时外周血T细胞数量明显增加（P = 0.03）。

5. 硒

2023年发布的一项综述对硒补充和免疫功能关联的随机对照试验进行了汇总。该综述共纳入了9项试验，干预持续时间为8~48周，干预形式为无机形式亚硒酸钠（50、100、200μg/d）或有机形式硒化酵母（50~400μg/d）或富硒食物。结果发现，硒补充对免疫球蛋白和白细胞浓度没有实质性影响。剂量反应荟萃分析结果表明，血浆硒浓度高于100μg/L不会进一步增加IgA水平和T细胞水平。NK细胞数量和血清硒浓度呈倒U形关系，在血清硒浓度120μg/L以下和120μg/L以上时NK细胞数量均较低。值得注意的是，纳入研究的9项随机对照研究中，只有2项研究的对象为中老年人。因此，在老年人中应谨慎解释该研究的结果。2017年的一项随机对照试验探索了硒补充对中老年人流感疫苗接种后体内免疫功能的影响。研究对象年龄为50～64岁，基线血浆硒水平＜110ng/mL，分别接受0、50、100、200μg/d的硒酵母胶囊，10周后接受流感疫苗接种并在12周时评估免疫参数。结果表明，接种流感疫苗前，补充硒并没有增强T细胞的增殖。流感疫苗接种后，100μg/d硒补充组体内T细胞的增殖作用最强、IL-8分泌最多（$P<0.05$）。值得注意的是，当硒补充量为200μg/d时，该组的颗粒酶阳性CD8$^+$T细胞水平反而下降（$P<0.05$）。该试验结果表明，补充硒对抵御流感的细胞免疫既有有利影响，也有不利影响。补充硒时要谨慎选择补充剂量。

四、植物化学物

1. 多酚类

多酚类有着较好的抗氧化功能，可以抑制氧化应激反应，保护细胞免受自由基的损伤，有助于维持正常的细胞功能。此外，类黄酮还具有显著的抗炎特性，能够减少炎症因子的产生，抑制炎症反应的发生。

（1）姜黄素　2023年发表的一项研究汇总了66项姜黄素补充对中老年人氧化应激水平和炎症因子标志物影响的随机对照试验的结果。研究的总样本量为3953人，姜黄素的补充剂量为80～3000mg/d，干预持续时间为4～24周。以年龄分组的亚组分析结果显示，在45岁及以上的中老年人中，补充姜黄素能够有效降低CRP（WMD = -0.09mg/L；95%CI：-0.10，-0.07）、TNF-α（WMD = -0.64pg/mL；95%CI：-0.72，-0.55）、IL-6（WMD = -0.68pg/mL；95%CI：-0.78，-0.59）、丙二醛（WMD = -0.67μmol/L；95%CI：-0.68，-0.65）水平，提高超氧化物歧化酶水平（WMD = 13.10u/L；95%CI：11.07，15.13）。

（2）橙皮苷　2022年发布的一项研究综述了橙皮苷补充对中老年人炎症因子水平影响的随机对照试验。研究共纳入来自6项随机对照试验的296名受试者，参与者平均年龄均在40岁以上，除一项研究干预剂量为292mg/d外，其他研究干预剂量为450～600mg/d，干预时长从3周至8周不等。结果显示，在干预时间超过4周的试验中，橙皮苷补充能够显著降低血清CRP水平（WMD =-0.76mg/L；95%CI：-1.39，-0.12）。

（3）槲皮素　2021年的一项随机对照试验探索了槲皮素补充对心肌梗死患者氧化应激水平和炎症水平的影响。该研究共纳入88名心肌梗死患者，随机分为槲皮素组和安慰剂组，分别接受500mg/d的槲皮素或安慰剂干预8周，两组患者的平均年龄均为55岁以上。结果发现，与安慰剂组相比，槲皮素组的血清总抗氧化能力升高程度更多（$P<0.01$）。然而，两组间TNF-α、高敏C反应蛋白（high-sensitivity C-reactive protein，hs-CRP）和IL-6水平的差异没有统计学意义。

（4）白藜芦醇　2018年发布的一项综述探索了白藜芦醇补充与炎症标志物的关系。共纳入来自17项研究的736名受试者，干预时间为1~12个月，平均年龄均为36~70岁，较多研究使用500mg/d白藜芦醇进行干预。研究结果发现补充白藜芦醇能够显著降低TNF-α（WMD = -0.44pg/mL；95%CI：-0.71，-0.164）和hs-CRP（WMD = -0.27mg/L；95%CI：-0.5，-0.02）水平，但对IL-6水平没有显著影响。

2. 类胡萝卜素

既往研究探索在需要长期喂养的患者中进行了一项随机对照试验，探讨了补充类胡萝卜素对体内氧化应激水平的影响。共55名70岁以上的老年人被纳入研究。试验给予对照组不含有类胡萝卜素的肠内配方，给予干预组含有3mg/1500kcal的类胡萝卜素补充液（包括0.69mg α-胡萝卜素、1.29mg β-胡萝卜素、0.006mg γ-胡萝卜素、0.60mg番茄红素、0.41mg叶黄素和0.003mg玉米黄素），干预时长为3个月。结果发现，与对照组相比，3个月富含类胡萝卜素的肠道喂养能够显著降低淋巴细胞核NF-κB当量（$P<0.05$），表明氧化应激水平下降。2014年的一项研究报告了血浆类胡萝卜素浓度和脑脊液炎症标志物、氧化应激水平关联的横断面分析。研究共收集了38份样本，研究对象平均年龄为55岁。研究发现α-胡萝卜素（$P = 0.01$）和β-胡萝卜素（$P<0.001$）与血浆总抗氧化能力呈正相关；β-隐黄质（$P = 0.04$）和番茄红素（$P = 0.02$）分别与脑脊液和血浆IL-6水平呈负相关。然而，研究没有发现叶黄素、玉米黄素和脑脊液或血浆氧化应激标志物间有统计学意义的关联。

五、其他营养物质

1. 酵母β-葡聚糖

酵母β-葡聚糖是构成酵母细胞壁的主要成分，占细胞壁干重的30%~60%。一般认为酵母β-葡聚糖由β-（1,3）-葡聚糖和β-（1,6）-葡聚糖组成，两者比例为

85∶15。酵母β-葡聚糖对增强机体免疫功能具有重要作用。酵母β-葡聚糖可以作为生物反应修饰剂与人体免疫细胞发生特异性结合，促进免疫细胞的激活和活性的增加，进一步发挥抗肿瘤、抗氧化、促进伤口愈合等免疫功能。2021年发表的一项研究针对β-葡聚糖对人体健康效应的随机对照试验进行了系统综述。该研究认为，β-葡聚糖的补充总体上能够加强免疫防御，降低感冒、流感和其他呼吸道感染的发病率和改善其症状，并且能够改善过敏症状。同样，另一项在2013年发表的随机对照试验也得出了类似的结论。该研究在平均年龄为43.2岁的中老年人群中进行。结果显示，与安慰剂组相比，补充900mg/d的酵母β-葡聚糖连续16周也能够减少约25%的有症状的感冒（$P = 0.041$），且能显著减少感冒引起的睡眠困难（$P = 0.028$）。

2．辅酶Q10

辅酶Q10（coenzyme Q10，CoQ10）是一种存在于人体细胞中的化合物，也被称为泛醌，主要通过饮食摄入。2017年发表的一项研究综述了辅酶Q10补充对炎症细胞因子的影响。研究共纳入了来自17项随机对照试验的811名受试者，干预剂量为60~500mg/d，干预时间为1周至4个月不等。除3项研究外，纳入的其他研究的参与者平均年龄均为40岁以上。研究发现，CoQ10的补充能够明显降低CRP（WMD = −0.35mg/L；95%CI：−0.64，−0.05）、IL-6（WMD = −1.61pg/mL；95%CI：−2.64，−0.58）和TNF-α（WMD = −0.49pg/mL；95%CI：−0.93，−0.06）水平。

3．褐藻提取物

2022年发表的一项随机对照试验探索了褐藻提取物补充对适度减肥中的超重/肥胖糖尿病前期患者的炎症标志物的影响。共56名超重/肥胖的血糖异常和胰岛素抵抗的参与者被随机分配到褐藻提取物组和安慰剂组，两组参与者平均年龄均在50岁以上，两组均在12周适度减肥，褐藻提取物组每日多补充250mg的褐藻提取物。研究结果表明，与安慰剂组相比，褐藻提取物组促炎因子IL-6增加水平明显更小（$P = 0.02$）。

4．褪黑素

2019年发表的一项随机对照试验探索了褪黑素对中老年人氧化应激水平和炎症因子的影响。共60名合并冠心病的糖尿病患者纳入研究，被随机分为两组，两组平均年龄均在65岁以上，分别接受12周的安慰剂或10mg/d褪黑素干预。结果发现，与安慰剂组相比，褪黑素干预组的血浆谷胱甘肽（$P = 0.02$）、NO水平（$P = 0.03$）显著增加；丙二醛（$P = 0.007$）、高敏C反应蛋白（$P = 0.001$）水平显著降低。

第六节 营养干预改善中老年人肠道微生态

合理膳食与良好的营养状况能够通过促进中老年人肠黏膜屏障修复、改善肠道蠕动、增加有益菌定植等途径调节肠道菌群平衡。本节综述了补充益生菌、益生元、n-3多不饱和脂肪酸、维生素D、多酚类植物化学物对中老年人肠道微生态的改善作用。

一、益生菌

多种益生菌补充已经被证明可以有效改善老年人肠道微生态或肠道健康状况。目前研究关注的益生菌主要包括双歧杆菌和乳杆菌。现有证据总体上支持双歧杆菌和乳杆菌补充对改善老年人肠道微生态的有利效应。其中，乳杆菌包括罗伊氏乳杆菌、鼠李糖乳杆菌、副干酪乳杆菌等；双歧杆菌包括两歧双歧杆菌、长双歧杆菌等。

1. 双歧杆菌

研究发现，双歧杆菌补充可能对肠道微生物的多样性影响较小，但能够显著降低某些疾病相关菌群的丰度。2021年报告的一项随机对照试验探索了两歧双歧杆菌和长双歧杆菌补充对健康老年人肠道菌群的影响。研究共纳入63名65岁及以上的韩国老年人，随机分为安慰剂组和益生菌组，益生菌组每天补充一共1×10^9CFU的两歧双歧杆菌BGN4（*Bifidobacterium bifidum* BGN4）和长双歧杆菌BORI（*Bifidobacterium longum* BORI）。结果显示，与安慰剂组相比，益生菌组的腹胀评分显著降低（$P<0.05$）。但两组干预期间的肠道微生物多样性和OTU（Operational Taxonimic Units）水平上的微生物组成均无显著差异。在属水平上，益生菌组引起炎症的肠道菌群的相对丰度在12周时显著降低（$P<0.05$）。同样，2022年报告的一项随机对照试验共纳入60名60～75岁的中国健康老年人，旨在探索长双

歧杆菌补充对健康老年人肠道菌群的影响。研究中，益生菌组每天摄入5×10^{10}CFU的长双歧杆菌BB68S（*Bifidobacterium longum* BB68S），干预持续8周。结果显示，益生菌补充组有肠道菌群α多样性改善的趋势，但没有统计学意义（$P>0.05$）；对β多样性也没有实质性改善（$P>0.05$）。与安慰剂组相比，益生菌补充组的毛螺菌属（*Lachnospira*）、双歧杆菌属（*Bifidobacterium*）、多尔氏菌属（*Dorea*）和解纤维素菌属（*Cellulosilyticum*）等有益菌属的丰度增加，柯林斯菌属（*Collinsella*）、副拟杆菌属（*Parabacteroides*）、嗜胆菌属（*Bilophila*）等认知障碍相关菌属的丰度降低。

2. 乳双歧杆菌

（1）乳双歧杆菌Bi-07　乳双歧杆菌（*Bifidobacterium lactis* Bi-07）为革兰氏阳性菌。2023年的一项研究对乳双歧杆菌Bi-07的安全性和健康促进功能进行了综述。该综述总体上认为乳双歧杆菌Bi-07具有调节肠道菌群的作用，在人群中的应用安全且可耐受。一项在中国开展的随机双盲安慰剂对照试验表明，在患有非病理性胃肠道疾病的成年人中每天早晚服用共2.5g/d的含乳双歧杆菌Bi-07的粉剂，干预共持续8周。研究结果表明，受试者粪便中双歧杆菌、乳杆菌含量明显增加，产气荚膜杆菌含量明显减少（均$P<0.01$），乙酸、丙酸、丁酸含量均明显增加，与安慰组相比差异均有统计学意义（均$P<0.05$）。此外，有研究发现补充乳双歧杆菌Bi-07还与排便顺畅、排便感知正常、排便高满意度显著相关（均$P<0.05$）。

（2）乳双歧杆菌M8　2021年有研究报告了一项补充乳双歧杆菌M8对肠道菌群影响的随机对照试验的结果。该研究共纳入了55名哮喘患者，参与者随机分配至安慰剂组或益生菌组，益生菌组接受为期3个月的乳双歧杆菌Probio-M8粉末干预。结果显示，与安慰剂组相比，益生菌干预组肠道微生物中的潜在有益菌种，如动物双歧杆菌（*Bifidobacterium animalis*）、长双歧杆菌（*Bifidobacterium longum*）和普雷沃氏菌属（*Prevotella* sp.）显著增加（均$P<0.05$）。此外，益生菌组与安慰剂组的血清代谢组存在显著差异，部分肠道活性代谢物水平显著增加（$P<0.05$）。

3. 乳杆菌

2022年发表的一项随机对照试验探索了乳杆菌补充对老年人肠道微生物群的影响。研究共纳入了97名年龄≥65岁且hs-CRP>1mg/L的健康老年人，随机分组接受安慰剂或益生菌（鼠李糖乳杆菌∶副干酪乳杆菌=1∶1）干预6个月。结果显示，益生菌组血清hs-CRP的下降幅度明显高于安慰剂组（$P<0.05$）。与安慰剂组相比，益生菌干预组中有更多参与者的粪便中乳酸杆菌和双歧杆菌数量显著增加。与肠道炎症有关的变形杆菌数量也在益生菌补充之后有所降低。此外，研究还发现，益生菌组粪便中的总短链脂肪酸和丁酸在干预结束后明显高于基线（$P<0.05$）。

2022年发布的另一项研究探索了乳杆菌中的鼠李糖乳杆菌补充对老年人肠道健康的影响。共有169名年龄在52~75岁的老年人被纳入研究，随机分配到益生菌组和安慰剂组接受为期3个月的干预，益生菌组每天补充含有100亿CFU的鼠李糖乳杆菌（*Lactobacillus rhamnosus*，LGG）和200mg的菊粉。结果显示，与基线组和安慰剂组相比，益生菌干预组粪便中的乳酸杆菌含量明显增加（$P<0.05$）。不过结果显示，LGG补充对肠道微生物的多样性的影响总体上没有统计学意义。此外，认知受损的个体和非受损的个体在益生菌干预后菌群变化也有所不同，存在认知障碍的个体在LGG干预后脱卤杆菌（*Dehalobacterium*）相对丰富度显著下降（$P<0.05$），但在认知功能完好的个体中没有观察到这种减少。

二、益生元

常见的益生元有低聚果糖、菊粉等。益生元具有促进有益菌的生长、改善肠道菌群平衡、增强肠道屏障功能的健康效应。目前研究总体上可以得出益生元补充能够有效改善老年人的肠道微生态。

1. 菊粉

2020年的一项研究综述了9项关于菊粉补充对成年人肠道微生物组影响的随机对照试验。不同研究的菊粉干预剂量（5~20g/d）、菊粉来源（菊苣根、龙舌兰或菊芋中提取）和结果报告形式的差异较大。总体而言，6项研究发现了补充菊粉对肠道中微生物β多样性的影响。最一致的变化是菊粉干预后双歧杆菌的丰度增加。另有一些研究发现了菊粉补充后厌氧杆菌、粪杆菌和乳杆菌的相对丰度增加，拟杆菌的相对丰度降低。值得注意的是，该综述纳入的对象为18岁及以上的成年人，在老年人群体中需要谨慎解释该结果。

另一项探索菊糖型果聚糖补充对中老年2型糖尿病患者粪便微生物群和短链脂肪酸作用的人群试验同样证明了菊粉的有益效应。共有25名年龄在41~71岁的2型糖尿病患者参与了这项安慰剂交叉对照试验，为期4周的洗脱期将6周的干预期分割开，益生元干预组每天服用16g的菊糖型果聚糖（低聚果糖和菊糖的混合物）。结果显示，微生物群在OTU上有显著变化（$P = 0.045$），有32个OTU发生了显著变化，其中对双歧杆菌的正向影响最大，其次是拟杆菌。此外，与安慰剂相比，食用益生元后，粪便中的总短链脂肪酸、乙酸和丙酸的浓度显著升高（$P<0.05$），但整体微生物群的多样性没有受到影响。

2. 低聚果糖

2022年发表的一项研究综述了补充低聚果糖对人体肠道微生物群影响的随机对照试验。该综述共纳入了8项随机对照试验，包括213名低聚果糖补充组参与者和175名对照组参与者。低聚果糖的干预剂量范围为2.5～1.5g/d，干预时间为7～56天。结果显示，与对照组相比，补充低聚果糖能够显著增加肠道菌群中的双歧杆菌计数（WMD = 0.579；95%CI：0.444，0.714）。亚组分析的结果显示，低聚果糖增加肠道菌种双歧杆菌的效果在成人、干预时间大于4周或干预剂量大于5g的试验中更加明显。值得注意的是该研究纳入参与者的年龄跨度较大。此外，有研究发现20名50岁以上的健康中老年人连续2周补充低聚果糖后，肠道双歧杆菌这种有益菌的丰度显著增加（$P<0.05$）。

3. 低聚木糖

既往研究发现低聚木糖有明显的双歧杆菌增殖作用，且具有高选择性增殖效果，对除双歧杆菌外的其他菌几乎没有增殖作用。低聚木糖增殖双歧杆菌的功能是其他聚合糖的20倍，是目前发现有效用量最少的低聚糖。实验表明，每天只需口服0.7g低聚木糖，2周后大肠杆菌中的双歧杆菌的比例从8.9%增加到17.9%，而拟杆菌（可能的致病菌）则从52.6%减少到4.4%；3周后，双歧杆菌的比例增加到20.2%，拟杆菌降至32.9%。人群试验结果表明，连续10天服用含有0.14g/mL低聚木糖的口服液后，肠道内双歧杆菌和乳酸杆菌的数量明显增加。2014年发布的一项随机对照试验探索了补充低聚木糖对肠道菌群的影响。共有32名平均年龄30岁以上的受试者参与试验，参与者每天接受1.4g、2.8g或安慰剂干预连续8周，并在干预停止2周后收集粪便样本。结果表明，与安慰剂组相比，低聚木糖干预组的双歧杆菌数目明显增加且高剂量干预组增加得更多。未来需要更多人群试验探索低聚木糖在老年人肠道微生态健康中发挥的作用。

4. 聚葡萄糖

2023年发布的一项随机对照试验探索了聚葡萄糖补充对功能性便秘症状影响及肠道微生物群的影响。研究共纳入了242名平均年龄为44.5岁的功能性便秘患者。结果显示，聚葡萄糖连续干预4周后，参与者肠平均运动频率显著增加，排便困难程度显著下降，大便性状量表评分显著改善，且双歧杆菌的丰度显著高于安慰剂组（均$P<0.05$）。

三、n-3多不饱和脂肪酸

从目前的研究证据整体上可以推测出n-3多不饱和脂肪酸补充，尤其是联合益生元或益生菌补充，对中老年人的肠道微生态能够起到积极作用，特别是能够诱导双歧杆菌等菌属的丰度增加。

2021年发表的一项随机对照试验探索了n-3多不饱和脂肪酸补充对肠道微生物的影响。该试验共纳入了69名受试者，随机分组参与为期6周的500mg/d的n-3多不饱和脂肪酸补充或20g/d的菊粉补充，n-3多不饱和脂肪酸补充组的平均年龄为63.67岁，菊粉补充组的平均年龄为66.83岁。结果显示，菊粉补充可使双歧杆菌（*Bifidobacterium*）和毛螺菌科（*Lachnospiraceae*）数量显著增加。相反，n-3多不饱和脂肪酸补充导致粪球菌属（*Coprococcus* spp.）和拟杆菌属（*Bacteroides* spp.）细菌数量显著增加，且与脂肪肝相关的柯林斯氏菌属（*Collinsella* spp.）细菌数量显著减少。此外，菊粉和n-3多不饱和脂肪酸补充均能够显著增加异丁酸和异戊酸含量；菊粉还能够使丁酸含量显著增加（$P<0.05$）。2014年发表的一篇随机对照试验报告了相似的结果。研究共纳入60名平均年龄为49岁的中老年人，随机分为4组，分别接受安慰剂、n-3多不饱和脂肪酸、益生菌（含双歧杆菌和乳酸菌，共112.5×10^9CFU/d）、益生菌和n-3多不饱和脂肪酸联合补充6周。研究发现，与安慰剂组相比，n-3多不饱和脂肪酸补充组粪便中乳酸菌、双歧杆菌和链球菌的丰度有更多增加（$P<0.05$），但与基线浓度相比并没有差异。益生菌及益生菌和n-3多不饱和脂肪酸联合补充组的总需氧菌、总厌氧菌、乳酸杆菌和链球菌的丰度显著增加（$P<0.05$）。此外，益生菌和n-3多不饱和脂肪酸联合补充组的hs-CRP下降程度和高密度脂蛋白胆固醇升高程度比益生菌单独补充组更为明显（$P<0.05$）。

n-3多不饱和脂肪酸的补充形式并不会影响其补充效果。2018年发表的一项随

机对照试验探索了 n-3 多不饱和脂肪酸补充对健康中老年人肠道菌群的影响。研究设计为随机、交叉、开放的干预试验，共纳入了 22 名 50 岁及以上的中老年人，受试者经过 8 周的干预期后，间隔 12 周的洗脱期再进行另外 8 周的干预。两种干预分别为含有 4g/d 的 n-3 多不饱和脂肪酸饮料或胶囊。研究发现给予 n-3 多不饱和脂肪酸能够有效诱导双歧杆菌、乳杆菌等菌属丰度增加，且与补充形式无关。

四、维生素D

有研究发现，$1,25$-$(OH)_2D_3$ 可以通过作用于维生素D受体激活下游信号级联反应，抑制炎症诱导的肠上皮细胞凋亡，增加上皮细胞迁移，使产生短链脂肪酸的微生物数量增加，发挥保护肠道上皮屏障的作用。

多项研究发现了维生素D补充对中老年人肠道微生态的积极作用。2015年发表的一项研究报告了维生素D补充对肠道微生物群影响的人群试验结果。16名健康受试者通过内窥镜在消化道的不同部位取样后，接受了每天140IU/kg的维生素D_3补充，干预4周后再在相同部位利用内窥镜取样并检测微生物群。研究发现，维生素D_3补充丰富了上消化道（胃体、胃窦和十二指肠）的肠道微生物群，并减少了上消化道的 γ-变形菌门丰度；而其他部位肠道微生物受维生素D补充的影响较小，但回肠末端CD8$^+$T细胞含量明显升高。粪便的微生物组成与结肠相近，而不是与上消化道类似。此外，在3名感染幽门螺杆菌的受试者中，补充维生素D_3有效地减少了幽门螺杆菌的总体水平。这提示我们胃肠道微生物对外部因素的反应可能存在明显的区域差异。此外，2022年发表的一项随机对照试验探索了维生素D_3补充对艰难梭菌感染的中老年人肠道菌群的影响。研究共纳入了18名基线血清25（OH）D浓度<17ng/mL的艰难梭菌感染患者，对照组仅接受万古霉素治疗，维生素D补充组额外接受肌肉 $1,25$-$(OH)_2D_3$ 注射，干预8周前后采集粪便。对照组和维生素D补充组患者的平均年龄均为70岁以上。结果发现，与对照组相比，维生素D组的双歧杆菌丰度明显升高，变形菌门丰度明显下降（$P<0.05$）。

然而，也有研究并未发现维生素D对老年人肠道菌群的健康效应。2023年的一项人群试验共纳入了835名年龄在60~84岁的澳大利亚老年人。参与者随机分配至维生素D补充组（60000IU/月）或安慰剂组，干预5年，通过粪便样本对肠道微生物进行了检测。结果发现，安慰剂组和维生素D补充组之间Shannon多样性指数、α多样性指数、不同菌属的丰度及比值等均无明显差别。

综上所述，维生素D对肠道微生态有积极作用，但补充维生素D的实际效果可能会受到补充者本身维生素D的水平及健康状况的影响。此外，由于不同部位的反应性不同，也要注意粪便的微生物组成可能并不能反映整个胃肠道的微生态变化。

五、多酚类植物化学物

既往研究已经证明了多酚类植物化学物能够有效改善肠上皮屏障功能。同时在肠内未代谢和代谢的小分子物质均具有促进重塑肠道菌群的能力，而肠道菌群的重塑又会进一步促进该类植物化学物的吸收。

目前研究整体上支持多酚类植物化学物补充可以有效提高中老年人肠道内短链脂肪酸产生菌的丰度。2016年发表的一项随机对照试验探索了高类黄酮含量水果及蔬菜摄入对肠道菌群的影响。试验人群分为高类黄酮组、低类黄酮组和对照组。高类黄酮组持续摄入6份（每份为400g的水果和蔬菜）富含类黄酮的蔬菜和水果，低类黄酮组1~6周、6~12周和12~18周每天分别摄入2份、4份和6份富含类黄酮的蔬菜和水果。干预共持续18周。研究分析了122名受试者的粪便样本，三组受试者的平均年龄均为50岁上下。结果显示，肠道菌群的变化和蔬菜及水果摄入的梯度增加存在剂量效应。食用富含类黄酮的蔬菜和水果能够有效提高拟杆菌属（*Bacteroides*）和普雷沃氏菌属（*Prevotella*）的丰度（$P<0.05$）。此外，与第6周相比，低类黄酮组双歧杆菌数量在第18周显著增加（$P<0.05$）。此外，其他人群试验还发现了异黄酮补充对绝经后女性肠道微生物群的影响。研究共纳入了39名绝经后女性，平均年龄为60.4岁，在接受了30天100mg/d的异黄酮补充后发现，在所有受试者中，补充异黄酮30天能够有效提升球状梭菌-直肠真杆菌簇（*Clostridium coccoides-Eubacterium rectale* cluster）（$P=0.021$）、乳酸杆菌-肠球菌组（*Lactobacillus-Enterococcus* group）（$P=0.049$）和双歧杆菌属（$P=0.014$）的丰度。

此外，有研究发现多酚的补充能够适度降低肠道通透性，进而维护肠道健康。一项交叉随机对照试验探索了富含多酚的饮食对老年人肠道菌群的影响。66名参与者（年龄≥60岁）被随机分配至对照饮食组和多酚饮食组（724mg总多酚/d），每次干预8周，中间有8周的洗脱期，收集粪便样本以观察肠道微生态系统。在51名完成试验的受试者中发现，多酚饮食组纤维发酵菌和丁酸产生明显增加。此外，多酚饮食组参与者体内与肠道通透性增加有关的蛋白水平显著降低，表明了多酚补充能够有效减少肠道通透性，维护肠道健康，控制炎症反应。

参考文献

[1] Chang E. 1, 25-Dihydroxyvitamin D decreases tertiary butyl-hydrogen peroxide-induced oxidative stress and increases AMPK/SIRT1 activation in C2C12 muscle cells [J]. Molecules, 2019, 24(21): 3903.

[2] 刘东方, 黄建忠, 陶勇, 等. 吡咯喹啉醌合成及生产工艺研究进展 [J]. 微生物学报, 2024, 64 (04): 999-1018.

[3] 苏小冰, 翁明辉. 超强益生元——低聚木糖 [J]. 广州食品工业科技, 2003 (S1): 75-78.

[4] 赵法伋, 金苏, 张力, 等. 丹尼斯克Bi-07及Lpc-37益生菌粉剂对胃肠道系统健康功效改善的临床研究 [J]. 中华疾病控制杂志, 2011, 15 (03): 256-259.

[5] 黄榕珠, 陈偲, 黎淑仪, 等. 胆碱和甜菜碱与中老年人认知功能的关系 [J]. 营养学报, 2022, 44 (02): 138-143.

[6] 项明洁, 刘明, 彭奕冰, 等. 低聚果糖对双歧杆菌增殖效果及肠道菌群的影响 [J]. 检验医学, 2005 (01): 49-51.

[7] 徐冬, 韩玉洁, 徐忠. 低聚木糖的综合开发利用 [J]. 食品研究与开发, 2005 (02): 81-83.

[8] 孙建琴, 张坚, 常翠青, 等. 肌肉衰减综合征营养与运动干预中国专家共识 (节录) [J]. 营养学报, 2015, 37 (04): 320-324.

[9] 刘红芝, 王强, 周素梅, 等. 酵母β-葡聚糖的功能活性及其分离提取研究进展 [J]. 食品科学, 2006 (11): 552-556.

[10] 乔羽, 殷波, 张志军, 等. 老年轻度认知功能损伤的血清唾液酸变化研究 [J]. 当代医学, 2013, 19 (12): 26-27.

[11] 崔华, 王朝晖, 吴剑卿, 等. 老年人肌少症防控干预中国专家共识 (2023) [J]. 中华老年医学杂志, 2023, 42 (2): 144-153.

[12] 杭兴伟, 增田泰伸, 木村守, 等. 硫酸氨基葡萄糖对口服透明质酸缓解小鼠佐剂性关节炎的增效作用 [J]. 食品科学, 2015, 36 (05): 189-194.

[13] 张怡然, 毕然, 李依璇, 等. 牛初乳碱性蛋白对低钙饮食大鼠骨骼健康的作用 [J]. 中国奶牛, 2023 (07): 69-74.

[14] 任广旭, 伊素芹, 卢林纲, 等. "牛乳与大豆"双蛋白运动营养功能的研究进展 [J]. 中国食品学报, 2015, 15 (06): 154-161.

［15］韩婷，蔡东联．乳清蛋白的营养特点和作用［J］．肠外与肠内营养，2005（04）：243-246．

［16］蒲玲玲，郭长江．乳清蛋白的组成及其主要保健功能［J］．中国食物与营养，2011，17（06）：68-70．

［17］李莹，林晓明．乳清蛋白营养特点与功能作用［J］．中国食物与营养，2008（06）：62-64．

［18］马驿彬，李晓琴，刘烈刚．乳双歧杆菌Bi-07的安全性和健康促进功能的研究现状［J］．营养学报，2023，45（02）：133-138．

［19］刘芝荣，王芸，赵凯，等．乳脂肪球膜在不同人群中的临床研究进展［J］．中国乳品工业，2024，52（05）：26-31+36．

［20］崔媛，段潜，李艳辉．透明质酸的研究进展［J］．长春理工大学学报（自然科学版），2011，34（03）：101-106．

［21］陆晓龙，谢臻城，冯罡，等．唾液酸的生物活性与检测技术［J］．卫生研究，2024，53（04）：683-686+689．

［22］蒋与刚，黄承钰，黄国伟，等．维护老年人认知功能营养专家共识［J］．营养学报，2022，44（06）：523-529．

［23］龙燕，张昌华．维生素K在人类骨健康中的作用［J］．中国骨质疏松杂志，2013，19（11）：1207-1214．

［24］张博彤，李明煜，薛源，等．益生菌改善老年人肠道菌群失衡相关疾病的研究进展［J］．食品与发酵工业，2014，50（15）：350-358．

［25］刘甜甜，赵海峰．植物化学物对阿尔茨海默病保护作用研究进展［J］．中国公共卫生，2013，29（05）：772-775．

［26］杨月欣，葛可佑．中国营养科学全书［M］．2版．北京：人民卫生出版社，2019．

［27］Tanaka K, Kanazawa I, Yamaguchi T, et al. Active vitamin D possesses beneficial effects on the interaction between muscle and bone [J]. Biochem Biophys Res Commun, 2014, 450(1): 482-487.

［28］Kawasaki T, Kurosawa H, Ikeda H, et al. Additive effects of glucosamine or risedronate for the treatment of osteoarthritis of the knee combined with home exercise: a prospective randomized 18-month trial [J]. J Bone Miner Metab, 2008, 26(3): 279-287.

[29] Liu A, Ma T, Xu N, et al. Adjunctive probiotics alleviates asthmatic symptoms via modulating the gut microbiome and serum metabolome [J]. Microbiol Spectr, 2021, 9(2): e0085921.

[30] Toth MJ, Matthews DE, Tracy RP, et al. Age-related differences in skeletal muscle protein synthesis: relation to markers of immune activation [J]. Am J Physiol Endocrinol Metab, 2005, 288(5): E883-891.

[31] Vimalraj S. Alkaline phosphatase: structure, expression and its function in bone mineralization [J]. Gene, 2020, 754: 144855.

[32] Dehzad MJ, Ghalandari H, Nouri M, et al. Antioxidant and anti-inflammatory effects of curcumin/turmeric supplementation in adults: a GRADE-assessed systematic review and dose-response meta-analysis of randomized controlled trials [J]. Cytokine, 2023, 164: 156144.

[33] Akimov MG, Kudryavtsev DS, Kryukova EV, et al. Arachidonoylcholine and other unsaturated long-chain acylcholines are endogenous modulators of the acetylcholine signaling system [J]. Biomolecules, 2020, 10(2): 283.

[34] Zhao JG, Zeng XT, Wang J, et al. Association between calcium or vitamin D supplementation and fracture incidence in community-dwelling older adults: a systematic review and meta-analysis [J]. Jama, 2017, 318(24): 2466-2482.

[35] Lee KJ, Kim KS, Kim HN, et al. Association between dietary calcium and phosphorus intakes, dietary calcium/phosphorus ratio and bone mass in the Korean population [J]. Nutr J, 2014, 13(1): 114.

[36] Dai Z, Zhang Y, Lu N, et al. Association between dietary fiber intake and bone loss in the framingham offspring study [J]. J Bone Miner Res, 2018, 33(2): 241-249.

[37] Zhang ZQ, He LP, Liu YH, et al. Association between dietary intake of flavonoid and bone mineral density in middle aged and elderly Chinese women and men [J]. Osteoporos Int, 2014, 25(10): 2417-2425.

[38] Sun J, Wen S, Zhou J, et al. Association between malnutrition and hyperhomocysteine in Alzheimer's disease patients and diet intervention of betaine [J]. J Clin Lab Anal, 2017, 31(5): e22090.

[39] Xie H, Wang N, He H, et al. The association between selenium and bone health: a meta-analysis [J]. Bone Joint Res, 2023, 12(7): 423-432.

[40] Zheng J, Mao X, Ling J, et al. Association between serum level of magnesium and postmenopausal osteoporosis: a meta-analysis [J]. Biol Trace Elem Res, 2014, 159(1-3): 8-14.

[41] Lauretani F, Semba RD, Bandinelli S, et al. Association of low plasma selenium concentrations with poor muscle strength in older community-dwelling adults: the InCHIANTI Study [J]. Am J Clin Nutr, 2007, 86(2): 347-352.

[42] Ylilauri MPT, Voutilainen S, Lönnroos E, et al. Associations of dietary choline intake with risk of incident dementia and with cognitive performance: the Kuopio Ischaemic Heart Disease Risk Factor Study [J]. Am J Clin Nutr, 2019, 110(6): 1416-1423.

[43] Cui Y, Cai H, Zheng W, et al. Associations of dietary intakes of calcium, magnesium, and soy isoflavones with bone fracture risk in men: a prospective study [J]. JBMR Plus, 2022, 6(2): e10563.

[44] Davan I, Fakurazi S, Alias E, et al. Astaxanthin as a potent antioxidant for promoting bone health: an up-to-date review [J]. Antioxidants (Basel), 2023, 12(7): 1480.

[45] Wang Z, Zhu W, Xing Y, et al. B vitamins and prevention of cognitive decline and incident dementia: a systematic review and meta-analysis [J]. Nutr Rev, 2022, 80(4): 931-949.

[46] 洪燕. B族维生素对认知功能的影响及其机制 [J]. 国外医学(卫生学分册), 1999(03): 38-42.

[47] Sánchez J, Bonet ML, Keijer J, et al. Blood cells transcriptomics as source of potential biomarkers of articular health improvement: effects of oral intake of a rooster combs extract rich in hyaluronic acid [J]. Genes Nutr, 2014, 9(5): 417.

[48] Cicero AFG, Fogacci F, Banach M. Botanicals and phytochemicals active on cognitive decline: The clinical evidence [J]. Pharmacol Res, 2018, 130: 204-212.

[49] van Splunter M, Perdijk O, Fick-Brinkhof H, et al. Bovine lactoferrin enhances TLR7-mediated responses in plasmacytoid dendritic cells in elderly women: results from a nutritional intervention study with bovine lactoferrin, GOS and vitamin D [J]. Front Immunol, 2018, 9: 2677.

[50] Wei M, Wu T, Chen N. Bridging neurotrophic factors and bioactive peptides to Alzheimer's disease [J]. Ageing Res Rev, 2024, 94: 102177.

[51] Tai V, Leung W, Grey A, et al. Calcium intake and bone mineral density: systematic

review and meta-analysis [J]. Bmj, 2015, 351: h4183.

[52] Bolland MJ, Leung W, Tai V, et al. Calcium intake and risk of fracture: systematic review [J]. Bmj, 2015, 351: h4580.

[53] Zeng LF, Luo MH, Liang GH, et al. Can dietary intake of vitamin C-oriented foods reduce the risk of osteoporosis, fracture, and BMD loss? Systematic review with meta-analyses of recent studies [J]. Front Endocrinol (Lausanne), 2019, 10: 844.

[54] Guest J, Grant R, Garg M, et al. Cerebrospinal fluid levels of inflammation, oxidative stress and NAD+ are linked to differences in plasma carotenoid concentrations [J]. J Neuroinflammation, 2014, 11: 117.

[55] Wolf FI, Cittadini A. Chemistry and biochemistry of magnesium [J]. Mol Aspects Med, 2003, 24(1-3): 3-9.

[56] Kansakar U, Trimarco V, Mone P, et al. Choline supplements: an update [J]. Front Endocrinol (Lausanne), 2023, 14: 1148166.

[57] Singh JA, Noorbaloochi S, MacDonald R, et al. Chondroitin for osteoarthritis [J]. Cochrane Database Syst Rev, 2015, 1(1): CD005614.

[58] Cordoba F, Nimni ME. Chondroitin sulfate and other sulfate containing chondroprotective agents may exhibit their effects by overcoming a deficiency of sulfur amino acids [J]. Osteoarthritis Cartilage, 2003, 11(3): 228-230.

[59] Sun Y, Zhang G, Liu Q, et al. Chondroitin sulfate from sturgeon bone ameliorates pain of osteoarthritis induced by monosodium iodoacetate in rats [J]. Int J Biol Macromol, 2018, 117: 95-101.

[60] Terencio MC, Ferrándiz ML, Carceller MC, et al. Chondroprotective effects of the combination chondroitin sulfate-glucosamine in a model of osteoarthritis induced by anterior cruciate ligament transection in ovariectomised rats [J]. Biomed Pharmacother, 2016, 79: 120-128.

[61] Su Y, Elshorbagy A, Turner C, et al. Circulating amino acids are associated with bone mineral density decline and ten-year major osteoporotic fracture risk in older community-dwelling adults [J]. Bone, 2019, 129: 115082.

[62] Mousavi SM, Hajishafiee M, Clark CCT, et al. Clinical effectiveness of zinc supplementation on the biomarkers of oxidative stress: a systematic review and meta-analysis of randomized controlled trials [J]. Pharmacol Res, 2020, 161: 105166.

[63] Sawitzke AD, Shi H, Finco MF, et al. Clinical efficacy and safety of glucosamine, chondroitin sulphate, their combination, celecoxib or placebo taken to treat osteoarthritis of the knee: 2-year results from GAIT [J]. Ann Rheum Dis, 2010, 69(8): 1459-1464.

[64] Bobeuf F, Labonte M, Dionne IJ, et al. Combined effect of antioxidant supplementation and resistance training on oxidative stress markers, muscle and body composition in an elderly population [J]. J Nutr Health Aging, 2011, 15(10): 883-889.

[65] Nishide Y, Tousen Y, Tadaishi M, et al. Combined effects of soy isoflavones and β-carotene on osteoblast differentiation [J]. Int J Environ Res Public Health, 2015, 12(11): 13750-13761.

[66] Sato T, Schurgers LJ, Uenishi K. Comparison of menaquinone-4 and menaquinone-7 bioavailability in healthy women [J]. Nutr J, 2012, 11: 93.

[67] Aoe S, Koyama T, Toba Y, et al. A controlled trial of the effect of milk basic protein (MBP) supplementation on bone metabolism in healthy menopausal women [J]. Osteoporos Int, 2005, 16(12): 2123-2128.

[68] Aoe S, Toba Y, Yamamura J, et al. Controlled trial of the effects of milk basic protein (MBP) supplementation on bone metabolism in healthy adult women [J]. Biosci Biotechnol Biochem, 2001, 65(4): 913-918.

[69] Alissa EM, Bahijri SM, Ferns GA. The controversy surrounding selenium and cardiovascular disease: a review of the evidence [J]. Med Sci Monit, 2003, 9(1): RA9-RA18.

[70] Li C, Meng H, Wu S, et al. Daily supplementation with whey, soy, or whey-soy blended protein for 6 months maintained lean muscle mass and physical performance in older adults with low lean mass [J]. J Acad Nutr Diet, 2021, 121(6): 1035-1048. e1036.

[71] Layman DK, Anthony TG, Rasmussen BB, et al. Defining meal requirements for protein to optimize metabolic roles of amino acids [J]. Am J Clin Nutr, 2015, 101(6): 1330S-1338S.

[72] Long JA, Zhong RH, Chen S, et al. Dietary betaine intake is associated with skeletal muscle mass change over 3 years in middle-aged adults: the Guangzhou Nutrition and Health Study [J]. Br J Nutr, 2021, 125(4): 440-447.

[73] Kan B, Guo D, Yuan B, et al. Dietary carotenoid intake and osteoporosis: the National Health and Nutrition Examination Survey, 2005-2018 [J]. Arch

Osteoporos, 2021, 17(1): 2.

[74] Cheng N, Bell L, Lamport DJ, et al. Dietary flavonoids and human cognition: a meta-analysis [J]. Mol Nutr Food Res, 2022, 66(21): e2100976.

[75] Alissa EM, Alzughaibi LS, Marzouki ZM. Dietary intake of fatty acids and antioxidants in relation to radiographic knee osteoarthritis: results from a case-control study [J]. J Hum Nutr Diet, 2020, 33(3): 431-438.

[76] Guo D, Zhao M, Xu W, et al. Dietary interventions for better management of osteoporosis: an overview [J]. Crit Rev Food Sci Nutr, 2023, 63(1): 125-144.

[77] Farsinejad-Marj M, Saneei P, Esmaillzadeh A. Dietary magnesium intake, bone mineral density and risk of fracture: a systematic review and meta-analysis [J]. Osteoporos Int, 2016, 27(4): 1389-1399.

[78] Jeong HY, Kwon O. Dietary phytochemicals as a promising nutritional strategy for sarcopenia: a systematic review and meta-analysis of randomized controlled trials [J]. Appl Biol Chem, 2021, 64(1): 14.

[79] Shams-White MM, Chung M, Du M, et al. Dietary protein and bone health: a systematic review and meta-analysis from the National Osteoporosis Foundation [J]. Am J Clin Nutr, 2017, 105(6): 1528-1543.

[80] Houston DK, Nicklas BJ, Ding J, et al. Dietary protein intake is associated with lean mass change in older, community-dwelling adults: the Health, Aging, and Body Composition (Health ABC) Study [J]. Am J Clin Nutr, 2008, 87(1): 150-155.

[81] Wellington VNA, Sundaram VL, Singh S, et al. Dietary supplementation with vitamin D, fish oil or resveratrol modulates the gut microbiome in inflammatory bowel disease [J]. Int J Mol Sci, 2021, 23(1): 206.

[82] Sun Y, Liu C, Bo Y, et al. Dietary vitamin C intake and the risk of hip fracture: a dose-response meta-analysis [J]. Osteoporos Int, 2018, 29(1): 79-87.

[83] Żychowska M, Sadowska-Krępa E, Damiani E, et al. Differences in the pro/antioxidative status and cellular stress response in elderly women after 6 weeks of exercise training supported by 1000 mg of vitamin C supplementation [J]. Biomedicines, 2022, 10(10): 2641.

[84] Cheng PF, Chen JJ, Zhou XY, et al. Do soy isoflavones improve cognitive function in postmenopausal women? A meta-analysis [J]. Menopause, 2015, 22(2): 198-206.

[85] Martin H, Aihie Sayer A, Jameson K, et al. Does diet influence physical performance in community-dwelling older people? Findings from the Hertfordshire Cohort Study [J]. Age Ageing, 2011, 40(2): 181-186.

[86] Dose-dependent effects of folic acid on blood concentrations of homocysteine: a meta-analysis of the randomized trials [J]. Am J Clin Nutr, 2005, 82(4): 806-812.

[87] Ryan KJ, Daniel ZC, Craggs LJ, et al. Dose-dependent effects of vitamin D on transdifferentiation of skeletal muscle cells to adipose cells [J]. J Endocrinol, 2013, 217(1): 45-58.

[88] Lenzi GL, Grigoletto F, Gent M, et al. Early treatment of stroke with monosialoganglioside GM-1. Efficacy and safety results of the Early Stroke Trial [J]. Stroke, 1994, 25(8): 1552-1558.

[89] Durkalec-Michalski K, Jeszka J, Podgórski T. The effect of a 12-week beta-hydroxy-beta-methylbutyrate (HMB) supplementation on highly-trained combat sports athletes: a randomised, double-blind, placebo-controlled crossover study [J]. Nutrients, 2017, 9(7): 753.

[90] Lee J, Kwon SH, Kim HM, et al. Effect of a Growth Protein-Colostrum Fraction on bone development in juvenile rats [J]. Biosci Biotechnol Biochem, 2008, 72(1): 1-6.

[91] Buigues C, Fernández-Garrido J, Pruimboom L, et al. Effect of a prebiotic formulation on frailty syndrome: a randomized, double-blind clinical trial [J]. Int J Mol Sci, 2016, 17(6): 932.

[92] Lampropoulou-Adamidou K, Karlafti E, Argyrou C, et al. Effect of calcium and vitamin D supplementation with and without collagen peptides on volumetric and areal bone mineral density, bone geometry and bone turnover in postmenopausal women with osteopenia [J]. J Clin Densitom, 2022, 25(3): 357-372.

[93] Silk LN, Greene DA, Baker MK. The effect of calcium or calcium and vitamin D supplementation on bone mineral density in healthy males: a systematic review and meta-analysis [J]. Int J Sport Nutr Exerc Metab, 2015, 25(5): 510-524.

[94] Lee CW, Lee TV, Galvan E, et al. The effect of choline and resistance training on strength and lean mass in older adults [J]. Nutrients, 2023, 15(18): 3874.

[95] Shiojima Y, Takahashi M, Takahashi R, et al. Effect of dietary pyrroloquinoline

quinone disodium salt on cognitive function in healthy volunteers: a randomized, double-blind, placebo-controlled, parallel-group study [J]. J Am Nutr Assoc, 2022, 41(8): 796-809.

[96] Dou Y, Yu X, Luo Y, et al. Effect of fructooligosaccharides supplementation on the gut microbiota in human: a systematic review and meta-analysis [J]. Nutrients, 2022, 14(16): 3298.

[97] Simental-Mendía M, Sánchez-García A, Vilchez-Cavazos F, et al. Effect of glucosamine and chondroitin sulfate in symptomatic knee osteoarthritis: a systematic review and meta-analysis of randomized placebo-controlled trials [J]. Rheumatol Int, 2018, 38(8): 1413-1428.

[98] Sawitzke AD, Shi H, Finco MF, et al. The effect of glucosamine and/or chondroitin sulfate on the progression of knee osteoarthritis: a report from the glucosamine/chondroitin arthritis intervention trial [J]. Arthritis Rheum, 2008, 58(10): 3183-3191.

[99] Gruenwald J, Petzold E, Busch R, et al. Effect of glucosamine sulfate with or without omega-3 fatty acids in patients with osteoarthritis [J]. Adv Ther, 2009, 26(9): 858-871.

[100] Lorzadeh E, Ramezani-Jolfaie N, Mohammadi M, et al. The effect of hesperidin supplementation on inflammatory markers in human adults: a systematic review and meta-analysis of randomized controlled clinical trials [J]. Chem Biol Interact, 2019, 307: 8-15.

[101] Berthon BS, Williams LM, Williams EJ, et al. Effect of lactoferrin supplementation on inflammation, immune function, and prevention of respiratory tract infections in humans: a systematic review and meta-analysis [J]. Adv Nutr, 2022, 13(5): 1799-1819.

[102] Wu Z, Camargo CA, Sluyter J, et al. Effect of monthly vitamin D supplementation on antibiotic prescribing in older adults: a post hoc analysis of a randomized controlled trial [J]. Am J Clin Nutr, 2021, 114(1): 314-321.

[103] Vyas CM, Manson JE, Sesso HD, et al. Effect of multivitamin-mineral supplementation versus placebo on cognitive function: results from the clinic subcohort of the COcoa Supplement and Multivitamin Outcomes Study (COSMOS) randomized clinical trial and meta-analysis of 3 cognitive studies within COSMOS [J]. Am J Clin Nutr, 2024, 119(3): 692-701.

[104] Zhang X, Han H, Ge X, et al. Effect of *n* - 3 long-chain polyunsaturated fatty acids on mild cognitive impairment: a meta-analysis of randomized clinical trials [J]. Eur J Clin Nutr, 2020, 74(4): 548-554.

[105] Dou Y, Wang Y, Chen Z, et al. Effect of *n* - 3 polyunsaturated fatty acid on bone health: a systematic review and meta-analysis of randomized controlled trials [J]. Food Sci Nutr, 2022, 10(1): 145-154.

[106] Berton L, Bano G, Carraro S, et al. Effect of oral beta-hydroxy-beta-methylbutyrate (HMB) supplementation on physical performance in healthy old women over 65 years: an open label randomized controlled trial [J]. PLoS One, 2015, 10(11): e0141757.

[107] Wang SJ, Wang YH, Huang LC. The effect of oral low molecular weight liquid hyaluronic acid combination with glucosamine and chondroitin on knee osteoarthritis patients with mild knee pain: An 8-week randomized double-blind placebo-controlled trial [J]. Medicine (Baltimore), 2021, 100(5): e24252.

[108] Veronese N, Berton L, Carraro S, et al. Effect of oral magnesium supplementation on physical performance in healthy elderly women involved in a weekly exercise program: a randomized controlled trial [J]. Am J Clin Nutr, 2014, 100(3): 974-981.

[109] Kozu T, Iinuma G, Ohashi Y, et al. Effect of orally administered bovine lactoferrin on the growth of adenomatous colorectal polyps in a randomized, placebo-controlled clinical trial [J]. Cancer Prev Res (Phila), 2009, 2(11): 975-983.

[110] Kang EY, Cui F, Kim HK, et al. Effect of phosphatidylserine on cognitive function in the elderly: a systematic review and meta-analysis [J]. Korean Journal of Food Science and Technology, 2022, 54(1): 52-58.

[111] Farag S, Tsang C, Al-Dujaili EAS, et al. Effect of polyphenol supplementation on memory functioning in overweight and obese adults: a systematic review and meta-analysis [J]. Nutrients, 2024, 16(4): 474.

[112] de Vries K, Medawar E, Korosi A, et al. The effect of polyphenols on working and episodic memory in non-pathological and pathological aging: a systematic review and meta-analysis [J]. Front Nutr, 2021, 8: 720756.

[113] Rajkumar H, Mahmood N, Kumar M, et al. Effect of probiotic (VSL#3) and omega-3 on lipid profile, insulin sensitivity, inflammatory markers, and gut

colonization in overweight adults: a randomized, controlled trial [J]. Mediators Inflamm, 2014, 2014: 348959.

[114] Kazemi A, Soltani S, Ghorabi S, et al. Effect of probiotic and synbiotic supplementation on inflammatory markers in health and disease status: a systematic review and meta-analysis of clinical trials [J]. Clin Nutr, 2020, 39(3): 789-819.

[115] Lei WT, Shih PC, Liu SJ, et al. Effect of probiotics and prebiotics on immune response to influenza vaccination in adults: a systematic review and meta-analysis of randomized controlled trials [J]. Nutrients, 2017, 9(11): 1175.

[116] van de Rest O, van der Zwaluw NL, Tieland M, et al. Effect of resistance-type exercise training with or without protein supplementation on cognitive functioning in frail and pre-frail elderly: secondary analysis of a randomized, double-blind, placebo-controlled trial [J]. Mech Ageing Dev, 2014, 136-137: 85-93.

[117] Marx W, Kelly JT, Marshall S, et al. Effect of resveratrol supplementation on cognitive performance and mood in adults: a systematic literature review and meta-analysis of randomized controlled trials [J]. Nutr Rev, 2018, 76(6): 432-443.

[118] Koushki M, Dashatan NA, Meshkani R. Effect of resveratrol supplementation on inflammatory markers: a systematic review and meta-analysis of randomized controlled trials [J]. Clin Ther, 2018, 40(7): 1180-1192. e1185.

[119] Walsh JS, Jacques RM, Schomburg L, et al. Effect of selenium supplementation on musculoskeletal health in older women: a randomised, double-blind, placebo-controlled trial [J]. Lancet Healthy Longev, 2021, 2(4): e212-e221.

[120] Richter Y, Herzog Y, Lifshitz Y, et al. The effect of soybean-derived phosphatidylserine on cognitive performance in elderly with subjective memory complaints: a pilot study [J]. Clin Interv Aging, 2013, 8: 557-563.

[121] Kita M, Obara K, Kondo S, et al. Effect of supplementation of a whey peptide rich in tryptophan-tyrosine-related peptides on cognitive performance in healthy adults: a randomized, double-blind, placebo-controlled study [J]. Nutrients, 2018, 10(7): 899.

[122] Ford AH, Almeida OP. Effect of vitamin B supplementation on cognitive function in the elderly: a systematic review and meta-analysis [J]. Drugs Aging, 2019, 36(5): 419-434.

[123] Prokopidis K, Giannos P, Katsikas Triantafyllidis K, et al. Effect of vitamin D monotherapy on indices of sarcopenia in community-dwelling older adults: a systematic review and meta-analysis [J]. J Cachexia Sarcopenia Muscle, 2022, 13(3): 1642-1652.

[124] Pham H, Waterhouse M, Rahman S, et al. The effect of vitamin D supplementation on the gut microbiome in older Australians - Results from analyses of the D-Health Trial [J]. Gut Microbes, 2023, 15(1): 2221429.

[125] Asbaghi O, Sadeghian M, Nazarian B, et al. The effect of vitamin E supplementation on selected inflammatory biomarkers in adults: a systematic review and meta-analysis of randomized clinical trials [J]. Sci Rep, 2020, 10(1): 17234.

[126] Salma, Ahmad SS, Karim S, et al. Effect of vitamin K on bone mineral density and fracture risk in adults: systematic review and meta-analysis [J]. Biomedicines, 2022, 10(5): 1048.

[127] Jamshidi S, Mohsenpour MA, Masoumi SJ, et al. Effect of whey protein consumption on IL-6 and TNF-α: a systematic review and meta-analysis of randomized controlled trials [J]. Diabetes Metab Syndr, 2022, 16(1): 102372.

[128] Rahmani S, Sadeghi O, Sadeghian M, et al. The effect of whole-grain intake on biomarkers of subclinical inflammation: a comprehensive meta-analysis of randomized controlled trials [J]. Adv Nutr, 2020, 11(1): 52-65.

[129] Barnett JB, Dao MC, Hamer DH, et al. Effect of zinc supplementation on serum zinc concentration and T cell proliferation in nursing home elderly: a randomized, double-blind, placebo-controlled trial [J]. Am J Clin Nutr, 2016, 103(3): 942-951.

[130] Bongers C, Ten Haaf DSM, Catoire M, et al. Effectiveness of collagen supplementation on pain scores in healthy individuals with self-reported knee pain: a randomized controlled trial [J]. Appl Physiol Nutr Metab, 2020, 45(7): 793-800.

[131] Chang B, Wang Z, Xu T, et al. Effectiveness of vitamin-B supplements on cognition in older adults: a meta-analysis [J]. Geriatr Nurs, 2023, 51: 143-149.

[132] Ye J, Cheng J, Xiong R, et al. Effects and mechanisms of lutein on aging and age-related diseases [J]. Antioxidants (Basel), 2024, 13(9): 1114.

[133] Chen H, Xiong R, Cheng J, et al. Effects and mechanisms of polyunsaturated

fatty acids on age-related musculoskeletal diseases: sarcopenia, osteoporosis, and osteoarthritis-a narrative review [J]. Nutrients, 2024, 16(18): 3130.

[134] Nelson FR, Zvirbulis RA, Zonca B, et al. The effects of an oral preparation containing hyaluronic acid (Oralvisc®) on obese knee osteoarthritis patients determined by pain, function, bradykinin, leptin, inflammatory cytokines, and heavy water analyses [J]. Rheumatol Int, 2015, 35(1): 43-52.

[135] Johnson KA, Hulse DA, Hart RC, et al. Effects of an orally administered mixture of chondroitin sulfate, glucosamine hydrochloride and manganese ascorbate on synovial fluid chondroitin sulfate 3B3 and 7D4 epitope in a canine cruciate ligament transection model of osteoarthritis [J]. Osteoarthritis Cartilage, 2001, 9(1): 14-21.

[136] Feng RC, Dong YH, Hong XL, et al. Effects of anthocyanin-rich supplementation on cognition of the cognitively healthy middle-aged and older adults: a systematic review and meta-analysis of randomized controlled trials [J]. Nutr Rev, 2023, 81(3): 287-303.

[137] Queen CJJ, Sparks SA, Marchant DC, et al. The effects of astaxanthin on cognitive function and neurodegeneration in humans: a critical review [J]. Nutrients, 2024, 16(6): 826.

[138] Liu C, Dong X, Jia J, et al. Effects of astaxanthin supplementation on fatigue, motor function and cognition: a meta-analysis of randomized controlled trials [J]. Biol Res Nurs, 2024, 26(3): 469-480.

[139] Costa Riela NA, Alvim Guimarães MM, Oliveira de Almeida D, et al. Effects of beta-hydroxy-beta-methylbutyrate supplementation on elderly body composition and muscle strength: a review of clinical trials [J]. Ann Nutr Metab, 2021, 77(1): 16-22.

[140] Bai GH, Tsai MC, Tsai HW, et al. Effects of branched-chain amino acid-rich supplementation on EWGSOP2 criteria for sarcopenia in older adults: a systematic review and meta-analysis [J]. Eur J Nutr, 2022, 61(2): 637-651.

[141] Aubertin-Leheudre M, Buckinx F. Effects of Citrulline alone or combined with exercise on muscle mass, muscle strength, and physical performance among older adults: a systematic review [J]. Curr Opin Clin Nutr Metab Care, 2020, 23(1): 8-16.

［142］Baker LD, Manson JE, Rapp SR, et al. Effects of cocoa extract and a multivitamin on cognitive function: A randomized clinical trial [J]. Alzheimers Dement, 2023, 19(4): 1308-1319.

［143］Fan L, Feng Y, Chen GC, et al. Effects of coenzyme Q10 supplementation on inflammatory markers: a systematic review and meta-analysis of randomized controlled trials [J]. Pharmacol Res, 2017, 119: 128-136.

［144］Lai H, Li Y, He Y, et al. Effects of dietary fibers or probiotics on functional constipation symptoms and roles of gut microbiota: a double-blinded randomized placebo trial [J]. Gut Microbes, 2023, 15(1): 2197837.

［145］Gao R, Bae MA, Han SH, et al. Effects of dietary taurine supplementation on blood and urine taurine concentrations in the elderly women with dementia [J]. Adv Exp Med Biol, 2019, 1155: 231-238.

［146］Kim H, Suzuki T, Saito K, et al. Effects of exercise and tea catechins on muscle mass, strength and walking ability in community-dwelling elderly Japanese sarcopenic women: a randomized controlled trial [J]. Geriatr Gerontol Int, 2013, 13(2): 458-465.

［147］Vlassopoulou M, Yannakoulia M, Pletsa V, et al. Effects of fungal beta-glucans on health - a systematic review of randomized controlled trials [J]. Food Funct, 2021, 12(8): 3366-3380.

［148］Terauchi M, Horiguchi N, Kajiyama A, et al. Effects of grape seed proanthocyanidin extract on menopausal symptoms, body composition, and cardiovascular parameters in middle-aged women: a randomized, double-blind, placebo-controlled pilot study [J]. Menopause, 2014, 21(9): 990-996.

［149］Bashir M, Prietl B, Tauschmann M, et al. Effects of high doses of vitamin D3 on mucosa-associated gut microbiome vary between regions of the human gastrointestinal tract [J]. Eur J Nutr, 2016, 55(4): 1479-1489.

［150］Le Bastard Q, Chapelet G, Javaudin F, et al. The effects of inulin on gut microbial composition: a systematic review of evidence from human studies [J]. Eur J Clin Microbiol Infect Dis, 2020, 39(3): 403-413.

［151］Baba Y, Inagaki S, Nakagawa S, et al. Effects of l-theanine on cognitive function in middle-aged and older subjects: a randomized placebo-controlled study [J]. J

Med Food, 2021, 24(4): 333-341.

[152] Lee SY, Lee HJ, Lim JY. Effects of leucine-rich protein supplements in older adults with sarcopenia: a systematic review and meta-analysis of randomized controlled trials [J]. Arch Gerontol Geriatr, 2022, 102: 104758.

[153] Kinoshita T, Matsumoto A, Yoshino K, et al. The effects of licorice flavonoid oil with respect to increasing muscle mass: a randomized, double-blind, placebo-controlled trial [J]. J Sci Food Agric, 2017, 97(8): 2339-2345.

[154] Nouchi R, Suiko T, Kimura E, et al. Effects of lutein and astaxanthin intake on the improvement of cognitive functions among healthy adults: a systematic review of randomized controlled trials [J]. Nutrients, 2020, 12(3): 617.

[155] Holloway L, Moynihan S, Abrams SA, et al. Effects of oligofructose-enriched inulin on intestinal absorption of calcium and magnesium and bone turnover markers in postmenopausal women [J]. Br J Nutr, 2007, 97(2): 365-372.

[156] Huang YH, Chiu WC, Hsu YP, et al. Effects of omega-3 fatty acids on muscle mass, muscle strength and muscle performance among the elderly: a meta-analysis [J]. Nutrients, 2020, 12(12): 3739.

[157] Markova M, Koelman L, Hornemann S, et al. Effects of plant and animal high protein diets on immune-inflammatory biomarkers: a 6-week intervention trial [J]. Clin Nutr, 2020, 39(3): 862-869.

[158] Gui Q, Wang A, Zhao X, et al. Effects of probiotic supplementation on natural killer cell function in healthy elderly individuals: a meta-analysis of randomized controlled trials [J]. Eur J Clin Nutr, 2020, 74(12): 1630-1637.

[159] Ten Haaf DSM, Nuijten MAH, Maessen MFH, et al. Effects of protein supplementation on lean body mass, muscle strength, and physical performance in nonfrail community-dwelling older adults: a systematic review and meta-analysis [J]. Am J Clin Nutr, 2018, 108(5): 1043-1059.

[160] Dehghani F, Sezavar Seyedi Jandaghi SH, Janani L, et al. Effects of quercetin supplementation on inflammatory factors and quality of life in post-myocardial infarction patients: a double blind, placebo-controlled, randomized clinical trial [J]. Phytother Res, 2021, 35(4): 2085-2098.

[161] Cui C, Birru RL, Snitz BE, et al. Effects of soy isoflavones on cognitive function: a

systematic review and meta-analysis of randomized controlled trials [J]. Nutr Rev, 2020, 78(2): 134-144.

[162] Romeu Montenegro K, Carlessi R, Cruzat V, et al. Effects of vitamin D on primary human skeletal muscle cell proliferation, differentiation, protein synthesis and bioenergetics [J]. J Steroid Biochem Mol Biol, 2019, 193: 105423.

[163] Beaudart C, Buckinx F, Rabenda V, et al. The effects of vitamin D on skeletal muscle strength, muscle mass, and muscle power: a systematic review and meta-analysis of randomized controlled trials [J]. J Clin Endocrinol Metab, 2014, 99(11): 4336-4345.

[164] Reid IR, Bolland MJ, Grey A. Effects of vitamin D supplements on bone mineral density: a systematic review and meta-analysis [J]. Lancet, 2014, 383(9912): 146-155.

[165] Prokopidis K, Mazidi M, Sankaranarayanan R, et al. Effects of whey and soy protein supplementation on inflammatory cytokines in older adults: a systematic review and meta-analysis [J]. Br J Nutr, 2023, 129(5): 759-770.

[166] Gao SS, Zhao Y. The effects of β-carotene on osteoporosis: a systematic review and meta-analysis of observational studies [J]. Osteoporos Int, 2023, 34(4): 627-639.

[167] Kim SJ, Anh NH, Diem NC, et al. Effects of β-cryptoxanthin on improvement in osteoporosis risk: a systematic review and meta-analysis of observational studies [J]. Foods, 2021, 10(2): 296.

[168] Prado CM, Orsso CE, Pereira SL, et al. Effects of β-hydroxy β-methylbutyrate (HMB) supplementation on muscle mass, function, and other outcomes in patients with cancer: a systematic review [J]. J Cachexia Sarcopenia Muscle, 2022, 13(3): 1623-1641.

[169] Zeng L, Yang T, Yang K, et al. Efficacy and safety of curcumin and curcuma longa extract in the treatment of arthritis: a systematic review and meta-analysis of randomized controlled trial [J]. Front Immunol, 2022, 13: 891822.

[170] Zhou M, Han S, Zhang W, et al. Efficacy and safety of vitamin K2 for postmenopausal women with osteoporosis at a long-term follow-up: meta-analysis and systematic review [J]. J Bone Miner Metab, 2022, 40(5): 763-772.

[171] Honvo G, Bruyère O, Geerinck A, et al. Efficacy of chondroitin sulfate in patients with knee osteoarthritis: a comprehensive meta-analysis exploring inconsistencies

in randomized, placebo-controlled trials [J]. Adv Ther, 2019, 36(5): 1085-1099.

[172] Liao Y, Xie B, Zhang H, et al. Efficacy of omega-3 PUFAs in depression: a meta-analysis [J]. Transl Psychiatry, 2019, 9(1): 190.

[173] Den H, Dong X, Chen M, et al. Efficacy of probiotics on cognition, and biomarkers of inflammation and oxidative stress in adults with Alzheimer's disease or mild cognitive impairment - a meta-analysis of randomized controlled trials [J]. Aging (Albany NY), 2020, 12(4): 4010-4039.

[174] Ma ML, Ma ZJ, He YL, et al. Efficacy of vitamin K2 in the prevention and treatment of postmenopausal osteoporosis: a systematic review and meta-analysis of randomized controlled trials [J]. Front Public Health, 2022, 10: 979649.

[175] Vaisman N, Haenen GR, Zaruk Y, et al. Enteral feeding enriched with carotenoids normalizes the carotenoid status and reduces oxidative stress in long-term enterally fed patients [J]. Clin Nutr, 2006, 25(6): 897-905.

[176] Sowers MR, Galuska DA. Epidemiology of bone mass in premenopausal women [J]. Epidemiol Rev, 1993, 15(2): 374-398.

[177] Zou ZY, Lin XM, Xu XR, et al. Evaluation of milk basic protein supplementation on bone density and bone metabolism in Chinese young women [J]. Eur J Nutr, 2009, 48(5): 301-306.

[178] Kim H, Kim M, Kojima N, et al. Exercise and nutritional supplementation on community-dwelling elderly Japanese women with sarcopenic obesity: a randomized controlled trial [J]. J Am Med Dir Assoc, 2016, 17(11): 1011-1019.

[179] Chupel MU, Minuzzi LG, Furtado G, et al. Exercise and taurine in inflammation, cognition, and peripheral markers of blood-brain barrier integrity in older women [J]. Appl Physiol Nutr Metab, 2018, 43(7): 733-741.

[180] Troesch B, Eggersdorfer M, Laviano A, et al. Expert opinion on benefits of long-chain omega-3 fatty acids (DHA and EPA) in aging and clinical nutrition [J]. Nutrients, 2020, 12(9): 2555.

[181] Martin-Cantero A, Reijnierse EM, Gill BMT, et al. Factors influencing the efficacy of nutritional interventions on muscle mass in older adults: a systematic review and meta-analysis [J]. Nutr Rev, 2021, 79(3): 315-330.

[182] Svennerholm L. Gangliosides——a new therapeutic agent against stroke and

Alzheimer's disease [J]. Life Sci, 1994, 55(25-26): 2125-2134.

[183] Noack W, Fischer M, Forster KK, et al. Glucosamine sulfate in osteoarthritis of the knee [J]. Osteoarthritis and cartilage, 1994, 2(1): 51-59.

[184] Burd NA, Yang Y, Moore DR, et al. Greater stimulation of myofibrillar protein synthesis with ingestion of whey protein isolate v. micellar casein at rest and after resistance exercise in elderly men [J]. Br J Nutr, 2012, 108(6): 958-962.

[185] Aljumaah MR, Bhatia U, Roach J, et al. The gut microbiome, mild cognitive impairment, and probiotics: a randomized clinical trial in middle-aged and older adults [J]. Clin Nutr, 2022, 41(11): 2565-2576.

[186] Hengeveld LM, de Goede J, Afman LA, et al. Health effects of increasing protein intake above the current population reference intake in older adults: a systematic review of the health council of the Netherlands [J]. Adv Nutr, 2022, 13(4): 1083-1117.

[187] Lee SH, Park HK, Kang CD, et al. High dose intramuscular vitamin D3 supplementation impacts the gut microbiota of patients with clostridioides difficile infection [J]. Front Cell Infect Microbiol, 2022, 12: 904987.

[188] Stunes AK, Syversen U, Berntsen S, et al. High doses of vitamin C plus E reduce strength training-induced improvements in areal bone mineral density in elderly men [J]. Eur J Appl Physiol, 2017, 117(6): 1073-1084.

[189] Groenendijk I, den Boeft L, van Loon LJC, et al. High versus low dietary protein intake and bone health in older adults: a systematic review and meta-analysis [J]. Comput Struct Biotechnol J, 2019, 17: 1101-1112.

[190] Bo Y, Liu C, Ji Z, et al. A high whey protein, vitamin D and E supplement preserves muscle mass, strength, and quality of life in sarcopenic older adults: A double-blind randomized controlled trial [J]. Clin Nutr, 2019, 38(1): 159-164.

[191] Reginster JY, Veronese N. Highly purified chondroitin sulfate: a literature review on clinical efficacy and pharmacoeconomic aspects in osteoarthritis treatment [J]. Aging Clin Exp Res, 2021, 33(1): 37-47.

[192] Smith AD, Refsum H, Bottiglieri T, et al. Homocysteine and dementia: an international consensus statement [J]. J Alzheimers Dis, 2018, 62(2): 561-570.

[193] Kado DM, Bucur A, Selhub J, et al. Homocysteine levels and decline in physical function: macArthur studies of successful aging [J]. Am J Med, 2002, 113(7): 537-542.

［194］Ho PI, Collins SC, Dhitavat S, et al. Homocysteine potentiates beta-amyloid neurotoxicity: role of oxidative stress [J]. J Neurochem, 2001, 78(2): 249-253.

［195］Najib S, Sánchez-Margalet V. Homocysteine thiolactone inhibits insulin-stimulated DNA and protein synthesis: possible role of mitogen-activated protein kinase (MAPK), glycogen synthase kinase-3 (GSK-3) and p70 S6K phosphorylation [J]. J Mol Endocrinol, 2005, 34(1): 119-126.

［196］Arnold A, Dennison E, Kovacs CS, et al. Hormonal regulation of biomineralization [J]. Nat Rev Endocrinol, 2021, 17(5): 261-275.

［197］León-López A, Morales-Peñaloza A, Martínez-Juárez VM, et al. Hydrolyzed collagen-sources and applications [J]. Molecules, 2019, 24(22): 4031.

［198］Charoenngam N, Holick MF. Immunologic effects of vitamin D on human health and disease [J]. Nutrients, 2020, 12(7): 2097.

［199］Tsai YT, Cheng PC, Pan TM. The immunomodulatory effects of lactic acid bacteria for improving immune functions and benefits [J]. Appl Microbiol Biotechnol, 2012, 96(4): 853-862.

［200］Salvesi C, Silvi S, Fiorini D, et al. Impact of a probiotic diet on well-being of healthy senior: THE PROBIOSENIOR PROJECT [J]. J Appl Microbiol, 2022, 133(5): 2941-2953.

［201］Niero M, Bartoli G, De Colle P, et al. Impact of dietary fiber on inflammation and insulin resistance in older patients: a narrative review [J]. Nutrients, 2023, 15(10): 2365.

［202］Muth AK, Park SQ. The impact of dietary macronutrient intake on cognitive function and the brain [J]. Clin Nutr, 2021, 40(6): 3999-4010.

［203］Marcangeli V, Youssef L, Dulac M, et al. Impact of high-intensity interval training with or without l-citrulline on physical performance, skeletal muscle, and adipose tissue in obese older adults [J]. J Cachexia Sarcopenia Muscle, 2022, 13(3): 1526-1540.

［204］Klinder A, Shen Q, Heppel S, et al. Impact of increasing fruit and vegetables and flavonoid intake on the human gut microbiota [J]. Food Funct, 2016, 7(4): 1788-1796.

［205］Guarnieri L, Bosco F, Leo A, et al. Impact of micronutrients and nutraceuticals on cognitive function and performance in Alzheimer's disease [J]. Ageing Res Rev, 2024, 95: 102210.

［206］van der Zwaluw NL, van de Rest O, Tieland M, et al. The impact of protein supplementation on cognitive performance in frail elderly [J]. Eur J Nutr, 2014, 53(3): 803-812.

[207] Baltic S, Nedeljkovic D, Todorovic N, et al. The impact of six-week dihydrogen-pyrroloquinoline quinone supplementation on mitochondrial biomarkers, brain metabolism, and cognition in elderly individuals with mild cognitive impairment: a randomized controlled trial [J]. J Nutr Health Aging, 2024, 28(8): 100287.

[208] Vulevic J, Juric A, Walton GE, et al. Influence of galacto-oligosaccharide mixture (B-GOS) on gut microbiota, immune parameters and metabonomics in elderly persons [J]. Br J Nutr, 2015, 114(4): 586-595.

[209] Tang JE, Moore DR, Kujbida GW, et al. Ingestion of whey hydrolysate, casein, or soy protein isolate: effects on mixed muscle protein synthesis at rest and following resistance exercise in young men [J]. J Appl Physiol (1985), 2009, 107(3): 987-992.

[210] Lieben CK, Blokland A, Deutz NE, et al. Intake of tryptophan-enriched whey protein acutely enhances recall of positive loaded words in patients with multiple sclerosis [J]. Clin Nutr, 2018, 37(1): 321-328.

[211] Wilson JM, Fitschen PJ, Campbell B, et al. International society of sports nutrition position stand: beta-hydroxy-beta-methylbutyrate (HMB) [J]. J Int Soc Sports Nutr, 2013, 10(1): 6.

[212] Donati Zeppa S, Agostini D, Ferrini F, et al. Interventions on gut microbiota for healthy aging [J]. Cells, 2022, 12(1): 34.

[213] Bonvicini M, Travaglini S, Lelli D, et al. Is Citicoline effective in preventing and slowing down dementia?-A systematic review and a meta-analysis [J]. Nutrients, 2023, 15(2): 386.

[214] Clavel T, Fallani M, Lepage P, et al. Isoflavones and functional foods alter the dominant intestinal microbiota in postmenopausal women [J]. J Nutr, 2005, 135(12): 2786-2792.

[215] Stonehouse W, Benassi-Evans B, Bednarz J, et al. Krill oil improved osteoarthritic knee pain in adults with mild to moderate knee osteoarthritis: a 6-month multicenter, randomized, double-blind, placebo-controlled trial [J]. Am J Clin Nutr, 2022, 116(3): 672-685.

[216] 李成舰, 罗乐, 黄春花. L-茶氨酸的神经保护作用研究进展 [J]. 湖南中

医杂志, 2019, 35 (12): 147-151.

[217] Einöther SJ, Martens VE, Rycroft JA, et al. L-theanine and caffeine improve task switching but not intersensory attention or subjective alertness [J]. Appetite, 2010, 54(2): 406-409.

[218] Nilsson AG, Sundh D, Bäckhed F, et al. Lactobacillus reuteri reduces bone loss in older women with low bone mineral density: a randomized, placebo-controlled, double-blind, clinical trial [J]. J Intern Med, 2018, 284(3): 307-317.

[219] Vega-Cabello V, Caballero FF, Rodriguez-Artalejo F, et al. Leucine intake and risk of impaired physical function and frailty in older adults [J]. J Gerontol A Biol Sci Med Sci, 2023, 78(2): 241-249.

[220] Dyall SC. Long-chain omega-3 fatty acids and the brain: a review of the independent and shared effects of EPA, DPA and DHA [J]. Front Aging Neurosci, 2015, 7: 52.

[221] Gingras AA, White PJ, Chouinard PY, et al. Long-chain omega-3 fatty acids regulate bovine whole-body protein metabolism by promoting muscle insulin signalling to the Akt-mTOR-S6K1 pathway and insulin sensitivity [J]. J Physiol, 2007, 579(Pt 1): 269-284.

[222] Alex A, Abbott KA, McEvoy M, et al. Long-chain omega-3 polyunsaturated fatty acids and cognitive decline in non-demented adults: a systematic review and meta-analysis [J]. Nutr Rev, 2020, 78(7): 563-578.

[223] Kemi VE, Kärkkäinen MU, Rita HJ, et al. Low calcium: phosphorus ratio in habitual diets affects serum parathyroid hormone concentration and calcium metabolism in healthy women with adequate calcium intake [J]. Br J Nutr, 2010, 103(4): 561-568.

[224] Lee CW, Galvan E, Lee TV, et al. Low Intake of choline is associated with diminished strength and lean mass gains in older adults [J]. J Frailty Aging, 2023, 12(1): 78-83.

[225] Zheng J, Mao X, Ling J, et al. Low serum levels of zinc, copper, and iron as risk factors for osteoporosis: a meta-analysis [J]. Biol Trace Elem Res, 2014, 160(1): 15-23.

[226] Chen YL, Yang KC, Chang HH, et al. Low serum selenium level is associated with low muscle mass in the community-dwelling elderly [J]. J Am Med Dir Assoc,

2014, 15(11): 807-811.

[227] Young LR, Kurzer MS, Thomas W, et al. Low-fat diet with omega-3 fatty acids increases plasma insulin-like growth factor concentration in healthy postmenopausal women [J]. Nutr Res, 2013, 33(7): 565-571.

[228] Yagi A, Nouchi R, Butler L, et al. Lutein Has a positive impact on brain health in healthy older adults: a systematic review of randomized controlled trials and cohort studies [J]. Nutrients, 2021, 13(6): 1746.

[229] Dominguez LJ, Barbagallo M, Lauretani F, et al. Magnesium and muscle performance in older persons: the InCHIANTI study [J]. Am J Clin Nutr, 2006, 84(2): 419-426.

[230] Barbagallo M, Belvedere M, Dominguez LJ. Magnesium homeostasis and aging [J]. Magnes Res, 2009, 22(4): 235-246.

[231] Vodouhè M, Marois J, Guay V, et al. Marginal impact of brown seaweed ascophyllum nodosum and fucus vesiculosus extract on metabolic and inflammatory response in overweight and obese prediabetic subjects [J]. Mar Drugs, 2022, 20(3): 174.

[232] Raygan F, Ostadmohammadi V, Bahmani F, et al. Melatonin administration lowers biomarkers of oxidative stress and cardio-metabolic risk in type 2 diabetic patients with coronary heart disease: a randomized, double-blind, placebo-controlled trial [J]. Clin Nutr, 2019, 38(1): 191-196.

[233] Yamamura J, Aoe S, Toba Y, et al. Milk basic protein (MBP) increases radial bone mineral density in healthy adult women [J]. Biosci Biotechnol Biochem, 2002, 66(3): 702-704.

[234] Uenishi K, Ishida H, Toba Y, et al. Milk basic protein increases bone mineral density and improves bone metabolism in healthy young women [J]. Osteoporos Int, 2007, 18(3): 385-390.

[235] Toba Y, Takada Y, Matsuoka Y, et al. Milk basic protein promotes bone formation and suppresses bone resorption in healthy adult men [J]. Biosci Biotechnol Biochem, 2001, 65(6): 1353-1357.

[236] Calvo MV, Kohen VL, Díaz-Mardomingo C, et al. Milk fat globule membrane-enriched milk improves episodic memory: a randomized, parallel, double-blind,

placebo-controlled trial in older adults [J]. J Funct Food, 2023, 111: 11.

[237] Vulevic J, Drakoularakou A, Yaqoob P, et al. Modulation of the fecal microflora profile and immune function by a novel trans-galactooligosaccharide mixture (B-GOS) in healthy elderly volunteers [J]. Am J Clin Nutr, 2008, 88(5): 1438-1446.

[238] Karim A, Muhammad T, Shahid Iqbal M, et al. A multistrain probiotic improves handgrip strength and functional capacity in patients with COPD: a randomized controlled trial [J]. Arch Gerontol Geriatr, 2022, 102: 104721.

[239] Yeung LK, Alschuler DM, Wall M, et al. Multivitamin supplementation improves memory in older adults: a randomized clinical trial [J]. Am J Clin Nutr, 2023, 118(1): 273-282.

[240] Kim N, Kang Y, Choi YJ, et al. Musculoskeletal health of the adults over 50 years of age in relation to antioxidant vitamin intakes [J]. Clin Nutr Res, 2022, 11(2): 84-97.

[241] Yang Y, Churchward-Venne TA, Burd NA, et al. Myofibrillar protein synthesis following ingestion of soy protein isolate at rest and after resistance exercise in elderly men [J]. Nutr Metab (Lond), 2012, 9(1): 57.

[242] Andriambelo B, Stiffel M, Roke K, et al. New perspectives on randomized controlled trials with omega-3 fatty acid supplements and cognition: a scoping review [J]. Ageing Res Rev, 2023, 85: 101835.

[243] Messina M, Lynch H, Dickinson JM, et al. No Difference between the effects of supplementing with soy protein versus animal protein on gains in muscle mass and strength in response to resistance exercise [J]. Int J Sport Nutr Exerc Metab, 2018, 28(6): 674-685.

[244] Drummond MJ, Dreyer HC, Fry CS, et al. Nutritional and contractile regulation of human skeletal muscle protein synthesis and mTORC1 signaling [J]. J Appl Physiol (1985), 2009, 106(4): 1374-1384.

[245] Haag M, Magada ON, Claassen N, et al. Omega-3 fatty acids modulate ATPases involved in duodenal Ca absorption [J]. Prostaglandins Leukot Essent Fatty Acids, 2003, 68(6): 423-429.

[246] Smith GI, Atherton P, Reeds DN, et al. Omega-3 polyunsaturated fatty acids augment the muscle protein anabolic response to hyperinsulinaemia-

hyperaminoacidaemia in healthy young and middle-aged men and women [J]. Clin Sci (Lond), 2011, 121(6): 267-278.

[247] Brainard JS, Jimoh OF, Deane KHO, et al. Omega-3, omega-6, and polyunsaturated fat for cognition: systematic review and meta-analysis of randomized trials [J]. J Am Med Dir Assoc, 2020, 21(10): 1439-1450.

[248] Oe M, Tashiro T, Yoshida H, et al. Oral hyaluronan relieves knee pain: a review [J]. Nutr J, 2016, 15: 11.

[249] Bae MA, Gao R, Kim SH, et al. Past taurine intake has a positive effect on present cognitive function in the elderly [J]. Adv Exp Med Biol, 2017, 975 Pt 1: 67-77.

[250] Calvo MS, Kumar R, Heath H. Persistently elevated parathyroid hormone secretion and action in young women after four weeks of ingesting high phosphorus, low calcium diets [J]. J Clin Endocrinol Metab, 1990, 70(5): 1334-1340.

[251] Eggersdorfer M, Berger MM, Calder PC, et al. Perspective: role of micronutrients and omega-3 long-chain polyunsaturated fatty acids for immune outcomes of relevance to infections in older adults-a narrative review and call for action [J]. Adv Nutr, 2022, 13(5): 1415-1430.

[252] Meydani SN, Lewis ED, Wu D. Perspective: should vitamin E recommendations for older adults be increased? [J]. Adv Nutr, 2018, 9(5): 533-543.

[253] Kim HY, Huang BX, Spector AA. Phosphatidylserine in the brain: metabolism and function [J]. Prog Lipid Res, 2014, 56: 1-18.

[254] Del Bo C, Bernardi S, Cherubini A, et al. A polyphenol-rich dietary pattern improves intestinal permeability, evaluated as serum zonulin levels, in older subjects: the MaPLE randomised controlled trial [J]. Clin Nutr, 2021, 40(5): 3006-3018.

[255] Bernardi S, Del Bo C, Marino M, et al. Polyphenols and intestinal permeability: rationale and future perspectives [J]. J Agric Food Chem, 2020, 68(7): 1816-1829.

[256] Mangano KM, Sahni S, Kerstetter JE, et al. Polyunsaturated fatty acids and their relation with bone and muscle health in adults [J]. Curr Osteoporos Rep, 2013, 11(3): 203-212.

[257] Mulligan AA, Hayhoe RPG, Luben RN, et al. Positive associations of dietary intake and plasma concentrations of vitamin E with skeletal muscle mass, heel bone ultrasound attenuation and fracture risk in the EPIC-norfolk cohort [J].

Antioxidants (Basel), 2021, 10(2): 159.

［258］Kumar A, Kubota Y, Chernov M, et al. Potential role of zinc supplementation in prophylaxis and treatment of COVID-19 [J]. Med Hypotheses, 2020, 144: 109848.

［259］Birkeland E, Gharagozlian S, Birkeland KI, et al. Prebiotic effect of inulin-type fructans on faecal microbiota and short-chain fatty acids in type 2 diabetes: a randomised controlled trial [J]. Eur J Nutr, 2020, 59(7): 3325-3338.

［260］Vijay A, Astbury S, Le Roy C, et al. The prebiotic effects of omega-3 fatty acid supplementation: a six-week randomised intervention trial [J]. Gut Microbes, 2021, 13(1): 1-11.

［261］Marx W, Scholey A, Firth J, et al. Prebiotics, probiotics, fermented foods and cognitive outcomes: a meta-analysis of randomized controlled trials [J]. Neurosci Biobehav Rev, 2020, 118: 472-484.

［262］Li S, Guo Y, Men J, et al. The preventive efficacy of vitamin B supplements on the cognitive decline of elderly adults: a systematic review and meta-analysis [J]. BMC Geriatr, 2021, 21(1): 367.

［263］Shi S, Zhang Q, Sang Y, et al. Probiotic bifidobacterium longum BB68S improves cognitive functions in healthy older adults: a randomized, double-blind, placebo-controlled trial [J]. Nutrients, 2022, 15(1): 51.

［264］Kim CS, Cha L, Sim M, et al. Probiotic supplementation improves cognitive function and mood with changes in gut microbiota in community-dwelling older adults: a randomized, double-blind, placebo-controlled, multicenter trial [J]. J Gerontol A Biol Sci Med Sci, 2021, 76(1): 32-40.

［265］Liu N, Yang D, Sun J, et al. Probiotic supplements are effective in people with cognitive impairment: a meta-analysis of randomized controlled trials [J]. Nutr Rev, 2023, 81(9): 1091-1104.

［266］Krüger JF, Hillesheim E, Pereira A, et al. Probiotics for dementia: a systematic review and meta-analysis of randomized controlled trials [J]. Nutr Rev, 2021, 79(2): 160-170.

［267］Lv T, Ye M, Luo F, et al. Probiotics treatment improves cognitive impairment in patients and animals: a systematic review and meta-analysis [J]. Neurosci Biobehav Rev, 2021, 120: 159-172.

[268] Zittermann A, Schmidt A, Haardt J, et al. Protein intake and bone health: an umbrella review of systematic reviews for the evidence-based guideline of the German Nutrition Society [J]. Osteoporos Int, 2023, 34(8): 1335-1353.

[269] Kirwan RP, Mazidi M, Rodríguez García C, et al. Protein interventions augment the effect of resistance exercise on appendicular lean mass and handgrip strength in older adults: a systematic review and meta-analysis of randomized controlled trials [J]. Am J Clin Nutr, 2022, 115(3): 897-913.

[270] Wu J, Xu L, Lv Y, et al. Quantitative analysis of efficacy and associated factors of calcium intake on bone mineral density in postmenopausal women [J]. Osteoporos Int, 2017, 28(6): 2003-2010.

[271] Watson H, Mitra S, Croden FC, et al. A randomised trial of the effect of omega-3 polyunsaturated fatty acid supplements on the human intestinal microbiota [J]. Gut, 2018, 67(11): 1974-1983.

[272] Swart KM, Ham AC, van Wijngaarden JP, et al. A randomized controlled trial to examine the effect of 2-year vitamin B12 and folic acid supplementation on physical performance, strength, and falling: additional findings from the B-PROOF study [J]. Calcif Tissue Int, 2016, 98(1): 18-27.

[273] Hughes R, Carr A. A randomized, double-blind, placebo-controlled trial of glucosamine sulphate as an analgesic in osteoarthritis of the knee [J]. Rheumatology (Oxford), 2002, 41(3): 279-284.

[274] Hewlings S, Kalman D, Schneider LV. A randomized, double-blind, placebo-controlled, prospective clinical trial evaluating water-soluble chicken eggshell membrane for improvement in joint health in adults with knee osteoarthritis [J]. J Med Food, 2019, 22(9): 875-884.

[275] Amstrup AK, Sikjaer T, Pedersen SB, et al. Reduced fat mass and increased lean mass in response to 1 year of melatonin treatment in postmenopausal women: A randomized placebo-controlled trial [J]. Clin Endocrinol (Oxf), 2016, 84(3): 342-347.

[276] Kim DE, Cho SH, Park HM, et al. Relationship between bone mineral density and dietary intake of β-carotene, vitamin C, zinc and vegetables in postmenopausal Korean women: a cross-sectional study [J]. J Int Med Res, 2016, 44(5): 1103-1114.

[277] Abdelhamid A, Hooper L, Sivakaran R, et al. The relationship between omega-3,

omega-6 and total polyunsaturated fat and musculoskeletal health and functional status in adults: a systematic review and meta-analysis of RCTs [J]. Calcif Tissue Int, 2019, 105(4): 353-372.

[278] Wei BZ, Li L, Dong CW, et al. The relationship of omega-3 fatty acids with dementia and cognitive decline: evidence from prospective cohort studies of supplementation, dietary intake, and blood markers [J]. Am J Clin Nutr, 2023, 117(6): 1096-1109.

[279] Brot C, Jørgensen N, Madsen OR, et al. Relationships between bone mineral density, serum vitamin D metabolites and calcium: phosphorus intake in healthy perimenopausal women [J]. J Intern Med, 1999, 245(5): 509-516.

[280] Nielsen FH, Lukaski HC, Johnson LK, et al. Reported zinc, but not copper, intakes influence whole-body bone density, mineral content and T score responses to zinc and copper supplementation in healthy postmenopausal women [J]. Br J Nutr, 2011, 106(12): 1872-1879.

[281] Serhan CN, Levy BD. Resolvins in inflammation: emergence of the pro-resolving superfamily of mediators [J]. J Clin Invest, 2018, 128(7): 2657-2669.

[282] Alway SE, McCrory JL, Kearcher K, et al. Resveratrol enhances exercise-induced cellular and functional adaptations of skeletal muscle in older men and women [J]. J Gerontol A Biol Sci Med Sci, 2017, 72(12): 1595-1606.

[283] Heras-Sandoval D, Pedraza-Chaverri J, Pérez-Rojas JM. Role of docosahexaenoic acid in the modulation of glial cells in Alzheimer's disease [J]. J Neuroinflammation, 2016, 13(1): 61.

[284] Oppedisano F, Bulotta RM, Maiuolo J, et al. The role of nutraceuticals in osteoarthritis prevention and treatment: focus on $n-3$ PUFAs [J]. Oxid Med Cell Longev, 2021, 2021: 4878562.

[285] Palacios C. The role of nutrients in bone health, from A to Z [J]. Crit Rev Food Sci Nutr, 2006, 46(8): 621-628.

[286] Di Giosia P, Stamerra CA, Giorgini P, et al. The role of nutrition in inflammaging [J]. Ageing Res Rev, 2022, 77: 101596.

[287] Barańska A, Kanadys W, Bogdan M, et al. The role of soy isoflavones in the prevention of bone loss in postmenopausal women: a systematic review with meta-

analysis of randomized controlled trials [J]. J Clin Med, 2022, 11(16)

[288] Degens H. The role of systemic inflammation in age-related muscle weakness and wasting [J]. Scand J Med Sci Sports, 2010, 20(1): 28-38.

[289] Chen C, Xia S, He J, et al. Roles of taurine in cognitive function of physiology, pathologies and toxication [J]. Life Sci, 2019, 231: 116584.

[290] Filippini T, Fairweather-Tait S, Vinceti M. Selenium and immune function: a systematic review and meta-analysis of experimental human studies [J]. Am J Clin Nutr, 2023, 117(1): 93-110.

[291] Ivory K, Prieto E, Spinks C, et al. Selenium supplementation has beneficial and detrimental effects on immunity to influenza vaccine in older adults [J]. Clin Nutr, 2017, 36(2): 407-415.

[292] Lescure A, Rederstorff M, Krol A, et al. Selenoprotein function and muscle disease [J]. Biochim Biophys Acta, 2009, 1790(11): 1569-1574.

[293] Bartali B, Frongillo EA, Guralnik JM, et al. Serum micronutrient concentrations and decline in physical function among older persons [J]. Jama, 2008, 299(3): 308-315.

[294] Miller LE, Lehtoranta L, Lehtinen MJ. Short-term probiotic supplementation enhances cellular immune function in healthy elderly: systematic review and meta-analysis of controlled studies [J]. Nutr Res, 2019, 64: 1-8.

[295] Mazziotti G, Lania AG, Canalis E. Skeletal disorders associated with the growth hormone-insulin-like growth factor 1 axis [J]. Nat Rev Endocrinol, 2022, 18(6): 353-365.

[296] Breen L, Phillips SM. Skeletal muscle protein metabolism in the elderly: Interventions to counteract the 'anabolic resistance' of ageing [J]. Nutr Metab (Lond), 2011, 8: 68.

[297] König D, Oesser S, Scharla S, et al. Specific collagen peptides improve bone mineral density and bone markers in postmenopausal women-a randomized controlled study [J]. Nutrients, 2018, 10(1): 97.

[298] Ruiz-Ramos M, Vargas LA, Fortoul Van der Goes TI, et al. Supplementation of ascorbic acid and alpha-tocopherol is useful to preventing bone loss linked to oxidative stress in elderly [J]. J Nutr Health Aging, 2010, 14(6): 467-472.

［299］Kita M, Kobayashi K, Obara K, et al. Supplementation with whey peptide rich in β-lactolin improves cognitive performance in healthy older adults: a randomized, double-blind, placebo-controlled study [J]. Front Neurosci, 2019, 13: 399.

［300］Van Vijven JP, Luijsterburg PA, Verhagen AP, et al. Symptomatic and chondroprotective treatment with collagen derivatives in osteoarthritis: a systematic review [J]. Osteoarthritis Cartilage, 2012, 20(8): 809-821.

［301］Myers G, Prince RL, Kerr DA, et al. Tea and flavonoid intake predict osteoporotic fracture risk in elderly Australian women: a prospective study [J]. Am J Clin Nutr, 2015, 102(4): 958-965.

［302］Sahni S, Dufour AB, Fielding RA, et al. Total carotenoid intake is associated with reduced loss of grip strength and gait speed over time in adults: the Framingham Offspring Study [J]. Am J Clin Nutr, 2021, 113(2): 437-445.

［303］Phillips SM, Lau KJ, D'Souza AC, et al. An umbrella review of systematic reviews of β-hydroxy-β-methyl butyrate supplementation in ageing and clinical practice [J]. J Cachexia Sarcopenia Muscle, 2022, 13(5): 2265-2275.

［304］Goh YQ, Cheam G, Wang Y. Understanding choline bioavailability and utilization: first step toward personalizing choline nutrition [J]. J Agric Food Chem, 2021, 69(37): 10774-10789.

［305］Rederstorff M, Krol A, Lescure A. Understanding the importance of selenium and selenoproteins in muscle function [J]. Cell Mol Life Sci, 2006, 63(1): 52-59.

［306］Rutjes AW, Denton DA, Di Nisio M, et al. Vitamin and mineral supplementation for maintaining cognitive function in cognitively healthy people in mid and late life [J]. Cochrane Database Syst Rev, 2018, 12(12): CD011906.

［307］McCleery J, Abraham RP, Denton DA, et al. Vitamin and mineral supplementation for preventing dementia or delaying cognitive decline in people with mild cognitive impairment [J]. Cochrane Database Syst Rev, 2018, 11(11): CD011905.

［308］Zhang C, Luo J, Yuan C, et al. Vitamin B12, B6, or folate and cognitive function in community-dwelling older adults: a systematic review and meta-analysis [J]. J Alzheimers Dis, 2020, 77(2): 781-794.

［309］Carr AC, Maggini S. Vitamin C and immune function [J]. Nutrients, 2017, 9(11): 1211.

［310］Morton DJ, Barrett-Connor EL, Schneider DL. Vitamin C supplement use and bone mineral density in postmenopausal women [J]. J Bone Miner Res, 2001, 16(1): 135-140.

［311］Holick MF, Biancuzzo RM, Chen TC, et al. Vitamin D2 is as effective as vitamin D3 in maintaining circulating concentrations of 25-hydroxyvitamin D [J]. J Clin Endocrinol Metab, 2008, 93(3): 677-681.

［312］Chang E, Kim Y. Vitamin D Ameliorates Fat Accumulation with AMPK/SIRT1 activity in C2C12 skeletal muscle cells [J]. Nutrients, 2019, 11(11): 2806.

［313］Yao P, Bennett D, Mafham M, et al. Vitamin D and calcium for the prevention of fracture: a systematic review and meta-analysis [J]. JAMA Netw Open, 2019, 2(12): e1917789.

［314］Prietl B, Treiber G, Pieber TR, et al. Vitamin D and immune function [J]. Nutrients, 2013, 5(7): 2502-2521.

［315］Park CY. Vitamin D in the prevention and treatment of osteoarthritis: from clinical interventions to cellular evidence [J]. Nutrients, 2019, 11(2): 243.

［316］Hosoyama T, Iida H, Kawai-Takaishi M, et al. Vitamin D inhibits myogenic cell fusion and expression of fusogenic genes [J]. Nutrients, 2020, 12(8): 2192.

［317］Thanapluetiwong S, Chewcharat A, Takkavatakarn K, et al. Vitamin D supplement on prevention of fall and fracture: a meta-analysis of randomized controlled trials [J]. Medicine (Baltimore), 2020, 99(34): e21506.

［318］Pham H, Waterhouse M, Baxter C, et al. Vitamin D supplementation and antibiotic use in older Australian adults: an analysis of data from the D-health trial [J]. J Infect Dis, 2022, 226(6): 949-957.

［319］Romeu Montenegro K, Amarante Pufal M, Newsholme P. Vitamin D supplementation and impact on skeletal muscle function in cell and animal models and an aging population: what do we know so far? [J]. Nutrients, 2021, 13(4): 1110.

［320］Meydani SN, Meydani M, Blumberg JB, et al. Vitamin E supplementation and in vivo immune response in healthy elderly subjects. A randomized controlled trial [J]. Jama, 1997, 277(17): 1380-1386.

［321］Schurgers LJ, Teunissen KJ, Hamulyák K, et al. Vitamin K-containing dietary supplements: comparison of synthetic vitamin K1 and natto-derived menaquinone-7 [J]. Blood, 2007, 109(8): 3279-3283.

[322] Pennings B, Boirie Y, Senden JM, et al. Whey protein stimulates postprandial muscle protein accretion more effectively than do casein and casein hydrolysate in older men [J]. Am J Clin Nutr, 2011, 93(5): 997-1005.

[323] Nasimi N, Sohrabi Z, Nunes EA, et al. Whey protein supplementation with or without vitamin D on sarcopenia-related measures: a systematic review and meta-analysis [J]. Adv Nutr, 2023, 14(4): 762-773.

[324] Mobasheri A, Mahmoudian A, Kalvaityte U, et al. A white paper on collagen hydrolyzates and ultrahydrolyzates: potential supplements to support joint health in osteoarthritis? [J]. Curr Rheumatol Rep, 2021, 23(11): 78.

[325] Milesi G, Rangan A, Grafenauer S. Whole grain consumption and inflammatory markers: a systematic literature review of randomized control trials [J]. Nutrients, 2022, 14(2): 374.

[326] Finegold SM, Li Z, Summanen PH, et al. Xylooligosaccharide increases bifidobacteria but not lactobacilli in human gut microbiota [J]. Food Funct, 2014, 5(3): 436-445.

[327] Auinger A, Riede L, Bothe G, et al. Yeast (1, 3)-(1, 6)-beta-glucan helps to maintain the body's defence against pathogens: a double-blind, randomized, placebo-controlled, multicentric study in healthy subjects [J]. Eur J Nutr, 2013, 52(8): 1913-1918.

[328] Wessels I, Maywald M, Rink L. Zinc as a Gatekeeper of Immune Function [J]. Nutrients, 2017, 9(12): 1286.

[329] Hosseini R, Ferns GA, Sahebkar A, et al. Zinc supplementation is associated with a reduction in serum markers of inflammation and oxidative stress in adults: A systematic review and meta-analysis of randomized controlled trials [J]. Cytokine, 2021, 138: 155396.

[330] Dabouian A, Bakhshi H, Irani S, et al. β-Carotene: a natural osteogen to fabricate osteoinductive electrospun scaffolds [J]. RSC Adv, 2018, 8(18): 9941-9945.

[331] Townsend JR, Fragala MS, Jajtner AR, et al. β-Hydroxy-β-methylbutyrate (HMB)-free acid attenuates circulating TNF-α and TNFR1 expression postresistance exercise [J]. J Appl Physiol (1985), 2013, 115(8): 1173-1182.

第六章 乳及乳制品对中老年人健康的潜在益处

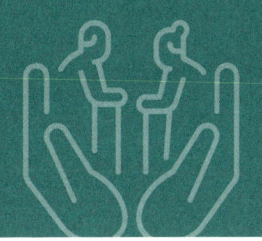

食物多样,搭配合理,保持充足且平衡的营养摄入对保障老年人的健康至关重要。针对增龄可能引发的食欲减退、消化吸收能力下降及基础代谢减退的问题,研究证实营养补充对提升老年人多方面健康状况具有显著作用。其中,营养强化食品成为一种良好的选择。这类食品通过在原有食品中添加适量的食品营养强化剂,旨在保持或补充原有食品中的营养成分,从而提升其营养价值。乳作为强化营养食品的常见载体,不仅能承载多种营养物质,还富含高质量的蛋白质和钙等矿物质,并且易于获取,也可以与其他食物搭配。

乳及乳制品的营养价值从古代便被人们所熟知,《礼记》和《周礼》中便已经有"乳"和"酪"等文字的记载。贾思勰的《齐民要术》第六卷里详细记述了饲养奶牛的方式以及制作牛乳和奶酪的方法。古人认为牛乳性平或微寒(煮沸后性微温),味甘;入心、肺经,无毒;能够补虚损,益肺胃,生津润肠,适于病后虚弱者。牛乳本身的中医学价值在中国古代多本医学著作中都有提及,如孙思邈的《千金要方》中记载"大病后不足,万病虚劳:黄牛乳一升。以水四升,煎取一升。如人饥,稍稍饮之,不得过多。";李时珍的《本草纲目》中记载"牛乳:风热毒气。用煎牛乳一升、生牛乳一升,和匀,空心服。一天服三次。下虚消渴(心脾有热,下焦焦虚冷,小便多)。常喝牛乳或羊乳,每饮三、四合。";顾靖远的《顾松园医镜》中记载"[甘微寒,煮一、二沸温服。]补血益阴,[血液所化,补之以类,功效甚捷。病后虚弱尤宜。]润燥除热,[故有润大肠、泽肌肤,止消渴,解热毒之功。又云:患热风人宜食之,甘寒滋润故也。]虚羸宜宝,噎膈堪珍。酥主五脏血枯火盛,大肠燥结。[酥乃牛乳之精华,故能补五脏之血。甘寒滋润,故宜于血热枯燥之人。]疗一切肺病,咳嗽脓血不止。[益阴润燥除热之功。]"。

在我国,大多数老年人没有食用乳制品的习惯,但乳类是营养丰富且易于消化吸收的食物。《中国居民膳食指南(2022)》建议老年人应根据自身健康状况,尝试选用适合的奶制品,如鲜奶、酸奶或老年人奶粉等,并坚持长期食用。具体而言,指南推荐老年人的食用量是每日300~400mL牛奶或蛋白质含量相当的奶制品。

本章我们将主要介绍乳及乳制品的本身营养价值及其对中老年人健康状况改善

的研究进展和证据。

第一节　乳的营养价值

乳中含有100种以上的成分，不同来源的乳类在营养成分上具有类似性，主要由水分、蛋白质、脂肪、乳糖、矿物质和非脂乳固体组成，在某些营养素的含量和比例上略有差异。本节就乳中含有的乳蛋白质、乳脂肪、乳糖、矿物质、维生素和其他生理活性物质（生物活性肽、神经鞘磷脂等）进行介绍。

一、乳蛋白质

乳中含有丰富的乳蛋白质，主要可以划分为酪蛋白和乳清蛋白两类。乳蛋白质的消化性能优越，其消化速率相较于其他动物性食品更为迅速，且消化吸收率高达87%~89%，因而被视为优质蛋白质资源。牛乳全面覆盖了人体所需的全部氨基酸。在大部分乳中，酪蛋白与乳清蛋白的比例大约为80∶20。其中酪蛋白所含的必需氨基酸为45.1g/100g，乳清蛋白为50.9g/100g。此外，牛乳中还有其他蛋白，如免疫球蛋白、乳铁蛋白、骨桥蛋白、血管源蛋白以及激肽原等。

酪蛋白并非一种单一的蛋白质成分，主要包括$α_{s1}$-酪蛋白、$α_{s2}$-酪蛋白、$β$-酪蛋白以及$κ$-酪蛋白等。酪蛋白的特点是含有大量的磷酸基，这些磷酸基能与钙离子紧密结合，形成酪蛋白钙复合物，在乳中稳定存在，促进钙吸收。酪蛋白中含有人体必需的8种氨基酸。其不仅为人体生长发育提供必要的氨基酸营养，而且当其在消化道内被蛋白酶水解时，会产生多种具有潜在生物活性的生物肽，按照功能可以分为降血压肽、抗血栓肽、免疫促进肽、促进矿物离子吸收肽以及抗菌肽等多个类别。

乳清中的蛋白质属于乳清蛋白，主要包括$α$-乳清蛋白、$β$-乳球蛋白和少量血清白蛋白。此外还含有乳铁蛋白、转铁蛋白、催乳素、叶酸结合蛋白以及免疫球蛋白等一系列生理活性物质。乳清蛋白含有大约26%的支链氨基酸（亮氨酸、异亮氨酸和缬氨酸），同时还是含硫氨基酸（半胱氨酸、甲硫氨酸）的良好来源，有助于维持体内谷胱甘肽的水平，从而发挥关键的抗氧化功能。此外，乳清蛋白还是苏氨酸的优质来源，对维护肠细胞健康及肠道屏障的完整性至关重要。不仅如此，乳清蛋白还富含赖氨酸和精氨酸，进一步丰富了其营养价值。

免疫球蛋白是乳中极具重要性的生物活性蛋白质成分之一，其组成与体液中的免疫球蛋白颇为相似，在牛乳中的免疫球蛋白主要包括IgG、IgA和IgM。其中，IgG占据了乳中免疫球蛋白总量的80%以上，成为含量最高的成分；相较于IgG，IgM虽然在牛乳中含量相对较少，但它具有更强的活化补体、调理病原体以及中和毒素的能力；而IgA在人乳中含量最为丰富，但在牛乳中的含量却相对较低。

二、乳脂肪

乳脂肪主要以脂肪球的形式存在，每毫升牛乳中有20亿~40亿个脂肪球，平均直径为3μm，颗粒细小，呈高度乳化状态。这种特性使得乳脂肪的消化率高达97%，从而容易被人体吸收和利用。脂肪球表面有一层脂蛋白膜，不仅可防止脂肪球之间的凝聚，还对水解乳脂肪的过程构成了一定的屏障。这层保护膜来源于分泌细胞的细胞质及其膜结构，主要成分为磷脂和糖蛋白。

迄今为止，已从乳中鉴别分离出来的脂肪酸达400种之多，其中包括碳链长度2~28的各种脂肪酸；奇数碳原子和偶数碳原子的脂肪酸；直链和支链的脂肪酸；饱和、单不饱和及多不饱和的脂肪酸；甚至还包括了酮酸、羟酸和环状脂肪酸等特殊结构。然而，乳脂肪中以偶数碳原子直链的中长链脂肪酸为主，诸如肉豆蔻酸、棕榈酸、硬脂酸、油酸等，相比之下，奇数碳原子脂肪酸、支链脂肪酸以及其他稀有脂肪酸则含量较少。此外，乳脂肪中也含有少量的磷脂、鞘磷脂、中性糖基神经酰胺、酸性糖基神经酰胺和神经节苷脂等成分。乳脂肪大约提供了乳汁总热量的50%。乳中脂肪酸的具体含量会受到多种因素的影响，包括饲料、季节变化、奶牛品种、泌乳的不同阶段、胎次以及外部环境条件等，因此脂肪酸含量存在着显著的差异。

牛乳和羊乳的脂肪酸构成中，饱和脂肪酸占据主导地位，而不饱和脂肪酸的含量相对较低。对于饱和脂肪酸，中链饱和脂肪酸所占比例最高，其次是长链饱和脂肪酸，最后是短链饱和脂肪酸。山羊乳中短链脂肪酸的含量较高，这也是导致羊乳具有特殊膻味的主要原因。乳脂肪中最主要的单不饱和脂肪酸是油酸，最主要的多不饱和脂肪酸是亚油酸（C18∶2）和亚麻酸（C18∶3），其中亚油酸和α-亚麻酸是人体生理需要但自身不能合成，只能从食物中摄取的脂肪酸，称为必需脂肪酸。

三、乳糖

乳糖是一种双糖，由一分子的葡萄糖和一分子的半乳糖通过β-1,4-糖苷键构成，是哺乳动物乳汁中所特有的碳水化合物。乳糖是牛乳热量的重要来源。通常情况下，乳糖含量相对稳定，是原料乳中变化波动最小的营养成分。然而，乳糖的含量也会受到多种因素的影响而有所变化，这些因素包括但不限于动物品种、个体、挤奶过程、泌乳期、年龄、疾病、饲料等。

乳糖在代谢过程中会被分解成葡萄糖和半乳糖。其中，半乳糖作为神经节苷脂的合成原料，能促进脑苷脂类和黏多糖类物质的合成，对于神经组织的正常发育与健康维护至关重要。此外，牛乳中的乳糖能够促进肠道内乳酸菌的生长，从而可以有效抑制肠道内异常发酵所造成的不良影响。同时，乳糖在结肠内被肠道菌群发酵产生的短链脂肪酸（SCFA）能够有效降低肠腔内的pH，为肠腔黏膜细胞提供营养支持，并抑制腐败菌和致病菌的生长，降低有害细菌代谢酶的活性，从而维护肠道健康。

乳糖是微生物生长繁殖过程中不可或缺的碳水化合物来源，尤其是在发酵乳制品生产中，微生物能够利用乳糖产生乳酸，从而形成发酵乳制品的良好风味和组织状态。因此，乳糖含量较高的原料乳类适宜生产发酵乳制品。

然而值得注意的是，乳糖并不能直接被人体的消化系统吸收。在正常情况下，人们饮用牛乳后，由小肠绒毛分泌的乳糖酶，能够特异性地将乳糖分解为一分子葡萄糖和一分子半乳糖。这两个单糖分子可以轻易地被小肠吸收，并进入人体发挥各自的生理功能。但是，有些人（特别是婴儿）消化道内缺乏乳糖酶，因此他们无法有效地消化和吸收乳糖。这类人群饮用牛乳时，可能会出现腹胀、腹泻、呕吐等症状，这种情况被称为乳糖不耐症或乳糖不适应症。

四、矿物质

乳中矿物质主要包括钠、钾、钙、镁、氯、磷、硫、铜、铁等，其中大部分与有机酸结合形成盐类，而另一部分则与蛋白质相结合或附着在脂肪球的膜层上。这些矿物质中，碱性元素略占优势，使得牛乳成为一种弱碱性食品。不同来源乳中，其矿物质含量略有不同。以牛乳为例，其钙、磷、钾含量分别为113mg/100g、84mg/100g和132mg/100g。钙不仅是构成人体骨骼和牙齿的重要成分，还起到促进血液凝固，调节神经和肌肉的活动以及维持细胞膜的稳定性作用。同样，磷也是构成人体骨骼和牙齿的重要成分，并且参与机体能量代谢、构成细胞成分等重要作用。此外，牛乳中的锌含量也相当可观，达到了400μg/100g，锌对促进人体的生长发育、伤口愈合以及增强免疫力等方面有重要作用。值得一提的是，乳钙相较于单一的钙制剂更易于被人体吸收，是饮食中最佳的天然钙源。这是因为乳中除了钙还含有其他促进钙吸收的成分，比如酪蛋白磷酸肽，具有较好的钙结合能力；同时乳钙中的钙磷比接近2∶1，这也更利于人体对钙的吸收利用。

乳中的矿物质会受到奶牛品种、饲养饲料以及泌乳阶段等多种因素的影响，表现出一定的差异性。具体而言，初乳中矿物质的含量最高，常乳中则略有下降。对于发酵乳而言，其钙含量高并具有较高的生物利用率。此外，钙的浓度与酪蛋白的稳定性有关。

五、维生素

乳中含有几乎所有种类的维生素，包括维生素A、维生素D、维生素E、维生素K、各种B族维生素和微量的维生素C。其中，牛乳、羊乳是B族维生素的良好来源，尤以维生素B_2含量最为丰富。不同来源的乳在维生素含量上存在较大差异。奶牛乳中约含有126IU/100g的维生素A，2.0IU/100g的维生素D，0.045mg/100g的维生素B_1，0.32mg/100g的维生素B_3，0.042mg/100g的维生素B_6，5.0μg/100g的叶酸，0.357μg/100g的维生素B_{12}，0.94mg/100g的维生素C。

六、其他重要的生理活性物质

除了常见的营养物质外，乳中还含有大量的生理活性物质，其中比较重要的有核苷及核苷酸、乳铁蛋白、生物活性肽、共轭亚油酸和神经鞘磷脂等。

1. 核苷及核苷酸

核苷和核苷酸是乳中两种重要的生物活性物质。核苷是由一个含氮碱基（如腺嘌呤或胞嘧啶）与一个糖分子（如核糖或脱氧核糖）组成的化合物。而核苷酸则是核苷与磷酸结合后的产物。在牛乳中，核苷和核苷酸含量在分娩时最高，随后随着哺乳期的进程而逐渐降低。核苷和核苷酸的吸收主要场所在小肠上段，其中空肠刷状缘膜存在不同的核苷载体。被吸收的核苷酸大多会被肠道细胞迅速分解，仅有5%~10%的外源性核苷能够整合到小肠、肝脏、肾脏、骨骼肌、脾脏等组织中。

核苷和核苷酸具有肠道保护作用，有研究认为核苷和核苷酸可以通过调节肠

RNA和/或DNA含量来影响肠道蛋白质合成及其他功能。目前研究已经证明，核苷酸能够加速小肠细胞的生长、分化和修复过程，同时保护小肠细胞免受自由基的损害，降低小肠炎症的风险，并改善大鼠的腹泻病状况。

核苷和核苷酸对神经系统形成、功能成熟以及损伤后的修复再生具有重要作用。例如，细胞外的嘌呤和嘧啶具有神经递质及调质的作用。此外，ATP和腺苷能够刺激脑星形胶质细胞的合成增加。动物实验证明，在食物中添加外源核苷和核苷酸能够提高记忆力衰退的大鼠的记忆力，对大脑功能有益。

外源核苷酸是维持机体正常免疫功能的必需物质，对细胞免疫及体液免疫功能都极为重要。缺乏外源性核苷酸会影响T淋巴细胞的功能，阻碍T细胞的活化和细胞依赖型抗原的体液免疫应答。外源核苷酸可以提升异体脏器移植的成活率；增强NK细胞的活性及增加IL-2产量；提高人和动物对细菌及真菌的抵抗力；加速机体对化学药品及外来抗原的迟发型过敏反应；恢复由营养不良或饥饿引起的免疫障碍；增强巨噬细胞的吞噬能力等。

此外，核苷酸的碱基和氧原子还能通过捕获氧化过程中产生的自由基，减少由脂质过氧化而引起的细胞膜和DNA的损伤，起到抗氧化的作用。

2. 乳铁蛋白

乳铁蛋白是一种红色的、在乳中与铁结合的蛋白质，它属于高度糖基化的糖蛋白类别。乳铁蛋白的糖基通过天冬酰胺残基与蛋白质相连，而这些糖基则包括诸如半乳糖、甘露糖、N-乙酰氨基葡萄糖、唾液酸和岩藻糖等多种类型。乳铁蛋白结构是由一个单一的多肽链折叠而成，形成了两个基本对称且高度同源的球状叶，每个叶状结构都有一个铁结合位点以及一个碳酸阴离子结合位点。乳铁蛋白主要由乳腺分泌上皮细胞合成，也有少量来自多型核白细胞。

值得注意的是，乳铁蛋白的浓度在不同物种和泌乳阶段之间存在着显著的差异。特别是在初乳和干乳期的乳汁中，乳铁蛋白的含量非常丰富，如牛初乳中乳铁蛋白含量高达1g/L，但随着泌乳的延续，乳汁中的乳铁蛋白含量会急剧下降。相比之下，人常规乳汁中的乳铁蛋白含量为2~4g/L，而乳牛和山羊常规乳汁中的乳铁蛋白含量则相对较少，其中牛乳中的乳铁蛋白含量仅为0.02~0.35g/L。

乳铁蛋白具有多种生物功能，其可以通过与病原微生物竞争性结合铁元素，从而抑制细菌生长并且发挥抗病毒的作用。此外，研究表明，乳铁蛋白对于免疫功能、炎症骨髓组织增生、单核巨噬细胞中Fe^{3+}的沉积以及多型核白细胞的羟基产生均具有调节作用。乳铁蛋白还可以调控骨髓细胞的生成，并影响NK细胞的活性和抗体依赖性细胞介导的细胞毒性。同时，在胃酸和其他酸性酶的水解作用下，乳铁蛋白会释放出具有广谱抗菌功能的抗菌肽，这些抗菌肽能够有效地抑制革兰氏阳性和革兰氏阴性细菌的生长。

3. 生物活性肽

生物活性肽被定义为对身体功能或状态产生积极影响，并最终促进健康的特定蛋白质片段。这些肽最初以无活性的形式存在于乳蛋白结构中，但可通过蛋白质水解过程被释放出来。这些被释放的生物活性肽通常很小，包含2~50个氨基酸残基。已知的乳源生物活性肽是由乳中的两大主要蛋白质，即酪蛋白（主要包括α-酪蛋白、β-酪蛋白和κ-酪蛋白）和乳清蛋白（主要包括α-乳白蛋白和β-乳球蛋白）分解而来。这些活性肽主要包括牛乳防御肽、抗高血压肽、酪蛋白磷酸肽、免疫调节肽以及乳蛋白源阿片肽等等。相当多的研究表明，许多生物活性肽具有多重功能，对机体多种系统和器官的健康产生影响，并且这些肽通常具有共同的结构特征，这些特征与其特定的生物作用密切相关。

例如，对消化系统，乳在体内胃肠道消化的过程中会产生酪蛋白磷酸肽，这种肽能够促进人体对钙、铁、锌等矿物质的吸收和利用。此外，κ-酪蛋白经凝乳酶降解会产生酪蛋白巨肽，它具有生物活性功能和独特的营养特性，能够刺激相关激素的释放，调节胃肠道的分泌活动，抑制胃酸分泌，并通过释放胆囊收缩素来刺激胰腺的分泌。

对免疫系统，生物活性肽展现出抗菌和抗氧化等多种作用。比如抗菌肽，又称宿主防御肽，具有对抗细菌、真菌、病毒等多种生物学功能，能有效抑制多种革兰氏阳性和革兰氏阴性病原体的生长。对于抗氧化作用，如乳源抗氧化肽，能通过多种途径抑制脂质过氧化，包括清除活性氧、螯合金属离子以及减少氢过氧化物等。

对心血管系统，生物活性肽有抗血栓和降压等重要作用。如酪蛋白巨肽可以抑制纤维蛋白原与血小板表面的糖蛋白受体结合，从而防止血小板聚集。对于降压作用，目前已从牛乳、羊乳等动物乳中鉴定出多种（ACE）抑制肽，这些肽能够防止缓激肽的分解，通过增加动脉血管的舒张作用来降低血压。

对神经系统，β-酪啡肽来源于β-酪蛋白，其对大脑功能、镇静作用和婴儿睡眠以及焦虑等行为的调节均具有潜在影响。

最后，对骨骼健康，乳源生物活性肽能够在体外诱导成骨细胞的分化、成熟和基质矿化，因此可能对绝经后骨质疏松症具有积极作用。此外，ACE抑制性三肽的长期治疗还能够提高人类前成骨细胞存活率，从而改善基质矿化。

4. 共轭亚油酸

共轭亚油酸（conjugated linoleic acid，CLA）是亚油酸（linoleic acid，LA）的位置异构体和几何异构体混合物的统称，其特征在于其共轭双键可以出现在C9与C11、C10与C12或是C11与C13等位置，且每个双键均可呈现顺式或反式构型，因此，共轭亚油酸的种类相当繁多。

反刍动物产品（尤其是乳产品），富含CLA，成为人类天然膳食中CLA的主要来源。反刍动物的乳制品和肉类的CLA含量基本为3～7mg/g总脂。在乳脂中，主要的CLA为有生物活性的cis-9、trans-11CLA，占总CLA的80%～90%。反刍动物的乳脂和肌肉脂肪中发现的CLA有两种来源：一是瘤胃对亚油酸的生物加氢作用，二是动物组织对另一种不饱和脂肪酸的生物加氢合成作用。

CLA有许多重要的生理功能，是动物源性抗癌脂肪酸，其抗癌作用已在动物体内和人体上得到了不同程度的验证。CLA能提高抗体的形成并抑制细菌的增殖，同时还能抑制动物的肿瘤生长和代谢，从而具有免疫调节和抗癌的功能。CLA能够通过降低动物血液中的斑块形成，抑制细胞因子的产生和降低分子间粘连，发挥降低动脉粥样硬化的功能。此外，CLA也具有抗肥胖特性，能有效减少脂肪的沉积。同时，CLA还具有抗氧化、提高生长速度、调节骨骼代谢并增强骨质密度等作用。

5. 神经鞘磷脂

乳脂肪中磷脂的含量为0.2～1.0g/100g，其中约1/3为神经鞘磷脂，其含量受到季节变化和泌乳期等因素的影响。神经鞘磷脂（sphingomyelin，SM）作为各类细胞生物活动的关键调节因子，参与到增殖、凋亡、分化、迁移、血管生成以及多种炎症反应中。其代谢产物，N-脂酰基鞘氨醇和神经鞘氨醇，在调控细胞和跨膜信号转导中起着重要的作用。越来越多的证据支持神经鞘磷脂作为信号分子的产物，在信号转导等基本的生物功能方面发挥重要作用。乳中的神经鞘磷脂对大脑发展具有促进作用，能够助力脑部成长、提升记忆力，并有预防老年痴呆的功效。

此外，神经酰胺作为神经鞘磷脂的代谢产物，在调节细胞生长与分化、细胞间联系、细胞与基质相互作用以及细胞内部信号转换等方面发挥重要作用。现已有研究证明,神经酰胺对结肠癌和视网膜母细胞瘤具有抑癌作用。

6. 低聚糖

根据结构类型不同,乳低聚糖主要分为中性岩藻糖基化乳低聚糖[如2′-岩藻糖基乳糖(2′-FL)和3-岩藻糖基乳糖(3-FL)]、中性非岩藻糖基化乳低聚糖[如乳糖-N-四糖(LNT)、乳糖-N-新四糖(LNnT)]和酸性唾液酸化乳低聚糖[如3′-唾液酸乳糖钠盐(3′-SL)和6′-唾液酸乳糖(6′-SL)]。研究发现,乳低聚糖对于改善肠道菌群微生态、维持肠屏障、免疫调节、抵抗病原菌感染及促进神经发育等方面具有重要作用。乳低聚糖还能够有效改善成人肠易激综合征和溃疡性结肠炎患者的症状。除牛乳、羊乳外,母乳中也含有丰富的乳低聚糖,是母乳中第三大固体成分。牛乳、羊乳中低聚糖含量为母乳中的1%~10%。牛乳、羊乳中低聚糖主要为酸性结构,母乳中的低聚糖主要为中性结构。

7. 中长链脂肪酸

中长链脂肪酸(medium and long chain fatty acids,MLCT)是指一类甘油三酯,其甘油骨架上连接有一个或两个中链脂肪酸,其余则为长链脂肪酸。这种脂肪酸在母乳以及牛、羊等其他动物乳中均含有一定含量,但不同来源乳中MLCT的主要种类和含量不同。

MLCT可以通过调节脂肪因子、改善胰岛素抵抗等方式,来改善机体代谢,从而降低血液中的甘油三酯和胆固醇水平,并抑制体内脂肪的积累。此外,MLCT还具有维持肠道健康的积极作用,具体表现为改善肠道形态,调节肠道菌群结构,从而抑制有害微生物的定植。此外,MLCT还有改善肝脏功能、提高机体免疫功能等方面的作用。

第二节 乳粉和调制乳粉

乳粉和调制乳粉的水分含量均在5%以下,具有携带方便、体积小、耐储藏等优势。乳粉,通常是指全脂、脱脂或部分脱脂乳粉,即是把消毒的鲜奶直接(或先脱脂)喷粉生产为乳粉。在全脂乳粉中,每1g牛乳大约相当于7g原料牛乳所含的固体物质。全脂乳粉保存了原料乳中的所有脂肪成分,根据国家标准,其中牛乳、羊乳来源脂肪含量不低于26.0%。脱脂乳粉脂肪含量应不超过1.5%,而半脱脂或部分脱脂乳粉的脂肪含量通常在8%～20%不等。经过乳粉加工后，原料乳中的蛋白质、无机盐、脂肪等主要营养成分损失不大。维生素B_1、维生素B_6等有10%～30%的损失，其中维生素C破坏较大。

调制乳粉可以通过营养强化来弥补乳粉加工过程中造成的维生素损失问题。乳粉作为良好的营养素载体，可以根据消费人群的不同，进行营养成分的适当调整和强化，改善因营养素摄入水平低或缺乏导致的健康影响，更好地适应各年龄人群的营养需求。

除了常见的婴幼儿调制乳粉（婴幼儿配方粉）外，调制乳粉还包括针对不同年龄人群的生理状况和营养需求设计生产的其他乳粉。近年来随着中国老龄化进程的加剧、科学保养观念的普及以及老年消费者的认知升级，乳粉行业逐渐出现针对中老年人群营养需求研发的功能性中老年调制乳粉。

第三节　中老年专属营养调制乳粉

一、中老年专属营养调制乳粉

中老年人各自的机体免疫力不同，对于营养补充需求也不同，"泛营养"对于中老年人并不适合，精细化、专业化成为中老年调制乳粉的发展趋势。针对中老年人多样化、全面化和个性化的营养需求，对中老年调制乳粉中营养强化剂的选择可以包括传统强化的营养素，也可以包括许多新型的营养物质。

1. 传统强化的营养素

目前，市面上大部分中老年乳粉仍以牛乳为主要原料，也有部分以羊乳、骆驼乳、牦牛乳等为主要原料。传统的营养素强化配方设计以添加多种常见的营养物质为主，配方的普适性明显。如功能性蛋白质的添加（乳清蛋白、乳铁蛋白等）有助于维持中老年人的肌肉、骨骼健康并提升免疫功能；多种维生素（维生素A、维生素D、维生素E等）和矿物质（添加钙、硒、铁等）的添加能够发挥抗炎、抗氧化、免疫调节等功能，以满足中老年人身体各项功能的需求；膳食纤维及益生元（低聚果糖、低聚木糖、低聚麦芽糖等）的添加有助于维持肠道菌群的平衡，从而维护肠道健康和整体健康状态。同时，低脂、零添加蔗糖、低血糖生成指数等健康属性在中老年调制乳粉中的引入有助于稳定血糖水平，降低患糖尿病和肥胖的风险，使得中老年调制乳粉更加贴近中老年人的健康需求。

2. 新型强化的营养物质

近年来，一系列新食品原料和药食同源物质的出现，为中老年乳粉的强化提供了更广阔的思路和方向，通过在乳粉中科学性地融合传统的营养素和新食品原料进一步对中老年调制乳粉进行创新，进而更全面地改善中老年人的健康状况。

新食品原料是指在我国无传统食用习惯的以下物品：动物、植物和微生物；从动物、植物和微生物中分离的成分；原有结构发生改变的食品成分；其他新研制的食品原料。截至2024年8月30日，我国已批准了153种新食品，包括N-乙酰氨基葡萄糖、L-α-甘磷酸胆碱、茶叶茶氨酸、青钱柳叶、磷脂酰丝氨酸、中长链脂肪酸食用油、鱼油及其提取物、共轭亚油酸、菊粉、透明质酸钠、β-羟基-β-甲基丁酸钙、嗜酸乳杆菌等。这些物质虽然在我国没有传统食用习惯，但其健康效应已取得一定程度的科学证明。如茶叶中茶氨酸被证明具有保护神经系统，能缓解疲劳、促进睡眠、抗焦虑抑郁等作用。磷脂酰丝氨酸被称为"大脑营养素"，在临床上被证明有治疗阿尔茨海默病、改善认知、降低抑郁情绪等作用。

药食同源物质是指具有药用价值的同时可作为食品成分使用的物质。目前我国已经公布了药食同源物质的明确名单，包括既是食品又是中药材的药食同源物质（如菊苣、葛根、牡蛎等）、可用于保健食品的中药物质和保健食品禁用的中药物质，发布了明确的名单。现代营养学研究证实，许多药食同源物质中的关键活性成分具备降低血糖及血脂、抗氧化和免疫调节系统等多种健康功效。从传统医学的视角来看，药食同源物质在饮食配方中的应用主要反映了"补正气、调脾胃、安脏腑、养气血"的食疗原则。这种思想也是中医"治未病"理念的核心组成部分。中老年人群普遍对中医传统文化，尤其是食养和食疗方法的认可度较高，这进一步推动了乳粉与食药物质的结合。此外，一些具有特定营养价值的普通食品也被精心挑选，添加到专为中老年人群设计的调制乳粉中。例如，白芸豆提取物能够减少淀粉的分解吸收，从而辅助降低血糖和血脂水平。这些成分的添加旨在提升乳粉的营养价值，满足中老年人群对健康饮食的需求。

二、《中老年专属调制乳粉富含乳清蛋白配方》

为助力老年营养健康产业的发展，许多学术组织和机构制定并发布了中老年营养食品的团体标准。针对中老年调制乳粉，中国老年保健医学研究会发布的T/CAGR 021—2024《中老年专属调制乳粉富含乳清蛋白配方》团体标准，针对性地为中老年专属调制乳粉的开发提供了科学指导和参考。该标准围绕中老年人基础营养需求及调制乳粉产品的营养特性以及相关国家标准的要求展开，制定基础指标和必需成分，并选取了其他允许在调制乳粉中添加的、对中老年人群有益的成分作为可选择的成分添加至产品中。

标准的技术要求从产品原料的选择要求到成品的感官要求及理化指标都做出了具体的规定，具体的内容如下：

1 范围

本文件规定了富含乳清蛋白配方的中老年专属调制乳粉的术语、技术要求、标签、包装。

本文件适用于供中老年人食用的，适当添加脱盐乳清粉、浓缩乳清蛋白粉等乳清蛋白含量较高的原料和其他原料的调制乳粉。

2 规范性引用文件

下列文件中的内容通过文中的规范性引用而构成本文件必不可少的条款。其中，注日期的引用文件，仅该日期对应的版本适用于本文件；不注日期的引用文件，其最新版本（包括所有的修改单）适用于本文件。

GB 2760 食品安全国家标准 食品添加剂使用标准

GB 2761 食品安全国家标准 食品中真菌毒素限量

GB 2762 食品安全国家标准 食品中污染物限量

GB 4789.1 食品安全国家标准 食品微生物学检验 总则

GB 4789.2 食品安全国家标准 食品微生物学检验 菌落总数测定

GB 4789.3 食品安全国家标准 食品微生物学检验 大肠菌群计数

GB 4789.18 食品安全国家标准 食品微生物学检验 乳与乳制品检验

GB 5009.3 食品安全国家标准 食品中水分的测定

GB 5009.5 食品安全国家标准 食品中蛋白质的测定

GB 5009.6 食品安全国家标准 食品中脂肪的测定

GB 5009.82 食品安全国家标准 食品中维生素A、D、E的测定

GB 5009.86 食品安全国家标准 食品中抗坏血酸的测定

GB 5009.92 食品安全国家标准 食品中钙的测定

GB 5009.93 食品安全国家标准 食品中硒的测定

GB 5009.241 食品安全国家标准 食品中镁的测定
GB 5009.296 食品安全国家标准 食品中维生素D的测定
GB/T 5413.2 婴幼儿配方食品和乳粉乳清蛋白的测定
GB 7718 食品安全国家标准 预包装食品标签通则
GB 14880 食品安全国家标准 食品营养强化剂使用标准
GB 19644 食品安全国家标准 乳粉和调制乳粉
GB 28050 食品安全国家标准 预包装食品营养标签通则
GB 29921 食品安全国家标准 预包装食品中致病菌限量

3 术语

下列术语和定义适用于本文件。

3.1

中老年（the middle-age and elderly）

指50周岁及以上的人群。

3.2

富含乳清蛋白专属配方调制乳粉（milk powder with exclusive formula rich in whey protein）

以单一品种的生乳和（或）其全乳（或脱脂及部分脱脂）加工制品为主要原料（乳固体含量不低于70%），适当添加脱盐乳清粉、浓缩乳清蛋白粉等乳清蛋白含量较高的原料和其他原料（不包括其他品种的全乳、脱脂及部分脱脂乳）、食品添加剂、营养强化剂中的一种或多种，经加工制成的符合中老年人营养需求的调制乳粉。

［来源：GB 19644—2024，2.2，有修改］

4 技术要求

4.1 原料要求

4.1.1 应符合相应的食品安全国家标准和相关规定。

4.1.2 应控制总脂肪含量，建议使用富含中长链脂肪酸、Ω-3系列脂肪酸等的食用油脂，不应使用氢化油脂。

4.1.3 应控制添加糖（游离糖）的用量。

4.1.4 不应添加食盐。

4.1.5 不应使用经辐照处理过的原料。

4.1.6 其他推荐可选择添加的原料（包括但不限于）见附录A。

4.2 感官要求

应符合表1的规定。

表1 感官要求

项目	要求	检验方法
色泽	具有本品应有的色泽	取适量试样置于干燥、洁净的白色盘（瓷盘或同类容器）中，在自然光下观察色泽和组织状态。冲调后，嗅其气味，用温开水漱口，品尝滋味
滋味、气味	具有本品应有的气味、滋味	
状态	干燥、均匀的粉末	

4.3 理化指标

4.3.1 基础指标

应符合表2的规定。

表2 基础指标

项目		指标	检验方法
蛋白质含量 /（g/100g）	≥	22.0	GB 5009.5
乳清蛋白含量 /（g/100g）	≥	6.0	GB/T 5413.2
脂肪 /（g/100g）	≤	15.0	GB 5009.6
水分 /（g/100g）	≤	5.0	GB 5009.3

4.3.2 营养素指标

应符合表3的规定。

表3 营养素指标

项目	指标	检测方法
维生素 A 含量 /（μg RE/100g）	300 ~ 1000	GB 5009.82
维生素 C 含量 /（mg/100g）	30 ~ 200	GB 5009.86
维生素 D 含量 /（μg/100g）	6.3 ~ 15	GB 5009.296
镁含量 /（mg/100g）	40 ~ 180	GB 5009.241
钙含量 /（mg/100g）	1000 ~ 2200	GB 5009.92
硒含量 /（μg/100g）	14 ~ 60	GB 5009.93

4.4 污染物限量和真菌毒素限量

4.4.1 污染物限量应符合GB 2762中乳及乳制品的规定。

4.4.2 真菌毒素限量应符合GB 2761中乳及乳制品的规定。

4.5 微生物限量

4.5.1 致病菌限量应符合GB 29921的规定。

4.5.2 微生物限量还应符合表4的规定。

表4 微生物限量

项目	采样方案[a]及限量				检验方法
	n	c	m	M	
菌落总数[b]/（CFU/g）	5	2	5.0×10^4	2.0×10^5	GB 4789.2
大肠菌群/（CFU/g）	5	1	10	100	GB 4789.3

[a] 样品的采集及处理按GB 4789.1和GB 4789.18执行。
[b] 不适用于添加活性菌种（好氧和兼性厌氧菌）的产品（如添加活菌，产品中的活菌数应≥ 10^6 CFU/g）。

4.6 食品添加剂和营养强化剂

4.6.1 食品添加剂的使用应符合GB 2760中调制乳粉的规定。

4.6.2 食品营养强化剂的使用应符合GB 14880中调制乳粉的规定。

5 标签、包装

5.1 标签

5.1.1 产品标签应符合GB 7718、GB 28050、GB 19644以及相应品类食品安全国家标准及相应法律法规的规定。

5.1.2 有关产品使用（包括推荐食用量）、配制指导说明及图解宜在标签上明确说明。当包装最大表面积小于100cm^{2}或产品质量小于100g时，可以不标示图解。

5.2 包装

5.2.1 包装材料和容器应符合相关标准和公告的规定，可使用符合食品安全国家标准的二氧化碳和（或）氮气作为包装介质。

5.2.2 包装应完整、紧密、无破损。

6 其他

6.1 产品应标明"乳粉"或"调制乳粉"。

6.2 调制牛乳粉可标识为"调制乳粉"或"调制奶粉"。其他奶畜为主要来源的调制乳粉应标识奶畜品种，如"调制羊乳粉"或"调制羊奶粉"。

附录A

（资料性）

其他推荐可选择添加的原料表

其他推荐可选择添加的原料见表A.1。

表A.1 其他推荐可选择添加的原料表

项目		每日摄入量
中长链脂肪酸结构油含量 / (g/d)	≤	30
鱼油及提取物含量 / (g/d)	≤	3
茶叶茶氨酸含量 / (g/d)	≤	0.4
透明质酸钠含量 / (mg/d)	≤	200
β-羟基-β-甲基丁酸钙 / (g/d)	≤	3
初乳碱性蛋白 / (mg/d)	≤	100
N-乙酰氨基葡萄糖 / (mg/d)	≤	500
L-α-甘磷酸胆碱 / (mg/d)	≤	600
N-乙酰神经氨酸 / (mg/d)	≤	500
磷脂酰丝氨酸 / (mg/d)	≤	600
植物甾醇酯 / (g/d)	≤	3.9
植物甾醇 / (g/d)	≤	2.4
叶黄素酯 / (mg/d)	≤	12
低聚甘露糖（g/d）	≤	1.5
低聚半乳糖（g/d）	≤	15
菊粉（g/d）	≤	15
低聚木糖（g/d）	≤	3

随着科技的发展和营养学研究的深入，未来可能会涌现出更多新的营养物质和功能性成分，可以为中老年人的营养补充提供更多元化的选择。在现有团体标准的基础上，将这些新的营养物质添加到中老年调制乳粉中，有望进一步提升产品的营

养价值和功能性，以满足中老年人不同的营养需求。

此外，随着对中老年人健康需求的深入了解，未来可能会针对中老年人特定的健康问题和需求开发更多的专属团体标准。这些专属标准可能会涵盖更广泛的营养成分、功能性成分和健康属性，以更精准地满足中老年人的个性化营养需求。通过不断完善和创新团体标准，能够促进中老年人营养产品市场的健康发展，为中老年人提供更多产品选择，为他们的健康提供更全面的支持。

第四节　调制乳粉对中老年人健康状况改善的证据

目前研究发现调制乳粉改善中老年人营养状况的研究较少，且主要集中在骨健康改善方面，对其他健康状况改善的证据较少。本节先从乳制品改善中老年人健康状况的研究证据入手，进而阐述现有的调制乳粉改善中老年人健康状况的研究证据。

一、乳制品改善中老年人健康状况的研究证据

1. 乳制品可改善中老年人骨骼肌衰减

既往多项研究提示了乳制品对中老年人的肌肉健康存在有利效应。2019年的一项综述探索了乳制品来源的蛋白质补充对中老年人（无论是否患有肌少症）的骨骼肌质量、骨骼肌力量和躯体功能改善的影响。研究共纳入了来自11项随机对照试验的1424名参与者，平均年龄为（61±5）岁至（81±1）岁，干预时间从12~24周。乳制品蛋白质补充形式包括单独补充乳清蛋白，乳清蛋白与亮氨酸、维生素D等营养素联合补充，乳清干酪、乳蛋白浓缩物等。结果发现，乳制品中蛋白质的补充能够明显提高中老年人的四肢骨骼肌质量（MD = 0.13kg；95%CI：0.01，0.26），且敏感性分析后该结果具有稳健性，但对握力和腿部力量并没有显著改善。纳入分析的部分研究发现了乳制品蛋白质补充能够明显改善老年人简易体能状况SPPB评分，同时有部分研究发现了无统计学意义的结果。此外，也有其他研究关注了牛乳和其他乳制品的摄入对老年人虚弱和肌肉衰减的影响。2019年的一项综述共纳入了一项随机对照试验和一项队列研究的结果，认为乳制品摄入对身体虚弱或肌少症存在积极影响。其中，随机对照试验发现在60岁以上健康老年人［平均年龄（70.2±7.0）岁］中每天添加210g乳清干酪，与对照组相比能够有效提升四肢骨骼肌质量（0.6±3.5）kg和四肢骨骼肌质量指数（0.7±3.43）kg，并改善平衡能力测

试的分数（3.7±17.1）。队列研究发现在60岁以上的西班牙老年人中，每周食用7次或更多低脂牛乳或酸奶时发生衰弱（OR = 0.52；95%CI：0.29，0.90）、步速减缓（OR = 0.64；95%CI：0.44，0.92）和体重减轻（OR = 0.54；95%CI：0.33，0.87）的风险降低。然而，每周多摄入全脂牛乳或奶酪与老年人的衰弱或肌肉相关指标无关。

然而，也有部分研究认为目前的研究证据还不足以得出牛乳对老年人肌肉健康有益的结论。2020年一项研究对牛乳摄入与老年人肌肉相关指数关系的多种类人群研究进行了综述。其中，观察性研究认为牛乳在老年人肌肉健康和功能中的作用喜忧参半。队列研究的综述结果尚无统一定论。其中，一项随访长达25年的队列研究结果显示，在1195名基线年龄为45～59岁中老年男性中，每增加1品脱（约284mL）全脂牛奶的摄入与平衡能力不良的风险降低21%相关，但是另一项纳入综述的队列研究则没有得出类似的结论。作者对干预试验的结果进行综述后认为，暂时并不能得出单独补充牛乳或强化牛乳，或与阻力训练结合能够改善老年人肌肉健康的结论。该综述对上述结果不一致的原因进行了探索，认为牛乳摄入对老年人肌肉指标改善有限的一个关键问题是牛乳中脂肪对老年人的影响。该观点也在其他研究中得到证实，低脂乳制品提供的饱和脂肪酸比全脂牛乳更少。此外，人群试验中老年人对牛乳的吸收会受到老年人吸收不良和胃肠道症状的影响，应该充分考虑消化吸收的不充分对老年人乳制品利用的影响。因此，在实际应用中，应该充分考虑老年人的消化吸收及营养强化问题，制作并选用更有利于老年人肌肉健康的乳制品。

2．乳制品可改善中老年人骨质疏松

乳和乳制品摄入对各年龄段人群骨骼健康影响的随机对照试验、观察性研究和综述性研究均较多，目前研究整体上支持乳制品对改善中老年人骨健康，预防骨质疏松的有益作用。2019年发表的一项研究对来自10项队列研究的374476名欧洲人和北美非西班牙裔白人的乳及乳制品摄入对不同部位骨折风险和骨密度改变的影响进行了系统综述和荟萃分析。参与者的基线平均年龄为53～77岁。研究发现，与最低摄入组相比，最高摄入组的奶酪摄入与所有部位的骨折发生风险降低相关（HR = 0.89；95%CI：0.81，0.98），最高摄入组的牛乳摄入（HR = 0.81；95%CI：0.66，1.00）和总乳制品摄入（HR = 0.82；95%CI：0.68，0.99）与椎体骨折发生风险降低相关，最高摄入组的乳制品摄入（HR = 0.49；95%CI：0.29，0.82）和酸奶摄入（HR = 0.51；95%CI：0.31，0.82）与腕部骨折发生风险降低相关。此外，研究发现牛乳摄入量与桡骨部位BMD的变化呈正相关（r=0.15；P<0.001）。

随机对照试验的综述同样得出了乳制品对中老年人骨骼健康的保护作用。一项2022年的综述发现，在短期干预试验（通常短于4个月）中，乳制品补充能够降低6%~40%的骨转换标志物，同时降低了老年人的甲状旁腺激素水平。此外，另一项研究发现在绝经后女性中，乳制品补充对腰椎（SMD = 0.21；95%CI：0.05，0.37）、股骨颈（SMD = 0.36；95%CI：0.19，0.53）、全髋（SMD = 0.37；95%CI：0.20，0.55）和全身（SMD = 0.58；95%CI：0.39，0.77）的骨密度均具有保护作用。

在乳制品降低骨折发生风险方面，目前乳制品补充对骨折影响的随机对照试验较少。观察性研究并不能得出高乳制品摄入与低骨折发生风险存在关联的一致性结论，仅发酵乳对髋部骨折的保护作用较为明确。2021年发表的一项研究对乳制品摄入与骨健康的关系进行了系统综述和证据评级。根据14项随机对照研究、17项前瞻性队列研究、10项横断面研究和8项病例对照研究的证据，研究者认为乳制品摄入对50岁及以上中老年人的骨健康具有保护作用为B级或"中等"证据。该综述中纳入的大多数研究表明，强化乳制品食品在1~3年内对骨矿物质含量和骨密度有益；部分发现无统计学关联的多是由于研究期限较短（6个月）或样本量较小，研究效力不足。在队列研究中，乳制品摄入量对骨折的影响结果不一。共有10项横断面研究被纳入了评估，其中包括4项较大规模的研究。所有规模相对较大的横断面研究均发现，牛乳摄入量对BMC和/或BMD有显著的正相关关联。在8项病例对照研究中，除一项研究外，其他研究均发现较高的牛乳摄入与较低的髋部骨折风险相关。

3. 乳制品可改善中老年人关节退行性变

控制炎症对老年人骨关节健康、预防老年人关节炎的发生具有重要作用。既往有研究认为乳制品具有促炎作用，但近年来多项研究认为乳制品和乳脂肪对血液循环中炎症生物标志物水平的影响多为降低或中性作用。

目前有关乳制品摄入改善老年人关节退行性变的研究较少，现有的几篇观察性研究证据提示了较高的乳制品摄入对中老年人改善骨关节功能，延缓关节退行性变进程可能存在的有益作用。2019年发表的一篇横断面研究探索了乳制品消费与膝关节骨关节炎的关系。研究共纳入了3010名40~75岁的中老年人，采用美国风湿病学会的临床标准定义膝关节关节炎的存在，所有参与者的乳制品平均摄入量为（2.89 ± 1.87）份/天（20g奶酪或150g其他所有乳制品算作一份）。结果发现，当混杂因素充分调整后，与最低摄入组相比，最高全脂乳制品摄入组（OR = 0.68,

95%CI：0.50，0.92）和荷兰奶酪摄入组（OR = 0.75，95%CI：0.56，0.99）的膝关节关节炎患病风险明显更低，且趋势均具有统计学意义（$P<0.05$）。此外，在现在或过去曾经从事过下蹲、跪地或提举职业的人群而言，乳制品摄入与膝关节关节炎呈显著的负相关性，包括总乳制品、全脂乳制品、发酵乳制品、奶酪和荷兰奶酪。

在骨关节炎患者中也观察到了乳制品摄入能够有效改善患者症状。一项在655名50岁及以上的中老年人中进行的横断面研究中发现，每天喝牛乳的患者与较低的症状性膝关节关节炎患病风险明显相关（$P<0.05$）。一项队列研究探索了牛乳摄入与膝关节关节炎影像学进展的关联。共2148名年龄为45～79岁并患有膝关节关节炎的患者纳入研究，共随访48个月。结果显示，在女性中，基线牛乳摄入量与调整混杂因素后的JSW下降存在显著的剂量–反应关系（$P = 0.014$），当牛乳摄入量为0杯、≤3杯、4～6杯或≥7杯/周时，JSW平均下降0.38mm、0.29mm、0.29mm和0.26mm，这说明牛乳摄入量增加与膝关节关节炎延缓显著相关。但是在男性中没有观察到牛奶摄入量与JSW降低之间的关联。

然而，也有研究得出了不一致的结论，认为乳制品摄入增加会增加骨关节炎的严重程度。一项发表于2017年的研究报告了乳制品消费与骨关节炎全髋关节置换术的关系的队列研究结果。研究共分析了38924名平均年龄为55岁以上的澳大利亚人，在11.8年的平均随访时间中，共有1505名参与者进行了骨关节炎全髋关节置换术。结果发现，在女性中，乳制品摄入与骨关节炎全髋关节置换术发生的风险间并无显著相关性。然而在男性中，乳制品摄入量增加1个标准偏差与骨关节炎全髋关节置换风险增加21%相关（HR = 1.21；95%CI：1.10，1.33）；将乳制品摄入量四分类分析的结果也同样显示，与乳制品最低摄入组相比，乳制品最高摄入组的骨关节炎全髋关节置换术发生风险增加（HR = 1.56；95%CI：1.19，2.04）。该结果可能是由于乳制品可通过影响髋骨的性质来影响骨关节炎全髋关节置换术的发生风险。与无髋关节骨性关节炎患者相比，髋关节骨性关节炎患者的骨密度增加了多达15%。髋骨形态异常和较高的骨密度是髋关节骨性关节炎的危险因素。

4. 乳制品可改善中老年人认知功能

目前研究结果提示，乳制品总摄入量与中老年人认知功能呈"倒U形"关联，这表明充足且适量的乳制品摄入对认知功能具有保护作用。2024年的一项研究对乳制品预防认知老化的有效性进行了综述，共纳入了23项观察性研究和6项干预性研究。观察性研究共计纳入82034名参与者，结果表明乳制品总摄入量与认知功能间的关联呈"倒U形"，即适度摄入乳制品（每天1～2次）是最有益的。此外，在亚洲国家中进行的观察性研究发现，与低乳制品摄入相比，适当的乳制品摄入有利于保护老年人的认知功能。然而，在西方国家中，由于乳制品平均消费量较高，则没有发现高乳制品摄入带来的有益效应，这也印证了乳制品摄入与认知之间的关系是"倒U形"的结果。此外，该综述纳入的6项随机对照试验，总共包括681名年龄40岁以上的中老年人，干预物均为乳制品来源的肽类，干预持续时间为6～24周。结果显示，在认知障碍的中老年人中补充乳制品能够观察到其显著的改善效应，而在认知功能健康的人群中则没有显著改善效应。

因此，在乳制品摄入整体水平较低的亚洲国家中，高的乳制品摄入量对中老年人的认知功能具有显著的改善效应，而在整体乳制品摄入水平较高的西方国家则观察不到更高乳制品摄入的有益效应。2019年发表的一项系统综述评估了乳制品摄入量与老年人认知功能下降的关系。来自4项队列研究的22718名老年人的研究结果显示，只有在亚洲地区（日本）进行的研究发现了高乳制品摄入量与阿尔茨海默病的发展之间存在显著的负相关关系，而在西方国家进行的研究则没有发现上述结果，可能的原因除了平均摄入量较高外，另一个是这些研究中的乳制品包含了乳制品甜点和冰激凌。同年发表的另一项综述中的两项前瞻性队列研究随访时间较长（>15年），共纳入了2855名60岁以上的日本参与者。结果显示，乳制品摄入水平与阿尔茨海默病的发病风险呈现线性负相关。

乳制品摄入还能够降低认知障碍的发生风险。一项对10941名大于18岁的参与者的牛乳消费量与认知障碍风险的荟萃分析结果显示，最高水平的牛乳摄入量与认知障碍（OR = 0.72；95%CI：0.56，0.93）和阿尔茨海默病（OR = 0.63；95%CI：0.44，0.90）的风险降低显著相关。亚组分析显示，牛乳摄入量与认知障碍的负相关联仅在亚洲人群中显著。该研究认为牛乳可通过改善神经血管功能、降低体重和代谢风险来降低认知障碍的风险。

5. 乳制品可改善中老年人免疫功能及氧化应激水平

既往研究提示了乳制品摄入有显著降低炎症因子的健康效应。2020年的一项综述探索了乳制品摄入对成年人炎症生物标志物的影响。综述共纳入了来自11项随机对照试验的663名参与者，大部分研究参与者的平均年龄均在30岁以上，干预持续时间为4～24周。结果显示，与低摄入或不摄入乳制品相比，高摄入乳制品可以显著降低CRP（WMD = –0.24mg/L；95%CI：–0.35，–0.14）、TNF-α（WMD = –0.66pg/L；95%CI：–1.23，–0.09）、IL-6（WMD = –0.74pg/L；95%CI：–1.36，–0.12）和MCP（WMD = –25.58pg/L；95%CI：50.31，–0.86）等促炎因子的浓度，并且显著提高了抗炎因子脂联素的浓度（WMD = 2.42μg/L；95%CI：0.17，4.66）。另一项对随机对照试验进行的综述在超重或肥胖人群中探索了乳制品摄入对炎症生物标志物的影响。在将炎症生物标志物作为主要结局的随机对照试验中，乳制品消费有效降低了CRP、IL-6、TNF-α和MCP-1等促炎因子的浓度。但在不以炎症作为主要结局的随机对照研究中，乳制品消费对炎症生物标志物的影响并不能得出一致结论。需要注意的是，上面两项综述性研究纳入人群的起始年龄均较小，当研究人群集中在老年人中时，可能得出不同的结论。

目前还没有综述专门在中老年人这个人群中探索乳制品对炎症和氧化应激水平影响的影响，然而，随机对照试验的结果提示了乳制品补充可改善老年人的炎症指标和氧化应激指标。2023年发布的一项随机对照试验共纳入66名年龄为50～69岁的中老年人，随机分组至安慰剂组或干预组，安慰剂组服用普通脱脂乳粉15g/d，干预组服用牛初乳浓缩脱脂乳粉15g/d（约含有150mg的IgG），干预持续12周。结果显示，与安慰剂组相比，干预组的IL-6和TNF-α表达水平降低（$P<0.05$）。另一项随机对照试验探索了乳制品与老年人脑部氧化应激水平关系的关系。共73名年龄为60～89岁的低乳制品摄入量的老年人纳入研究，干预组每天饮用3杯牛乳，对照组继续保持总乳制品的低摄入量，即<1杯牛乳/天，干预共持续3个月。使用磁共振化学位移成像技术测量脑部抗氧化剂谷胱甘肽的浓度。结果显示，对照组的脑部谷胱甘肽的浓度未发生变化，而干预组脑顶叶（7.4% ± 11.7%）、额顶叶（4.7% ± 9.8%）和全脑（4.6% ± 8.7%）的谷胱甘肽浓度较基线均升高（$P<0.05$）。此外，一项观察性研究测量了60名平均年龄为（68.7 ± 6.2）岁的老年健康受试者的脑部谷胱甘肽浓度。结果显示，额叶（$r = 0.39$，$P = 0.013$）、顶叶（$r = 0.50$，$P = 0.001$）和额顶叶（$r = 0.47$，$P = 0.003$）的谷胱甘肽浓度均与每日平均乳制品摄入量成正相关。

然而，也有研究得到了与上述结果不同的结论。2020年发表的随机对照试验探索了营养素强化牛乳对中老年人炎症及氧化应激状态的改善效果。研究共分析了216名年龄在45～65岁的中老年女性，干预组服用60g/d的蛋白质、维生素D、钙、乳脂球膜等营养素强化的牛乳，干预期间干预组和安慰剂组均进行多模式阻力型运动，干预持续4个月。结果显示，两组IL-6、IL-10、TNF-α、hs-CRP等炎症因子的水平均没有变化。此外，安慰剂组氧化应激标志物蛋白羰基的改善幅度更大（$P = 0.004$）。

6. 乳制品可改善中老年人肠道微生态

乳制品对中老年人肠道微生态的改善主要集中在发酵的乳制品上。同时，主要起改善肠道微生态作用的益生菌在我国食品中得到广泛应用，其中80%应用于发酵乳制品。乳酸菌是最主要的发酵剂，乳酸菌的主要作用是通过将乳糖发酵成乳酸来使牛乳酸化，这可以抑制腐败和/或致病菌群。此外，乳酸菌还负责产生令人愉悦的香气化合物，例如二乙酰或丙酮。发酵乳制品中最主要的乳酸菌为乳酸链球菌（*Lactococcus lactis*）、嗜热唾液链球菌亚种（*Streptococcus salivarius* subsp. *thermophilus*，*S. thermophilus*）以及乳酸杆菌，例如酸奶和发酵牛乳中的德氏乳杆菌（*Lactobacillus delbrueckii* ssp）和瑞士奶酪中的瑞士乳杆菌（*Lactobacillus helveticus*）。

目前研究总体上认为，中老年人每天服用发酵乳制品能够有效改善肠道微生态。2015年发表的一项人群随机对照试验纳入了44名平均年龄为（83.8 ± 5.9）岁的老年人。参与者先接受了三周不摄入发酵乳制品的过渡期后，再统一每天服用一杯的发酵乳制品（至少含有6.5×10^9CFU的乳酸杆菌*Lactobacillus casei* Shirota），持续6周。在此期间，记录排便习惯并与基线期进行比较。结果显示，与基线期相比，饮用含乳酸杆菌发酵乳饮料显著提高了每周理想大便类型百分比（$P<0.01$），并显著降低了每周便秘大便类型百分比（$P<0.01$）和每周腹泻大便类型百分比（$P = 0.016$）。此外，2021年报告的一项随机对照试验探索了发酵乳制品补充对幽门螺杆菌治疗后肠道菌群恢复和抗生素相关性腹泻的影响。试验共纳入了136名接受14天幽门螺杆菌治疗的成年患者，随机分配至干预组或对照组，干预组接受富含副干酪乳杆菌和鼠李糖乳杆菌的发酵乳，干预持续28天。干预组和安慰剂组的平均年龄均为42岁左右。研究报告了参与者抗生素相关性腹泻和消化道的症状，并对粪便进行了分析，以了解肠道微生物组的相对和定量组成、短链脂肪酸和钙保护蛋白的浓度以及摄入菌株的活力。结果显示，在接受抗生素治疗的患者中，饮用发酵乳制品可以适度但显著地加快微生物群组成（β-多样性）的恢复和短链脂肪酸的产生，并限制潜在致病菌的增加。

二、调制乳粉改善中老年人健康状况的研究证据

1. 调制乳粉可改善中老年人总体营养摄入情况

基于当前的研究证据，调制乳粉被认为可以改善老年人的营养摄入状况。一项在中国养老院居民中进行的随机对照试验探索了低乳糖乳粉对营养状态改善的作用。该研究共纳入47名养老院老年人，随机分组，补充组每天服用两次乳粉，干预持续7周。研究发现，与对照组相比，低乳糖乳粉的补充显著增加了钙、维生素D、维生素A、核黄素和钾的摄入量，且补充组本身的习惯性饮食摄入量没有显著改变。此外，探究高钙乳粉对55~59岁绝经后的中国女性骨密度影响的随机对照试验发现，干预24个月后，与高钙乳粉补充组相比，对照组蛋白质、碳水化合物、脂质、钙、磷、镁的摄入较低（$P<0.05$）。这提示了我们调制乳粉能够整体上改善老年人的营养摄入状况。

2. 调制乳粉可改善中老年人骨质疏松

目前调制乳粉对老年人健康的改善作用主要集中在改善骨骼健康、减少骨质流失方面。研究证据总体上支持调制乳粉，特别是高钙调制乳粉，能够明显改善绝经后女性的骨骼健康。2015年报告了一项高钙调制乳粉对绝经后女性骨密度影响的随机对照试验结果。研究共纳入了141名绝经后女性，平均年龄为（55.9 ± 3.9）岁，乳粉补充组每天服用含有450mg钙和400IU维生素D的高钙乳粉，对照组并未接受安慰剂，干预共持续24周。结果显示，与对照组相比，乳粉补充组T-值评估的腰椎骨质流失明显减少（效应值 = 1.170；95%CI：0.376，1.964；$P = 0.004$）且高密度脂蛋白在12个月时显著升高（效应值 = 0.120；95%CI：0.009，0.232；$P = 0.034$）。另一项研究同样报道了调制乳粉补充对绝经后女性骨质流失的影响。200名年龄在55~65岁、绝经5年以上的马来西亚绝经后女性被随机分为乳粉补充组和对照组。牛乳组每天摄入50g高钙脱脂乳粉，含钙1200mg；对照组继续他们的日常饮食，且并未接受安慰剂；干预持续24个月。结果显示，与对照组相比，乳粉补充剂显著降低了全身骨质流失的百分比（$P<0.001$），且腰椎（$P<0.05$）、股骨颈（$P<0.01$）和全髋关节（$P<0.01$）骨质丢失率显著低于对照组。在中国女性中进行的另一项研究发现了相似的结果。既往一项人群试验将200名年龄为55~59岁的绝经后的中国妇女随机分配至乳粉补充组或对照组，补充组每天服用50g含800mg钙的乳粉。结果显示，乳粉补充组骨密度的损失显著小于对照组

（$P<0.05$）。此外，乳粉补充组血清甲状旁腺激素浓度显著低于对照组（$P<0.05$），血清25（OH）D水平显著高于对照组（$P<0.05$）。而后该研究又在第三年对受试者进行了随访，研究发现，补充调制乳粉对中国绝经后女性骨质流失的改善作用具有持续性。

3. 调制乳粉可改善中老年人认知功能

虽然证据较少，但目前研究证据整体上表明调制乳和调制乳粉能够有效改善中老年人的认知功能。一项在我国轻度认知功能障碍患者中进行的随机对照试验比较了不同剂量的磷脂酰丝氨酸强化乳粉对认知功能的改善作用。试验采用MMSE及MoCA量表进行轻度认知障碍筛查后，将59名45～83岁的MCI患者随机分为两组，受试者每天分别饮用含有100mg/100g和300mg/100g的磷脂酰丝氨酸乳粉，干预3个月，比较不同剂量磷脂酰丝氨酸干预前后血脂改善情况。结果发现两组的认知功能均有提升，且与低剂量相比，高剂量的磷脂酰丝氨酸乳粉对认知改善的效果更明显。此外，2021年发表的一项随机对照试验探索了食用含有高花青素桑葚的牛乳对健康成人工作记忆、胆碱能和单胺能功能的调节作用。试验将312名成年志愿者随机分为两组，分别每天喝1份（180mL）和2份（360mL）的含有高花青素桑葚的牛乳，持续6周。每升桑葚奶中花青素葡萄糖苷的平均含量为34.30mg。结果显示，两组受试者的工作记忆显著改善，且唾液皮质醇水平有所下降。在每天食用2份产品的受试者中观察到了对乙酰胆碱酯酶（acetylcholinesterase，AChE）、单胺氧化酶（monoamine oxidase，MAO）、单胺氧化酶A型（MAO-A）的抑制作用。该研究认为含有高花青素桑葚的牛乳可能通过抑制皮质醇水平来增强工作记忆。此外，较高剂量的桑葚牛乳还能通过抑制AChE、MAO和MAO-A来进一步增强记忆力。

4. 调制乳粉可改善中老年人肠道微生态和免疫功能

研究表明调制乳粉可提高老年人中性粒细胞的吞噬功能，增加血清抗体浓度，增强免疫力。2016年发表的一项随机对照试验探索了强化低聚糖的中老年乳粉对稳定期慢性阻塞性肺疾病患者健康状况的影响。试验将符合纳入标准的稳定期慢性阻塞性肺疾病患者随机分为试验组（$n=35$）和对照组（$n=26$）。干预持续两个月。试验组每日持续服用强化低聚糖中老年乳粉50g/d，对照组则每日持续服用等量不含低聚糖的中老年乳粉。受试者的平均年龄为（64.19±8.57）岁。结果显示，试验组干预后中性粒细胞氧化功能较试验前有明显提高（$P<0.05$）；中性粒细胞吞噬功能有

增加趋势，但未达到统计学意义。对照组干预后，中性粒细胞氧化和吞噬功能试验前后均无明显统计学差异（$P>0.05$）。此外，另一项人群试验探索了中老年调制乳粉对肠道菌群和血清免疫球蛋白的影响。试验的强化乳粉中添加了双歧杆菌促进因子及免疫活性物质，增加钙含量并调整钙磷比例以有利于钙的吸收，并且以低聚糖取代了部分乳糖，使其成为低乳糖、低脂的中老年调制乳粉。研究共纳入40名年龄为35~70岁的成年人，结果显示在服用调制乳粉的第30天和第45天时，肠道内双歧杆菌均显著增加（$P<0.01$）。此外，在服用调制乳粉第45天时，血清IgG、IgA、IgM及血清钙均较服用前有显著增加（分别为$P<0.001$、$P<0.001$、$P<0.01$和$P<0.001$）。

参考文献

[1] 曹芸, 刘海丽, 葛声. 比较强化不同剂量磷脂酰丝氨酸的奶粉对轻度认知功能障碍患者认知域的改善作用［C］//营养研究与临床实践——第十四届全国营养科学大会暨第十一届亚太临床营养大会、第二届全球华人营养科学家大会.

[2] 王莹, 罗勇, 程意, 等. 低聚糖奶粉与无低聚糖奶粉对稳定期COPD患者肺功能、营养状态及中性粒细胞氧化和吞噬功能影响的比较［J］. 中国食物与营养, 2016, 22（3）: 86-89.

[3] 陈子茜, 罗凯, 郭小妮, 等. 共轭亚油酸的生理活性及制备方法研究进展［J］. 中国油脂, 2023, 48（03）: 28-32+70.

[4] 中国食品科学技术学会. 母乳低聚糖（HMOs）的科学共识［J］. 中国食品学报, 2023, 23（06）: 452-457.

[5] 袁婷兰. 母乳脂的中长链甘油三酯组成及其代谢特征［D］. 无锡: 江南大学, 2022.

[6] 陆东林, 张丹凤, 刘新丽, 等. 牛奶中的氨基酸含量及其营养价值［J］. 中国乳业, 2002（02）: 24-25.

[7] 梁曹雯, 曹庸. 牛乳源生物活性肽研究与应用进展［J］. 食品安全导刊, 2018（23）: 75-77.

[8] 裴晓言, 顾名夏, 黄鹤, 等. 牛乳中的免疫球蛋白与健康的研究［J］. 现代生物医学进展, 2007（03）: 418-421.

[9] 李晓晖. 牛乳中酪蛋白的结构特性及其应用［J］. 食品工业, 2002（01）: 29-31.

[10] 王帅, 王青云, 粘靖祺, 等. 牛乳中生物活性肽的研究进展[J]. 中国奶牛, 2021 (01): 42-45.

[11] 秦宜德, 邹思湘. 乳蛋白的主要组分及其研究现状[J]. 生物学杂志, 2003 (02): 5-7.

[12] 李莹, 林晓明. 乳清蛋白营养特点与功能作用[J]. 中国食物与营养, 2008 (06): 62-64.

[13] 赵烜影, 刘振民, 雍靖怡, 等. 乳源生物活性肽研究进展[J]. 乳业科学与技术, 2021, 44 (06): 51-57.

[14] 林勉, 刘通讯. 乳脂肪中的生理活性物质[J]. 中国乳品工业, 1999, 27 (3): 25-28.

[15] 舒闻章, 刘双喜, 周卫华, 等. 神经鞘磷脂的研究进展[J]. 中国当代医药, 2018, 25 (24): 40-43.

[16] 赵骞, 赵悦, 王琳琳, 等. 提高牛乳中共轭亚油酸含量的研究进展[J]. 中国畜牧兽医, 2006 (04): 25-27.

[17] 赵建, 张杰, 王建东, 等. 外源核苷酸的生物学特性及在乳代品中的作用[J]. 中国乳品工业, 2004, 32 (1): 44-46.

[18] 孙长颢. 营养与食品卫生学[M]. 8版. 北京: 人民卫生出版社, 2017.

[19] 中国营养学会. 中国居民膳食指南 (2022) [M]. 北京: 人民卫生出版社, 2022.

[20] 杨月欣, 葛可佑. 中国营养科学全书[M]. 2版. 北京: 人民卫生出版社, 2019.

[21] 项明洁, 彭奕冰, 刘明, 等. 中老年奶粉对肠道菌群、血清免疫球蛋白及钙的影响[J]. 中国微生态学杂志, 2006 (01): 12-13.

[22] Hussain SM, Cicuttini FM, Giles GG, et al. Association between dairy product consumption and incidence of total hip arthroplasty for osteoarthritis [J]. J Rheumatol, 2017, 44(7): 1066-1070.

[23] Arden NK, Griffiths GO, Hart DJ, et al. The association between osteoarthritis and osteoporotic fracture: the Chingford Study [J]. Br J Rheumat-ol, 1996, 35(12): 1299-1304.

[24] Kaçar C, Gilgil E, Tuncer T, et al. The association of milk consumption with the occurrence of symptomatic knee osteoarthritis [J]. Clin Exp Rheumatol, 2004, 22(4):

473-476.

［25］Nestel PJ, Pally S, MacIntosh GL, et al. Circulating inflammatory and atherogenic biomarkers are not increased following single meals of dairy foods [J]. Eur J Clin Nutr, 2012, 66(1): 25-31.

［26］Turmezei TD, Poole KE. Computed tomography of subchondral bone and osteophytes in hip osteoarthritis: the shape of things to come? [J]. Front Endocrinol (Lausanne), 2011, 2: 97.

［27］Wahle KWJ, Heys SD, Rotondo D. Conjugated linoleic acids: are they beneficial or detrimental to health? [J]. Progress in Lipid Research, 2004, 43(6): 553-587.

［28］Denissen KFM, Boonen A, Nielen JTH, et al. Consumption of dairy products in relation to the presence of clinical knee osteoarthritis: The Maastricht Study [J]. Eur J Nutr, 2019, 58(7): 2693-2704.

［29］Lana A, Rodriguez-Artalejo F, Lopez-Garcia E. Dairy Consumption and risk of frailty in older adults: a prospective cohort study [J]. J Am Geriatr Soc, 2015, 63(9): 1852-1860.

［30］Wallace TC, Bailey RL, Lappe J, et al. Dairy intake and bone health across the lifespan: a systematic review and expert narrative [J]. Crit Rev Food Sci Nutr, 2021, 61(21): 3661-3707.

［31］Choi IY, Lee P, Denney DR, et al. Dairy intake is associated with brain glutathione concentration in older adults [J]. Am J Clin Nutr, 2015, 101(2): 287-293.

［32］Rizzoli R. Dairy products and bone health [J]. Aging Clin Exp Res, 2022, 34(1): 9-24.

［33］Panagiotakos DB, Pitsavos CH, Zampelas AD, et al. Dairy products consumption is associated with decreased levels of inflammatory markers related to cardiovascular disease in apparently healthy adults: the ATTICA study [J]. J Am Coll Nutr, 2010, 29(4): 357-364.

［34］Illikoud N, Mantel M, Rolli-Derkinderen M, et al. Dairy starters and fermented dairy products modulate gut mucosal immunity [J]. Immunol Lett, 2022, 251-252: 91-102.

［35］Kwok T, Woo J, Kwan M. Does low lactose milk powder improve the nutritional intake and nutritional status of frail older Chinese people living in nursing homes? [J].

J Nutr Health Aging, 2001, 5(1): 17-21.

[36] Sawitzke AD, Shi H, Finco MF, et al. The effect of glucosamine and/or chondroitin sulfate on the progression of knee osteoarthritis: a report from the glucosamine/chondroitin arthritis intervention trial [J]. Arthritis Rheum, 2008, 58(10): 3183-3191.

[37] Cuesta-Triana F, Verdejo-Bravo C, Fernández-Pérez C, et al. Effect of milk and other dairy products on the risk of frailty, sarcopenia, and cognitive performance decline in the elderly: a systematic review [J]. Adv Nutr, 2019, 10(suppl_2): S105-S119.

[38] Chee WS, Suriah AR, Chan SP, et al. The effect of milk supplementation on bone mineral density in postmenopausal Chinese women in Malaysia [J]. Osteoporos Int, 2003, 14(10): 828-834.

[39] Anderson RC, Alpass FM. Effectiveness of dairy products to protect against cognitive decline in later life: a narrative review [J]. Front Nutr, 2024, 11: 1366949.

[40] Ooi TC, Ahmad A, Rajab NF, et al. The Effects of 12 weeks colostrum milk supplementation on the expression levels of pro-inflammatory mediators and metabolic changes among older adults: findings from the biomarkers and untargeted metabolomic analysis [J]. Nutrients, 2023, 15(14): 3184.

[41] Daly RM, Gianoudis J, De Ross B, et al. Effects of a multinutrient-fortified milk drink combined with exercise on functional performance, muscle strength, body composition, inflammation, and oxidative stress in middle-aged women: a 4-month, double-blind, placebo-controlled, randomized trial [J]. Am J Clin Nutr, 2020, 112(2): 427-446.

[42] Moosavian SP, Rahimlou M, Saneei P, et al. Effects of dairy products consumption on inflammatory biomarkers among adults: A systematic review and meta-analysis of randomized controlled trials [J]. Nutr Metab Cardiovasc Dis, 2020, 30(6): 872-888.

[43] Shi Y, Zhan Y, Chen Y, et al. Effects of dairy products on bone mineral density in healthy postmenopausal women: a systematic review and meta-analysis of randomized controlled trials [J]. Arch Osteoporos, 2020, 15(1): 48.

[44] Matía-Martín P, Torrego-Ellacuría M, Larrad-Sainz A, et al. Effects of milk and dairy products on the prevention of osteoporosis and osteoporotic fractures in

europeans and non-hispanic whites from north america: a systematic review and updated meta-analysis [J]. Adv Nutr, 2019, 10(suppl_2): S120-S143.

[45] Chen Y, Zhang Q, Wang Y, et al. Estimating the causal effect of milk powder supplementation on bone mineral density: a randomized controlled trial with both non-compliance and loss to follow-up [J]. Eur J Clin Nutr, 2015, 69(7): 824-830.

[46] Perälä MM, von Bonsdorff M, Männistö S, et al. A healthy Nordic diet and physical performance in old age: findings from the longitudinal Helsinki Birth Cohort Study [J]. Br J Nutr, 2016, 115(5): 878-886.

[47] Labonté M, Couture P, Richard C, et al. Impact of dairy products on biomarkers of inflammation: a systematic review of randomized controlled nutritional intervention studies in overweight and obese adults [J]. Am J Clin Nutr, 2013, 97(4): 706-717.

[48] Hanach NI, McCullough F, Avery A. The impact of dairy protein intake on muscle mass, muscle strength, and physical performance in middle-aged to older adults with or without existing sarcopenia: a systematic review and meta-analysis [J]. Adv Nutr, 2019, 10(1): 59-69.

[49] van den Nieuwboer M, Klomp-Hogeterp A, Verdoorn S, et al. Improving the bowel habits of elderly residents in a nursing home using probiotic fermented milk [J]. Benef Microbes, 2015, 6(4): 397-403.

[50] Bermejo-Pareja F, Ciudad-Cabanas MJ, Llamas-Velasco S, et al. Is milk and dairy intake a preventive factor for elderly cognition (dementia and Alzheimer's)? A quality review of cohort surveys [J]. Nutr Rev, 2021, 79(7): 743-757.

[51] Wu L, Sun D. Meta-analysis of milk consumption and the risk of cognitive disorders [J]. Nutrients, 2016, 8(12): 824.

[52] Lu B, Driban JB, Duryea J, et al. Milk consumption and progression of medial tibiofemoral knee osteoarthritis: data from the Osteoarthritis Initiative [J]. Arthritis Care Res (Hoboken), 2014, 66(6): 802-809.

[53] Granic A, Hurst C, Dismore L, et al. Milk for skeletal muscle health and sarcopenia in older adults: a narrative review [J]. Clin Interv Aging, 2020, 15: 695-714.

[54] Choi IY, Taylor MK, Lee P, et al. Milk intake enhances cerebral antioxidant (glutathione) concentration in older adults: a randomized controlled intervention study [J]. Front Nutr, 2022, 9: 811650.

[55] Lau EM, Woo J, Lam V, et al. Milk supplementation of the diet of postmenopausal Chinese women on a low calcium intake retards bone loss [J]. J Bone Miner Res, 2001, 16(9): 1704-1709.

[56] Lau EM, Lynn H, Chan YH, et al. Milk supplementation prevents bone loss in postmenopausal Chinese women over 3 years [J]. Bone, 2002, 31(4): 536-540.

[57] Alemán-Mateo H, Carreón VR, Macías L, et al. Nutrient-rich dairy proteins improve appendicular skeletal muscle mass and physical performance, and attenuate the loss of muscle strength in older men and women subjects: a single-blind randomized clinical trial [J]. Clin Interv Aging, 2014, 9: 1517-1525.

[58] Wang H, Steffen LM, Vessby B, et al. Obesity modifies the relations between serum markers of dairy fats and inflammation and oxidative stress among adolescents [J]. Obesity (Silver Spring), 2011, 19(12): 2404-2410.

[59] Thukham-Mee W, Wattanathorn J, Paholpak P, et al. The positive modulation effect of a 6-week consumption of an anthocyanin-rich mulberry milk on working memory, cholinergic, and monoaminergic functions in healthy working-age adults [J]. Oxid Med Cell Longev, 2021, 2021: 5520059.

[60] Dean E, Gormsen Hansen R. Prescribing optimal nutrition and physical activity as "first-line" interventions for best practice management of chronic low-grade inflammation associated with osteoarthritis: evidence synthesis [J]. Arthritis, 2012, 2012: 560634.

[61] Guillemard E, Poirel M, Schäfer F, et al. A randomised, controlled trial: effect of a multi-strain fermented milk on the gut microbiota recovery after helicobacter pylori therapy [J]. Nutrients, 2021, 13(9): 3171.

[62] Birnie K, Martin RM, Gallacher J, et al. Socio-economic disadvantage from childhood to adulthood and locomotor function in old age: a lifecourse analysis of the Boyd Orr and Caerphilly prospective studies [J]. J Epidemiol Community Health, 2011, 65(11): 1014-1023.

第七章 改善中国老年人健康状况专属营养解决方案

衰老是生命的自然进程，不仅引起老年人生理机能的退变，同时带来营养和健康问题。与一般成年人相比，老年人的营养需求增加，但我国老年人食物结构不合理、营养素摄入不足的现象普遍存在，营养干预是改善老年人健康状况的必由之路。在《中国居民膳食指南（2022）》的基础上，参照《一般老年人膳食指南》和《高龄老年人膳食指南》的核心推荐来加强老年人群膳食营养指导，同时基于国内外现有的证据，结合中山大学团队的研究成果，我们归纳出以下"改善中国老年人健康状况专属营养解决方案"。

（1）老年人每天蛋白质的摄入量应达到1.17g/kg体重以上，优质蛋白质至少占总蛋白的50%。在基本膳食的基础上，每天补充10g以上的优质蛋白质，有益于老年人的骨骼、肌肉、关节、认知和免疫健康。乳源蛋白是良好的优质蛋白的来源。

（2）老年人的总脂肪的摄入量应控制在20%~30%的供能比范围内，应补充$n-3$多不饱和脂肪酸，EPA+DHA应达250mg/d以上。乳磷脂及中长链脂肪酸有利于维护老年人的健康。

（3）老年人的总碳水化合物的摄入量应占50%~65%的供能比，每天膳食纤维的摄入量应达25~30g，在老年人基本膳食的基础上，每天补充5~10g膳食纤维不仅有助于维护老年人的肠道健康，也可以改善老年人的营养健康状况。

（4）老年人膳食钙的摄入量应达到800mg/d，在基本膳食的基础上，每天补充足量的钙对维持老年人骨骼、肌肉和关节健康至关重要，乳钙是良好的食物钙源。

（5）老年人应定期监测维生素D的营养状况，血清25（OH）D＜50nmol/L的老年人应补充维生素D，并鼓励多户外活动。

（6）老年人摄入充足的维生素和矿物质、甲基供体营养素（胆碱、磷脂酰胆碱、甜菜碱和叶酸）、生物活性物质（如类胡萝卜素、黄酮类、多酚类）有益于提升认知功能、增强行动力和调节免疫力，是延缓衰老和维护老年健康重要保障。

（7）中老年专属营养配方调制乳及乳制品是解决老年人营养健康状况的重要路径。

附录1 中英文对照表

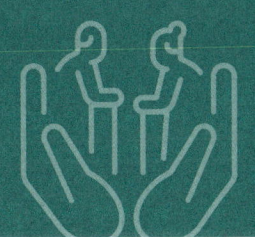

中文名称	英文名称	英文缩写/简称
膳食宏量营养素可接受范围	acceptable macronutrient distribution ranges	AMDR
乙酰胆碱酯酶	acetylcholinesterase	AChE
三磷酸腺苷	adenosine triphosphate	ATP
适宜摄入量	adequate intake	AI
晚期糖基化终末产物	advanced glycation end products	AGEs
碱性磷酸酶	alkaline phosphatase	ALP
阿尔茨海默病	Alzheimer's disease	AD
阿尔茨海默病评定量表 – 认知分量表	Alzheimer's disease assessment scale – cognitive subscale	ADAS–cog
阿尔茨海默病神经影像学倡议	Alzheimer's Disease Neuroimaging Initiative	ADNI
β– 淀粉样蛋白	amyloid β–protein	$A\beta$
四肢骨骼肌质量	appendicular skeletal muscle mass	ASM
四肢骨骼肌质量指数	appendicular skeletal muscle mass index	ASMI
亚洲肌少症工作组	Asian Working Group for Sarcopenia	AWGS
B 细胞受体	B–cell receptor	BCR
生物电阻测量法	bioelectrical impedance analysis	BIA
身体质量指数	body mass index	BMI
体重	body weight	BW
骨矿物质含量	bone mineral content	BMC
骨密度	bone mineral density	BMD
脑源性神经营养因子	brain–derived neurotrophic factor	BDNF
支链氨基酸	branched–chain amino acid	BCAA
β– 羟基 –β– 甲基丁酸钙	Calcium β–hydroxy β–methylbutyrate	CaHMB
过氧化氢酶	catalase	CAT

续表

中文名称	英文名称	英文缩写/简称
椅子测试	chair stand test	CST
中国健康与养老追踪调查	China Health and Retirement Longitudinal Study	CHARLS
临床痴呆评定量表	clinical dementia rating	CDR
分化簇	cluster of differentiation	CD
辅酶Q10	coenzyme Q10	CoQ10
菌落形成单位	colony-forming unit	CFU
初乳碱性蛋白	colostrum basic protein	CBP
计算机断层扫描技术	computed tomography	CT
置信区间	confidence interval	CI
共轭亚油酸	conjugated linoleic acid	CLA
相关系数	correlation coefficient	r
内源性损伤相关分子模式	damage-associated molecular pattern	DAMP
膳食叶酸当量	dietary folate equivalent	DFE
二十二碳六烯酸	docosahexaenoic acid	DHA
路易体痴呆	dementia with Lewy bodies	DLB
双能X射线吸收测量法	dual-energy X-ray absorptiometry	DXA
二十碳五烯酸	eicosapentaenoic acid	EPA
表没食子儿茶素没食子酸酯	Epigallocatechin gallate	EGCG
欧洲老年肌少症工作组	European Working Group on Sarcopenia in Older People	EWGSOP
美国国家卫生研究院基金会	Foundation for the National Institutes of Health	FNIH
弗拉明汉后代研究	Framingham Offspring Study	—
衰老的自由基理论	free-radicals theory of aging	—
岩藻糖基转移酶基因	fucosyltransferase 2 gene	FUT2
全球疾病负担	Global Burden of Disease	GBD
谷胱甘肽二硫化物	glutathione disulfide	GSSG
谷胱甘肽过氧化物酶	glutathione peroxidase	GSH-Px
2型固有淋巴细胞	group 2 innate lymphoid cells	ILC2s
风险比	hazard ratio	HR

续表

中文名称	英文名称	英文缩写/简称
高迁移率族蛋白 B1	high mobility group box-1 protein	HMGB1
同型半胱氨酸	homocysteine	Hcy
透明质酸	hyaluronic acid	HA
发生率比率	incidence rate ratio	IRR
胰岛素样生长因子 1	insulin-like growth factor-1	IGF-1
白介素	interleukin	IL
国际肌少症工作组	International Working Group on Sarcopenia	IWGS
关节间隙宽度	joint space width	JSW
乳糖酶基因	lactase gene	LCT
奎森功能演算指数	Lequesne index	—
亚油酸	linoleic acid	LA
全球（营养）领导人发起的营养不良诊断标准共识	global leadership initiative on malnutrition	GLIM
磁共振成像	magnetic resonance imaging	MRI
主要组织相容性复合体	major histocompatibility complex	MHC
基质金属蛋白酶	matrix metalloproteinase	MMP
均数差	mean difference	MD
中长链脂肪酸	medium and long chain fatty acids	MLCT
轻度认知障碍	mild cognitive impairment	MCI
乳碱性蛋白	milk basic protein	MBP
乳脂肪球膜	milk fat globule membrane	MFGM
简易精神状态检查	mini-mental state examination	MMSE
单胺氧化酶	monoamine oxidase	MAO
单核细胞趋化蛋白-1	monocyte chemoattractant protein-1	MCP-1
单唾液酸四己糖神经节苷脂	monosialotetrahexosy-1 ganglioside	GM1
蒙特利尔认知评估量表	Montreal cognitive assessment	MoCA
复合维生素矿物质	multivitamin-mineral	MVM
髓过氧化物酶	myeloperoxidase	MPO
肌原纤维蛋白合成	myofibrillar protein synthesis	MPS

续表

中文名称	英文名称	英文缩写/简称
美国国家健康与营养调查	National Health and Nutrition Examination Survey	NHANES
自然杀伤细胞	natural killer cells	NK
烟酸当量	niacin equivalent	NE
烟酰胺腺嘌呤二核苷酸磷酸	nicotinamide adenine dinucleotide phosphate	NADPH
一氧化氮合酶	nitric oxide synthase	NOS
核因子 κB	nuclear factor kappa-B	NF-κB
比值比	odds ratio	OR
操作分类水平	operational taxonomic units	OTU
骨关节炎	osteoarthritis	OA
帕金森病痴呆	Parkinson disease with dementia	PDD
病原体相关模式分子	pathogen associated molecular pattern	PAMP
峰值骨量	peak bone mass	PBM
预防非传染性慢性病的建议摄入量	proposed intakes for preventing non-communicable chronic diseases	PI-NCD
吡咯喹啉醌	pyrroloquinoline quinone	PQQ
定量计算机断层扫描技术	quantitative computed tomography	QCT
随机效应	random effect	RE
活性氮	reactive nitrogen species	RNS
活性氧和活性氮	reactive oxygen and nitrogen species	RONS
活性氧	reactive oxygen species	ROS
推荐摄入量	recommended nutrient intake	RNI
还原型谷胱甘肽	reduced glutathione	GSH
回归系数	regression coefficient	β
相对危险度	relative risk	RR
视黄醇活性当量	retinol activity equivalents	RAE
肌少症五项评分联合小腿围问卷	SARC-F combined with calf circumference	SARC-CalF
衰老相关分泌表型	senescence-associated secretory phenotype	SASP
短链脂肪酸	short chain fatty acids	SCFA
简易体能状况量表	short physical performance battery	SPPB

续表

中文名称	英文名称	英文缩写/简称
唾液酸	sialic acids	SAs
骨骼肌质量	skeletal muscle mass	SMM
骨骼肌质量指数	skeletal muscle mass index	SMI
鞘磷脂	sphingomyelin	SM
标准差	standard deviation	SD
标准误	standard error	SE
标准化均属差	standardized mean difference	SMD
肌少症五项评分问卷	Strength, Assistance with walking, Rising from a chair, Climbing stairs, and Falls	SARC-F
超氧化物歧化酶	superoxide dismutase	SOD
辅助型 T 细胞 2	T helper 2 cell	Th2
T 细胞受体	T-cell receptor	TCR
起立行走测试	timed up and go test	TUG
生育酚当量	tocopherol equivalent	TE
可耐受最高摄入量	tolerable upper intake levels	UL
转化生长因子 β	transforming growth factor β	TGF-β
肿瘤坏死因子 α	tumor necrosis factor-α	TNF-α
I 型胶原交联 N- 末端肽	N-terminal telopetide of type I collagen	NTX
血管性痴呆	vascular dementia	VaD
视觉模拟量表	visual analogue scale	VAS
核桃蛋白水解物	walnut protein hydrolysates	WPH
加权均数差	weighted mean difference	WMD
西安大略和麦克马斯特大学骨关节炎指数	Western Ontario and McMaster University Osteoarthritis Index	WOMAC
世界卫生组织	World Health Organization	WHO
伤残调整寿命年	years lived with disability	YLDs
α- 亚麻酸	α-linolenic acid	ALA
β- 羟基 -β- 甲基丁酸	β-hydroxy-β-methylbutyrate	HMB

附录2 单位对照表

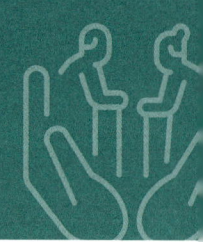

类别	单位符号	中文名称
时间单位	s	秒
	h	小时
	d	天
质量单位	pg	皮克
	ng	纳克
	μg	微克
	mg	毫克
	g	克
	kg	千克
长度单位	mm	毫米
	cm	厘米
	m	米
物质的量	nmol	纳摩尔
	μmol	微摩尔
	mmol	毫摩尔
	mol	摩尔
体积单位	mL	毫升
	dL	分升
	L	升
维生素D活性单位	IU	国际单位
能量单位	kcal	千卡